U0339739

Atlas of Ultrasound-Guided Procedures in Interventional Pain Management

超声引导疼痛介入治疗图谱

主　编　〔美〕桑陌·N.那罗兹

主　译　倪家骧　武百山

天津出版传媒集团

天津科技翻译出版有限公司

著作权合同登记号：图字：02-2012-203

图书在版编目（CIP）数据

超声引导疼痛介入治疗图谱／（美）那罗兹（Narouze, S. N.）主编；倪家骧等译. —天津：天津科技翻译出版有限公司，2016.7（2021.5重印）

书名原文：Atlas of Ultrasound-Guided Procedures in Interventional Pain Management

ISBN 978 – 7 – 5433 – 3599 – 8

Ⅰ. ①超… Ⅱ. ①那… ②倪… Ⅲ. ①疼痛 – 介入性治疗 – 图谱 Ⅳ. ①R441.1 – 64

中国版本图书馆 CIP 数据核字（2016）第 074422 号

Translation from English language edition：

Atlas of Ultrasound-Guided Procedures in Interventional Pain Management by Samer N. Narouze（Ed.）

Copyright © 2011 Springer New York

Springer New York is a part of Springer Science + Business Media

All Rights Reserved

Cover Illustration Credits（left to right）
Front Cover Illustrations
Figure 10.2（first two images）
Figure 23.3（b）. Courtesy of Joseph Kanasz BFA.
Image courtesy of Samer N. Narouze, MD.
Figure 23.10（b）. Courtesy of Joseph Kanasz BFA.

中文简体字版权属天津科技翻译出版有限公司。

授权单位：Springer-Verlag GmbH
出　　版：天津科技翻译出版有限公司
出 版 人：刘子媛
地　　址：天津市南开区白堤路 244 号
邮政编码：300192
电　　话：(022)87894896
传　　真：(022)87895650
网　　址：www.tsttpc.com
印　　刷：山东临沂新华印刷物流集团有限责任公司
发　　行：全国新华书店
版本记录：889×1194　16 开本　16.75 印张　200 千字　配图 465 幅
　　　　　2016 年 7 月第 1 版　2021 年 5 月第 2 次印刷
　　　　　定价：150.00 元

译者名单

主　译

倪家骧　武百山

副主译

杨立强　张建成

译　者（按姓氏汉语拼音排序）

窦　智	公维义	关　园	郭玉娜	何明伟
贾绍芳	金　迪	赖光辉	李　密	李　娜
李　艳	李连云	李玄英	刘　景	庞金磊
庞晓林	孙东光	孙海燕	唐元章	王　琦
王广众	王小平	岳剑宁	曾元杰	张文祥
赵文星	郑淑月			

编者名单

Imad T. Awad, MBChB,FCA, RSCI
Department of Anesthesia, Sunnybrook Health Sciences Center, University of Toronto,
2075 Bayview Avenue,
Toronto, ON, Canada M4N 3M5

Anuj Bhatia, MBBS, MD, DNB, MNAMS, FRCA, FFPMRCOA
Department of Anesthesia and Pain Management, University of Toronto, Toronto
Western Hospital, McL 2-405, 399 Bathurst Street, Toronto, ON, Canada M5T 2S8

Marko Bodor, MD
Department of Neurological Surgery, University of California San Francisco, and
Physical Medicine and Rehabilitation, Sports Medicine, Electrodiagnostic Medicine,
3421 Villa Lane 2B, Napa, CA, USA
mbodormd@sbcglobal.net

Richard Brull, MD, FRCPC
Department of Anesthesia, University of Toronto, Toronto Western Hospital, 399
Bathurst Street, MP 2-405, Toronto, ON, Canada M5T 2S8
Richard.Brull@uhn.on.ca

Chin-Wern Chan, MBBS, BMedSci, FANZCA
Wasser Pain Management Center and Department of Anesthesia, University Health
Network and Mount Sinai Hospital, 600 University Avenue, Toronto, ON, Canada
M5G 1X5

Vincent Chan, MD, FRCPC
Department of Anesthesia, University of Toronto, Toronto Western Hospital, 399
Bathurst Street, MP 2-405, Toronto, ON, Canada M5T 2S8
mail2vincechan@aol.com

Sean Colio, MD
Physical Medicine and Rehabilitation, Sports Medicine, Electrodiagnostic Medicine,
University of California San Francisco, 3421 Villa Lane 2B, Napa, CA 94558, USA

Urs Eichenberger, MD
Department of Anesthesiology and Pain Therapy, University Hospital of Bern,
Inselspital, Bern, Switzerland
Urs.Eichenberger@insel.ch

Kermit Fox, MD
Case Western Reserve University, Metro Health Rehabilitation Institute of Ohio, 2500
Metro Health Dr, Cleveland, OH 44109, USA

Klaus Galiano, MD, PhD
Department of Neurosurgery, Innsbruck Medical University, TILAK, Anichstrasse 35,
Innsbruck 6020, Austria
klaus.galiano@i-med.ac.at

Michael Gofeld, MD
Department of Anesthesia and Pain Medicine, University of Washington School of
Medicine, 4225 Roosevelt Way NE, Seattle, WA 98105, USA
gofeld@u.washington.edu

Hannes Gruber, MD, PhD
Department of Radiology, Innsbruck Medical University, TILAK, Anichstrasse 35,
Innsbruck 6020, Austria
hannes.gruber@i-med.ac.at

Thomas M. Halaszynski, DMD, MD, MBA
Department of Anesthesiology, Yale University School of Medicine, 333 Cedar Street,
TMP-3, P.O. Box 208051, New Haven, CT 06520-8051, USA
thomas.halaszynski@yale.edu

Marc A. Huntoon, M.D
Department of Anesthesiology, Division of Pain Medicine, Mayo Clinic,
200 1st street SW, Rochester, MN 55905, USA
Huntoon.Marc@mayo.edu

Mark-Friedrich B. Hurdle, M.D
Department of Anesthesiology and Pain Medicine, Mayo Clinic, 200 First Street SW,
Rochester, MN 55905, USA
Hurdle.MarkFriedrich@mayo.edu

Brian M. Ilfeld, MD, MS
University of California San Diego, 9300 Campus Point Drive, MC 7651, San Diego,
CA 92037-7651, USA
bilfeld@ucsd.edu

David M. Irwin, DO
Department of Anesthesia and Pain Medicine, University of Washington, 4225
Roosevelt Way NE, Seattle, WA 98105, USA

Manoj Kumar Karmakar, MD, FRCA, FHKCA, FHKAM
Department of Anaesthesia and Intensive Care, The Chinese University of Hong Kong,
Prince of Wales Hospital, 32 Ngan Shing Street, Shatin, New Territories, Hong Kong
karmakar@cuhk.edu.hk

Imanuel Lerman, MD, MS
Yale New Haven Hospital, 69 Beacon Avenue, New Haven, CT 06512, USA
lerman2@gmail.com

John M. Lesher, MD, MPH
Carolina Neurosurgery and Spine Associates 9735
Kincey Avenue, Suite 301 Huntersville, NC 28078

Alan J. R. Macfarlane, BSc (Hons), MBChB, MRCP, FRCA
Glasgow Royal Infirmary, 84 Castle Street, Glasgow G4 0SF, UK

Edward R. Mariano, MD, MAS
Anesthesiology and Perioperative Care Service, Veterans Affairs Palo Alto Health
Care System, Stanford University School of Medicine, 3801 Miranda Avenue (112A),
Palo Alto, CA 94304, USA
emariano@stanford.edu

Colin J. L. McCartney, MBChB, FRCA, FCARCSI, FRCPC
Department of Anesthesia, Sunnybrook Health Sciences Center, University of Toronto,
2075 Bayview Avenue, Toronto, ON, Canada M4N 3M5
cjlmccartney@sympatico.ca

Bernhard Morrigl, MD
Department of Anatomy, Histology and Embryology, Division of Clinical and Functional
Anatomy, Innsbruck Medical University, Muellerstrasse 59, Innsbruck A-6020, Austria
bernhard.moriggl@i-med.ac.at

Haresh Mulchandani, MBChB, FRCA
Department of Anesthesia, Sunnybrook Health Sciences Center, University of Toronto, 2075 Bayview Avenue, Toronto, ON, Canada M4N 3M5

Samer N. Narouze, MD, MSc, DABPM, FIPP
Center for Pain Management, Summa Western Reserve Hospital, 1900 23rd Street, Cuyahoga Falls, OH 44223, USA
narouzs@ccf.org

Philip W. H. Peng, MBBS, FRCPC
Department of Anesthesia, University of Toronto, Toronto Western Hospital, McL 2-405, 399 Bathurst Street, Toronto, ON, Canada M5T2S8
Philip.Peng@uhn.on.ca

Anahi Perlas, MD, FRCPC
Department of Anesthesia, University of Toronto, Toronto Western Hospital, 399 Bathurst Street, MP 2-405, Toronto, ON, Canada M5T 2S8
anahi.perlas@uhn.on.ca

Sheila Riazi, MD, FRCPC
Department of Anesthesia, University of Toronto, Toronto Western Hospital, 399 Bathurst Street, MP 2-405, Toronto, ON, Canada M5T 2S8

Michael P. Schaefer, MD
Case Western Reserve University, Metro Health Rehabilitation Institute of Ohio, 2500 Metro Health Dr, Cleveland, OH 44109, USA
mschaefer@metrohealth.org

Hariharan Shankar, MBBS
Department of Anesthesiology, Clement Zablocki VA Medical Center & Medical College of Wisconsin, 5000 West National Avenue, Milwaukee, WI 53295, USA
hshankar@mcw.edu

Andreas Siegenthaler, MD
Department of Anesthesiology and Pain Therapy, University Hospital of Bern, Inselspital, Bern, Switzerland

Swetha Simhan, MD
Department of Anesthesiology, Medical College of Wisconsin, 5000 West National Avenue, Milwaukee, WI 53295, USA

Dmitri Souzdalnitski, MD, PhD
Department of Anesthesiology, Yale New Haven Hospital, TMP-3, 333 Cedar Street, New Haven, CT 06510, USA
dmitri.souzdalnitski@yale.edu

Cyrus C. H. Tse, BSc
Department of Anesthesia, University of Toronto, 399 Bathurst Street, MP 2-405, Toronto, ON, Canada M5T 2S8

Amaresh Vydyanathan, MD, MS
Department of Pain Medicine, Cleveland Clinic, 9500 Euclid Avenue, C25, Cleveland, OH 44195, USA
VYDYANA@ccf.org

中译本前言

使用尽可能小的创伤来治疗需要开刀手术才能解决的疼痛问题,是人类数百年来的不懈追求。这种追求的现代成果就是影像设备引导下穿刺治疗的微创介入治疗技术的快速进展。在近30年来,以C形臂X线透视引导下穿刺为代表的微创治疗,使CT等影像技术成为了疼痛医生进行微创介入治疗中的影像工具,CT引导技术又使其进入了更高的阶段。最近,CT-C形臂下引导技术的出现及推广,使脊柱开放手术急剧减少。X线引导技术的放射性损伤的缺点,特别是对患者的伤害难以避免,也日益引起重视。与此同时,磁共振引导下的微创介入治疗也在研究和开发中。在这种情况下,超声引导技术作为传统引导技术"挑战者"出现了。超声在疼痛医学中的应用提供了神经定位和靶点注射的无放射损伤的影像学引导,穿刺者可以自己操作,不受时间的影响,连续地观察穿刺针的位置,并能够观察到局部的血管内的血液流动和注射的局麻药在神经周围的扩散。这种无放射、点对点的连续监测定位引导技术在疼痛医学中的独特功能和实用性,可以弥补X线、CT和MRI引导技术的一些不足。

疼痛医学中超声引导治疗技术,需要医生通过特殊的学习和培训获得新的认知和技术手段,《超声引导疼痛介入治疗图谱》是我们所见到的第一本关于超声引导下疼痛介入治疗的图谱,它可以供疼痛医生学习并有助于开展超声引导疼痛介入治疗培训。

本书的30多名作者均是临床专家,桑陌·N·那罗兹(Samer·N. Narouze)医生和他挑选的来自全世界的编者团队精心编写了这本优秀著作。所有编者均是麻醉学、疼痛医学、解剖学及放射学中公认的专家,其中不乏国际知名疼痛专家,他们的临床经验对读者很有帮助。本书的翻译出版可以为疼痛医师在实践及培训方面提供了良好而坚实的教育基础及课程指导。

本书内容全面,分6部分共30章,内容包括介入治疗的区域解剖,超声扫描和影像判读,穿刺针穿刺和注射技术的注意事项。书中运用通俗的语言进行描述,指导读者如何完成急性和慢性疼痛的介入治疗。本书的重点内容是超声引导下的头颈部、四肢、脊柱、腹部及盆腔的躯体的神经阻滞和交感神经阻滞。书中采用了大量黑白图像和彩色说明插图,通过尸体解剖展示、相关的超声解剖及示意图演示了超声引导定位、穿刺及注射的基本技术。本书还在专门的章节描述如何将超声技术应用于体格检查从而帮助临床医生诊断骨骼肌肉疼痛疾病。借助于超声这一扫描工具,疼痛医生可以同时成为诊断医生和介入治疗医生。最后一章讨论了超声技术在颈源性头痛、刺激电极放置及颈椎间盘注射中的应用进展,为读者呈现了该技术未来的应用前景。

我们全体译者一致认为本书非常实用,它将成为学习使用超声引导疼痛介入治疗来减轻急、慢性非癌痛和癌痛的中国临床医生的标准参考书。同时我们确信,读者会发现该图谱的综合性、启迪性、实用性及易学性。

超声相对于X线的主要优点是,对患者及术者无放射性以及对软组织结构(如神经、肌肉、韧带和血管)的实时可视性,可提高神经阻滞的准确性及安全性。超声引导技术的主要缺点是,对深部组织分辨率有限,特别是肥胖患者,以及骨结构产生的伪影妨碍影像效果,在这些情况下,应将超声和X线技术联合应用。

本书的重点是解剖学及超声解剖学,结合介绍超声技术应用于疼痛治疗及超声影像的基本知识,如超声设备的基本知识及如何提高超声下穿刺针的可视性。书中涉及最多的内容是脊柱的超声解剖及颈部、胸部、腰部、骶部的脊柱注射技术。本书的最大特点是,所有操作均采用简明的插图和标记的声波图加以说明,使内容简明易懂。书中的每个临床章节均采用超声解剖描述附插图,对操作步骤进行详细描述,包括开始时如何选择超声探头和探头的使用方法,如何引导穿刺针,最后如何确定正确的穿刺针放置。本书由不带标记和带标记(便于更好地理解图像)的声波图来加强对技术的逐步描述,为临床医生提供了详细的操作指导。

内脏神经阻滞一直是临床的难点,超声引导在内脏神经阻滞方面有独特的优势。书中介绍了如何在超声引导下进行腹部和盆腔阻滞,腹平面(TAP)阻滞,腹腔丛阻滞,以及各种盆腔、会阴部阻滞,颈交感神经节阻滞和治疗慢性疼痛常用的周围神经阻滞(如肋间、肩胛上、髂腹股沟、髂腹下及阴部神经阻滞)。

疼痛治疗中最常用的关节和滑膜囊注射及肌肉骨骼注射是多个学科的门诊常见治疗,由于简便易行,多采用徒手盲目穿刺操作,精确性并不高,不同的医生的治疗效果差异较大。例如,Jones等研究发现,膝关节注射时仅有66%穿刺进入了关节内,有1/3药物没有进入关节腔内。由于此类操作的数量较多,对于初学者尽快养成准确的操作习惯并不是容易的事情,因而影响疗效,错误注射引起肌腱误伤的情况也时有发生。由肌肉骨骼超声方面的世界级专家对此进行了详细的介绍,这将有助于学习超声引导下关节内、滑囊内和肌肉内精确注射治疗。一些较高风险的穿刺注射治疗时,许多血管和重要软组织集中区域内,超声引导技术几乎成为必需的引导定位技术,例如,寰枢关节注射、颈椎间孔注射和颈椎间盘造影术等。

神经调控技术的进展,使脊髓电刺激及周围神经电刺激成为超声在疼痛医学中的新应用领域。本书介绍了超声引导周围神经刺激、枕部及腹股沟神经电刺激的操作,这些技术将会更加完善。

能够为本书在中国出版贡献自己的力量,想到此书将推动超声引导技术在中国的应用,我们全体译者感到非常荣幸,非常感谢为本书做出贡献的每一个人,包括为此书付出辛勤劳动的各位编辑。我们在翻译的过程中,已经将本书的内容用于临床工作,在超声技术的引导下治疗了很多疼痛患者,更感受到本书对临床医生的实用性。由于我们的专业知识和英语水平有限,译稿中难免有许多错误,恳请读者发现后告知,帮助我们提高,特预先感谢。

倪家骧 武百山及全体编译者
2016年1月于首都医科大学宣武医院疼痛诊疗中心

序 言

过去数十年间,X线引导是许多临床医生进行疼痛介入治疗中最常用的影像工具。最近,超声技术已经成为这种模式的"挑战者"。区域麻醉和疼痛医学中越来越多地应用超声反映出当代观点的转变,即影像学引导不能应用于神经定位和靶点注射。超声通过将过去的临床实践转化为现代科学对区域麻醉已经产生了显著影响。以前,由于没有床旁工具,临床操作者无法实时看到穿刺针的位置,也不能观察局麻药在神经周围的扩散。对于疼痛介入治疗的操作,我认为这种无放射、点对点引导技术将在疼痛医学中起到独特作用,并可以弥补X线、CT和MRI引导的一些不足。随着时间的推移,临床医生将发现这一引导技术的优点,特别是对于骨骼肌肉疼痛疾病的动态评估,并可以提高对于小神经、软组织、韧带及关节穿刺和注射的精确性。

疼痛医学中应用超声是一门逐渐发展的亚专科。当临床医生能够将超声适当地应用于临床实践之前,大多数传统的X线疼痛介入医生会发现进行一些特殊的学习和培训以获得一种新的认知和技术手段是必要的。虽然医学继续教育项目有助于促进学习进程和技术进步,但是他们经常受限于广度、深度及培训时间。这就是为什么《超声引导疼痛介入治疗图谱》这本综合性教材出版的如此及时和受欢迎的原因。据我所知,这是第一本关于超声引导下疼痛介入治疗的图谱,填补了这方面的教育空白。

本书的准备工作的确是一个巨大的工程,它包括6部分30章,涉及30多位作者。本书挑选的范围广泛的超声课题,为疼痛医生在实践及培训方面均提供了良好而坚实的教育基础及课程设置。本书的内容包括:关于超声影像及仪器操作基本原理的最新知识,针对介入治疗的区域解剖,超声扫描和影像判读,以及穿刺针穿刺和注射技术的注意事项。超声引导技术可以通俗地描述为一步一步地跟着做,即对急性和慢性疼痛介入治疗"如何去做"。本书涉及头颈部、四肢、脊柱、腹部及盆腔的躯体和交感神经阻滞。本书应用了大量黑白图像和彩色说明插图,作者通过尸体解剖展示与穿刺及注射的基本技术相关的超声解剖及示意图。本书最后两章内容特别具有启发性和独到性,这些内容在其他的疼痛教科书中不常见。一章是描述超声如何应用于体格检查以帮助临床医生诊断骨骼肌肉疼痛疾病。借助于超声这一扫描工具,疼痛医生有幸成为诊断医生和介入治疗医生。最后一章讨论了超声技术在颈源性头痛、刺激电极放置及颈椎间盘注射中的应用进展,为读者呈现了该技术未来应用前景。

本书是由那罗兹医生和他精心挑选的来自全世界的编者团队编写的优秀著作。所有编者均是麻醉学、疼痛医学、解剖学及放射学中公认的专家。我相信这本包含实用信息的快速参考书籍将成为每一位寻求学习超声引导疼痛介入治疗来减轻急、慢性非癌痛和癌痛的临床医生的标准参考书。同时我确信,所有读者会发现该图谱的综合性、启迪性、实用性及易学性。

文森特·W.S·陈(Vincent W.S. Chan)
加拿大多伦多大学麻醉系教授

前　言

在疼痛介入治疗中,超声是除X线和其他影像技术外非常受欢迎的工具。过去几年间,超声疼痛医学(USPM)发展很快,同行在评审杂志上发表了许多关于这方面的文章,而且国内和国际大型会议上也有许多论文,这都印证了疼痛医学对超声的兴趣越来越浓厚。这种趋势促使美国区域麻醉学疼痛医学会成立了超声疼痛医学小组,我荣幸地成为该小组的主席。

超声相对于X线的主要优点是,对患者及术者无放射性,而且对软组织结构(如神经、肌肉、韧带和血管)具有实时可视性。后者可解释为什么软组织和关节注射在超声引导下可提高准确性,以及为什么超声引导下疼痛神经阻滞可以提高安全性。即便如此,超声疼痛医学并不是完美无瑕的。它的主要缺点是对深部组织的分辨率有限,特别是在肥胖患者,对骨结构也会产生伪影。

虽然超声对于外周神经、软组织及关节注射比X线具有优势,但是对于脊柱注射我们不能弃用X线而只用超声,应该两者联合应用以进一步提高脊柱注射穿刺的成功率及安全性。

几年前,当我首次在疼痛阻滞中应用超声时,还没有这方面专门的著作,这种状态一直持续到今天。关于这方面的大部分知识,我主要是在国外出差时向超声科医生、放射科医生及解剖学家学习的。其他就是通过尸体解剖来试验和纠偏,使用X线和CT来确认正确的穿刺针放置。当我开始教授超声疼痛医学课程时,来自学生们强烈、热情的反映使我感到必须编写一本综合性、通俗易懂的超声引导疼痛阻滞图谱。这就是本书诞生的原因,首次涉及这一新领域。

毫无疑问,超声引导疼痛阻滞的阐释应与一种延伸的学习曲线相关。本图谱的主要目标是让那些初次使用超声引导处理急、慢性疼痛的临床医生缩短学习曲线,尽可能愉悦地学到经验。本书的目标读者包括疼痛医生、麻醉医生、物理治疗医生、风湿病学医生、神经病学医生、骨科医生、运动医学医生、脊柱专家及介入放射科医生。

我有幸组织众多超声引导疼痛阻滞方面的国际专家共同编写本书,每位专家编写了自身擅长的部分,由此,我为本书感到自豪。本书的重点是解剖学及超声解剖学。临床部分开始于脊柱的解剖及超声解剖,由我的挚友Moriggl教授编写,他来自奥地利因斯布鲁克,是世界一流的解剖学家,在超声解剖学方面有特殊专长。他是唯一一位曾经编写过该内容的专家。每个临床章节均采用这种格式:超声解剖描述附插图,操作的详细描述,探头的选取和使用,然后介绍穿刺针引导,最后是如何确定正确的穿刺针放置。这种技术的逐步描述由不带标记和带标记(便于更好地理解图像)的声波图来加强。

本书由30章组成,分为6部分,既有急性围术期和临床慢性疼痛的超声引导疼痛阻滞,也有超声引导肌肉骨骼应用。

第 1 部分综述这种显像模式可以应用于疼痛治疗，以及超声影像的基本知识。两个重要的临床章节包括超声设备的基本知识，以及如何提高超声下穿刺针的可视性。

第 2 部分内容最多，包括整个脊柱的超声解剖，以及颈部、胸部、腰部、骶部的脊柱注射技术。所有操作均采用简明的插图和带标记的声波图加以说明，以使本部分简明易懂。

第 3 部分重点介绍腹部和盆腔阻滞，内容包括目前闻名的腹平面(TAP)阻滞、腹腔丛阻滞及各种盆腔和会阴部阻滞。

第 4 部分介绍了急性围术期的周围神经阻滞和导管插入术，也包括慢性疼痛医学中的外周应用。本部分还介绍了超声引导星状及颈交感神经节阻滞，同时介绍了治疗慢性疼痛患者常用的周围神经阻滞，如肋间、肩胛上、髂腹股沟、髂腹下及阴部神经阻滞。

第 5 部分介绍了疼痛治疗中最常用的关节和滑膜囊注射及肌肉骨骼注射。本章是由肌肉骨骼超声方面的世界级专家编写的。

第 6 部分介绍了超声在神经调节和疼痛医学中的进展和新应用，并展望了其前景。作为超声在颈椎的新应用，本书介绍了超声引导周围神经刺激，枕部及腹股沟刺激，即寰枢关节注射和颈椎间盘造影术。由于许多血管和重要软组织集中在这些区域内，超声对于颈部特别适合。

关于本书的几点说明：本书尽量减少文字陈述，而采用大量的富有启发性的插图和声波图。本书所描述的操作规程均是建立在文献中的技术综述及作者经验基础上的。

随着超声技术的进步及临床应用范围的扩大，在超声疼痛医学中将会出现更多合适的方法。到那时，临床医生要在独立熟练地进行操作之前对当前的技术进行准备、练习及适当引导。我希望本书能够激发所有医生对疼痛介入治疗的兴趣。

桑陌·N. 那罗兹(Samer N. Narouze)
美国克利夫兰市

致 谢

在《超声引导疼痛介入治疗图谱》准备期间，我很荣幸能招集在疼痛医学超声应用方面享有国际声誉的专家一同编写。感谢多伦多大学麻醉系教授、美国区域麻醉和疼痛医学学会（ASRA）主席 Chan 医生同意为本书作序。同时，ASRA 基金成员也对疼痛医学中的超声学倾注了特殊兴趣，在此也向他们表示诚挚的感谢，他们也是我的朋友和同仁，在他们的专业领域内编写了必要的章节：Eichenberger（瑞士）、Gofeld（西雅图）、Morrigl（奥地利）、Peng（加拿大）和 Shankar（威斯康星州）。

非常感谢奥地利的 Galiano 和 Gruber 医生撰写了本书的两个章节，同时也是他们在我于 2005 年访问他们位于因斯布鲁克的门诊时指导我进行超声引导阻滞。也感谢给我提供帮助和支持的多伦多大学同仁们：Brull、McCartney、Perlas、Awad、Bhatia 及 Riazi。尽管日程繁忙，我的朋友 Huntoon（梅奥诊所）和 Karmaker（香港）仍同意编写了重要章节，我对他们的感激之情无以言表。特别感谢 Ilfeld 和 Mariano（UCSD）在区域麻醉部分的帮助，感谢 Bodor（UCSF）、Hurdle（梅奥诊所）及 Schaefer（CWRU）在肌肉骨骼部分的帮助。

感谢 Springer 编辑团队的专家为编辑本书所提供的帮助，使得本书能够顺利出版。

这些专家同意为本书贡献自己的力量，我感到非常荣幸，非常感谢为本书做出贡献的每一个人。

目　录

第1部分　疼痛介入治疗影像学和超声学基础 ······························· 1

　　第1章　疼痛介入治疗影像学 ······························· 3
　　第2章　超声影像学基础 ······························· 11
　　第3章　超声引导下的局部麻醉和疼痛介入治疗相关的操作技能 ······························· 16
　　第4章　如何提高穿刺针的可见度 ······························· 24

第2部分　脊柱超声解剖和超声引导下脊柱注射术 ······························· 51

　　第5章　脊柱解剖和疼痛医生实用超声解剖 ······························· 53
　　第6章　超声引导下第三枕神经和颈神经后内侧支阻滞 ······························· 73
　　第7章　超声引导下颈椎关节突(小关节)关节腔内注射 ······························· 81
　　第8章　超声引导下颈神经根阻滞 ······························· 84
　　第9章　超声引导下胸椎椎旁阻滞 ······························· 89
　　第10章　超声引导下腰椎关节突(小关节)的神经阻滞 ······························· 101
　　第11章　超声引导下腰神经根注射技术 ······························· 107
　　第12章　超声引导下中枢神经阻滞 ······························· 110
　　第13章　超声引导下骶管、奇神经节、骶髂关节注射 ······························· 122

第3部分　超声引导下腹部和盆腔阻滞 ······························· 129

　　第14章　超声引导下腹横肌平面阻滞 ······························· 131
　　第15章　超声引导下的腹腔神经丛阻滞和神经松解术 ······························· 134
　　第16章　超声引导神经阻滞治疗盆腔疼痛 ······························· 140

第4部分　超声引导下外周神经阻滞和连续置管 ······························· 153

　　第17章　超声引导下的上肢神经阻滞 ······························· 155
　　第18章　超声引导下的下肢神经阻滞 ······························· 163
　　第19章　超声引导下的连续外周神经阻滞 ······························· 176
　　第20章　超声引导下的颈交感神经阻滞 ······························· 185
　　第21章　超声引导下外周神经阻滞在慢性疼痛诊疗中的应用 ······························· 190

第5部分　肌肉骨骼超声 ······························· 199

　　第22章　超声引导下肩关节腔内注射技术 ······························· 201
　　第23章　超声引导下手、腕、肘部注射 ······························· 211

第 24 章　超声引导下髋关节注射 ………………………………………………… 222

第 25 章　超声引导下膝关节腔注射技术 ………………………………………… 227

第 6 部分　超声在疼痛治疗中的进展和新应用 ……………………………… **231**

第 26 章　超声引导下外周神经刺激 ……………………………………………… 233

第 27 章　超声引导下枕神经刺激 ………………………………………………… 238

第 28 章　超声引导下腹股沟区域电刺激技术 …………………………………… 241

第 29 章　超声引导下寰枢关节和寰枕关节注射技术 …………………………… 244

第 30 章　超声辅助下颈椎间盘造影和椎间盘内治疗技术 ……………………… 247

索引　……………………………………………………………………………………… 250

第 1 部分

疼痛介入治疗影像学和超声学基础

第1章

疼痛介入治疗影像学

Marc A. Huntoon

概述 ·· 3
C臂平板探测计算机断层扫描（FDCT）···· 4
超声 ·· 5
  关节内注射 ······························ 5
  扳机点与肌肉注射 ······················ 5
  关节突关节及内侧支阻滞 ··············· 7
硬膜外阻滞 ·································· 7
交感神经阻滞 ································ 7
超声与CT/X线透视联合成像 ············· 7
小结 ·· 8
参考文献 ···································· 9

概　述

　　疼痛介入治疗常在X线透视法、CT或超声引导下完成；也可仅靠体表标志定位，而不借助影像学引导完成。三维数字血管造影（3D-RA）技术[亦被称为平板探测计算机断层扫描（FDCT）或锥束CT（CBCT）]和数字减影血管造影术（DSA）近年来已被应用于影像学辅助检查。这些技术的出现意味着专业可视化技术的应用逐渐增加。疼痛医学操作指南建议，大部分操作均需影像学引导以提高准确性、重复性（精密度）、安全性和来源于操作的诊断信息[1]。过去，疼痛医学从业者很少采用影像学引导技术，主要原因是最常见的母专业（麻醉学）通常利用体表标志进行多种围术期神经阻滞以及血管走行定位[2]。在20世纪80年代和90年代初期，一些疼痛医学从业者认为，根据体表定位进行硬膜外激素注射不够精确[3]，遂进行相关研究并发表文章，但研究更着重于专业穿刺技术而非提高治疗安全性或改善疗效。

　　近年来，超声已被广泛应用于围术期区域阻滞；而其他影像学技术（如透视）尽管比体表定位精确，其应用也已减少[2]。技术引进经费和医师培训新技术是许多先进影像系统完全应用于实践的主要障碍。然而，随着国家对临床医疗安全性的重视程度不断加强，最终可能会在某些特定操作下强制要求使用最佳的影像学方法引导。目前，在大多数病例中，尚缺乏对于在各种不同影像学方法引导下进行特定操作的疗效、安全性以及成本的比较研究，对于某些疾病，应用疼痛医疗技术进行治疗的远期疗效也缺乏理论依据[4-6]。但如果因无证据或缺乏证据就放弃某种治疗，那么影像学引导是否能提高特定操作的准确性就无足轻重了。因此，无论高科技影像学是否能提高操作的安全性和（或）节约成本，循证疼痛操作疗效的提高才是重中之重。常规应用影像学进行引导也必须考虑影像技术本身的风险，例如在某些病例中医生应用另一种技术代替CT检查，可在保证操作质量前提下降低操作者风险/收益比。CT作为一种诊断性检查工具，是在严格的监管下进行的。在近期公布的多项调查显示，每年进行CT扫描检查的次数正迅速上升（目前已超过7200万次/年），成人尤其是儿童受到大量辐射[7]。通过对原子弹爆炸幸存者癌症发病率的纵向研究，人们已建立CT辐射相关癌症风险模型[8]。目前，进行CT检查应多考虑癌症发生风险。辐射风险应予以重视，仅在2007年就有至少1.4万人因CT扫描罹患癌症[7]。对于那些接受治疗的慢性疼痛患者，唯一需要考虑的就是诊断困难的患者如何通过进一步影像学检查明确引起疼痛的原因。因此，反复的局部影像学检查可能会对患者造成伤害。本图谱着重介绍超声引导技术，出于辐射安全考虑，这种技术也有许多支持者[4]。然而，超声在某些肥胖患者或更大的成年人的应用受到限制，其对于深部组织清晰显像的成本也高于透视成像技术。3D-RA、DSA等影像技术的应用也得到一些人的支持。与昂贵的FDCT技术相比，DSA作为一种相对廉价的附加常规透视技术，在经椎间孔硬膜外激素注射治疗安全性保证中有重要地位[11]。例如，在临界部位（如左侧T11和T12）进行注射或其他操作时，数字减影技术可更加清晰地显示主动脉脊支大段髓动脉分布区内血管造影剂摄取（图1.1）。在第2章中，我们着重阐述了目前文献中有限的研究以及应用不同影像学方法的优势。最后，为确定最安全、精确、高效的影像学引导下操作技术，我们仍需进行进一步研究。

C臂平板探测计算机断层扫描（FDCT）

在解剖结构复杂部位进行疼痛医学操作，大多需横断面或3D软组织图像引导下精确定位。极少数操作可在骨性结构定位下完成，除了如椎体加强术、骨活检等操作。但透视法作为应用最广的影像技术，在软

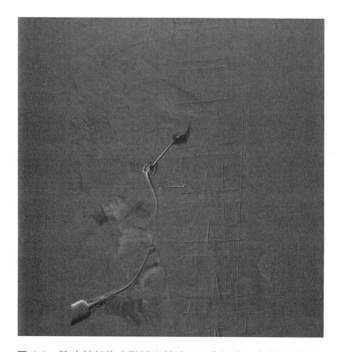

图1.1　脉冲射频前造影剂注射后T11背根神经节数字减影图像。注意造影剂由内侧扩散至椎弓根。图片下方可见T12椎弓根下矢状等分线下另一根穿刺针。

组织造影中有局限性。在椎间盘内操作、椎体加强术、神经调节术和盆腔深部组织头颈部神经阻滞等操作中，应用FDCT引导较平板透视更加准确、安全。虽然C臂FDCT或C臂CBCT利用不同门式，但在3D成像技术中的应用几乎相同，在整合同一体系中由荧光透视法、超声或DSA中获取的2D数据时亦相同。介入放射科医生和部分疼痛科医生应用这些先进的影像引导系统辅助某些患者的治疗操作，发现了更多的潜在适应证。FDCT检查由一个可旋转的射线门完成，通过平板探测器获得完全容积数据。这种平板探测器较之前的图像增强器分辨率更高。与之相比较，传统的CT则需要多个探测器及旋转架，患者检查时需被送入扫描舱内[12]。用FDCT检查时，患者固定在扫描圈内即可。CT成像大约需要5~20s完成，因此它是非实时CT。由于散射辐射，FDCT扫描图像的分辨率较低，但对于许多病例，较低分辨率图像已经足够用于预期的治疗。但有研究显示，200°旋转FDCT系统较单螺旋CT放射剂量低[12]。仔细地限制扫描野可减少对患者的放射剂量，提高图像对比度。CBCT装置在微创手术中具有较大意义。CBCT单元引导下进行脊髓外科微创手术的技术愈发成熟，已经成为一种趋势[13]。

许多富于创造性的介入手术医生将FDCT技术用于更多的操作中，如应用于椎间盘造影术替代术后标准CT检查（图1.2和图1.3）。在椎间盘造影术中，常在推断的病变椎间盘及对照椎间盘内注入造影剂进行比较。可定量显示环状撕裂及造影剂流入椎管程度的术后延迟CT造影，被认为是一种标准方法。CBCT技术可实现同一体系中显示多种CT图像，节省了时间，节约了成本。"单体系"概念引入特殊的阻滞操作还可减少患者和医生的辐射暴露。

在深部神经丛阻滞（如腹腔神经丛或上腹下神经丛阻滞）中应用多节段注射造影剂定量进行评估可获益。一些潜在因素（如局部肿瘤、淋巴结病变等）可限制造影剂扩散，先进的影像学检查可发现早期神经组织溶解等改变。例如，Goldschneider等[14]在3D-RA引导下为一名儿童进行腹腔神经丛阻滞，术中可见造影剂扩散三维图像。在上腹下神经丛阻滞中（图1.4），应用3D-RA进行定位引导同样可以获得更多的细节。在最近的另一项报道中[15]，Knight等对一位伴有椎管内椎体后缘骨折块形成的患者行椎体成形术，通常这被视为相对禁忌证。作者在术中应用丙烯酸甲酯骨水泥造影进行FDCT成像，显示骨水泥扩散，从而避免了脊髓损伤[15]。应用FDCT技术，神经调制（尤其是脊髓刺激）

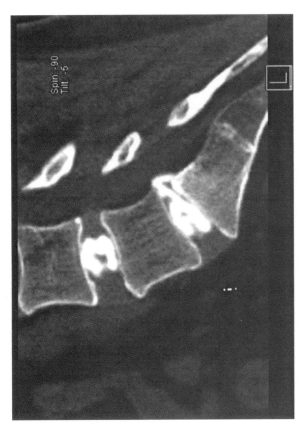

图 1.2　矢状位 CT 图像显示两节段椎间盘。可见 L5/S1 椎间盘环状撕裂,椎间盘向硬膜外突出。

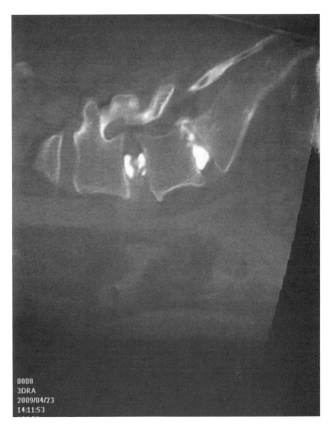

图 1.3　与图 1.2 是同一例患者,矢状位 FDCT/3D-RA 椎间盘图像亦可见椎间盘突出。

可更加容易地完成术中定位。前/侧位运动电极显像更易于显示靶点图像,就无须对电极和穿刺针在硬膜外腔进行多次位置调整。FDCT、CBCT或3D-RA技术的应用有利于对患者进行治疗。

超 声

超声技术已被越来越多地应用于急性疼痛阻滞术;操作者也逐渐将超声技术应用于慢性疼痛的诊断与治疗中。包括神经阻滞(如臂丛、腰丛等)在内的慢性疼痛治疗通常在急性疼痛阻滞术围术期进行,远端神经丛分支注射阻滞亦需要影像学定位引导 (定位于损伤、截断或再生神经近端)。超声引导下,可对髂腹股沟神经[16,17]、股外侧皮神经[18]、肩胛上神经[19]、会阴神经[20]、肋间神经[21]及其他部位较小的感觉神经或混合神经进行阻滞。另外,超声引导亦可应用于脊椎相关神经阻滞,如硬膜外阻滞、选择性脊神经阻滞[22,23]、小关节阻滞、内侧支阻滞、第三枕神经阻滞[24,25],以及交感神经阻滞(如星状神经节阻滞)[26]。最后,超声也可能被广泛应用于在周围神经放置电极的神经调控 [27](见第

26章)。

关节内注射

关节内注射药物(主要为皮质激素)治疗已被广泛应用于初级治疗及专科治疗。众所周知,此类操作简便易行且定位准确;但很少有人了解,影像学技术引导下行关节内注射可提高其疗效。最近一项研究表明,影像引导确实在这方面发挥了作用[28]。该研究将148例关节痛(肩关节、膝关节、踝关节、腕关节、髋关节等)的超声引导与体表定位下关节内注射治疗疗效进行了比较。研究者发现,超声引导下行关节内注射,操作中疼痛率下降43%,有效率上升25.6%,无效率下降62%。与体表定位相比,声谱图像技术的应用可使积液检出率增加一倍。影像学引导会增加治疗费用。对于影像学检查引导下操作疗效提高与费用效益比率是否合理,仍需进一步健康经济学研究。

扳机点与肌肉注射

大多数深部肌肉与扳机点的注射治疗已被归为常规诊室治疗,而极少在疼痛介入治疗中心进行。对

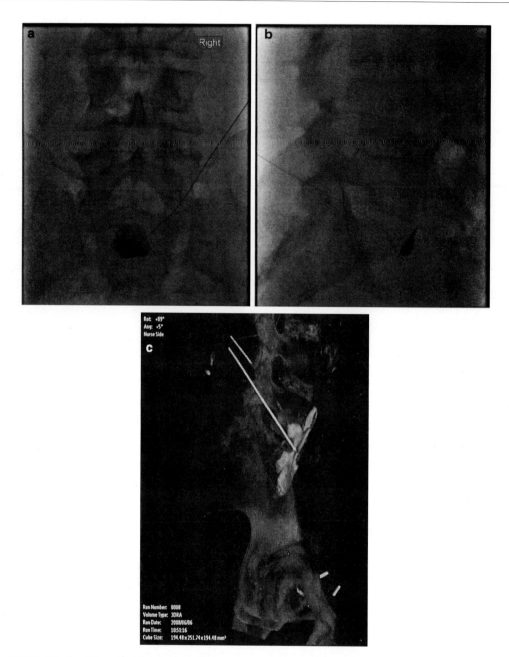

图 1.4　(a) X 线引导下上腹下神经丛阻滞术前后位图像。(b)上腹下神经丛阻滞术侧位图像。(c)3D-RA 成像下造影剂三维图像。

于此类软组织,一些影像学引导(如X线)无效,许多医生认为操作技术是"医学的艺术"。然而,超声技术的应用可能改变这种观点。例如在梨状肌注射治疗中,超声技术应用的优势显而易见。较超声而言,X线成像有时易将臀肌或股四头肌与梨状肌相混淆。另外,对于了解解剖学变异情况以及保护周围重要神经血管结构(如坐骨神经),可视化技术意义重大。超声也用于诊断性体格检查(如髋部内旋),有助于进行肌肉识别(图1.5)。目前研究认为,动态检查下超声定位技术最适合应用于梨状肌注射治疗[29]。该技术也被应用于扳

机点靶肌肉的定位[30]。胸廓区痛点注射治疗最常见的并发症是气胸。2004年美国ASA终审索赔案中有59例气胸记录在案。在这些案例中,约半数(23例肋间注射治疗及1例肋软骨注射治疗)可在超声引导下避免。此外,其中有15例肌肉痛点注射治疗后气胸亦可通过超声引导避免。综上,至少2/3的案例(甚至更多)可由更完善的影像学引导来避免[31]。

　　是否将超声或其他影像学技术应用于引导全部操作以避免并发症,有待于对并发症发生率及疗效的进一步研究。当然,对于某些病例应用影像学技术引

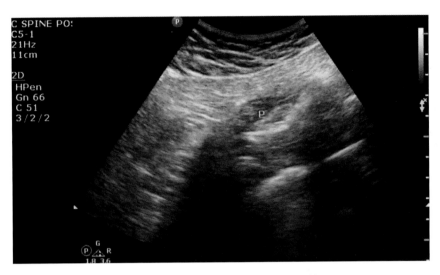

图 1.5　动态检查时梨状肌(P)收缩图像。

导,可能有利于精确操作。

关节突关节及内侧支阻滞

　　一项关于超声引导下第三枕神经阻滞的研究得到疼痛医疗机构的广泛关注[24]。在高位颈椎退行性病变、颈源性头痛等疾病中,常将第三枕神经作为靶点进行射频消融治疗。在该项研究中,人们将超声引导与X线透视引导下进行操作的准确性进行了比较,结果表明超声引导下28根穿刺针中有23根准确显影[24]。X线透视引导下行第三枕神经穿刺,第三枕神经在第2和第3颈椎关节突关节周围,术中可精确显示依次排列的3根穿刺针。X线透视成像定位固然精确,但不能显示靶神经。而超声技术是否在某些操作中优于X线透视,目前尚待研究。

硬膜外阻滞

　　在硬膜外阻滞技术中,目前仅有有限的几种操作(包括椎板内、骶管以及选择性神经根阻滞等)可在超声引导下完成。X线透视技术操作简便,放射剂量小,因此超声技术的应用优势尚需进一步研究。骶管阻滞治疗中应用超声引导技术可能是最有前景的。

　　应该注意的是,经椎间孔硬膜外阻滞可能引起缺血性损伤,其机制尚不清楚。尽管"椎间孔外"血管结构可见,但缺乏超声对照组仍是最主要的弊端。即使在CT扫描引导下行颈椎经椎间孔皮质激素注射治疗亦不十分安全[11,22,23]。

交感神经阻滞

　　超声引导下交感神经阻滞的研究十分有限。在X线透视技术应用于大多数区域操作定位前,星状神经节阻滞操作常根据第6颈椎前Chassaignac结节进行定位。最近的一项关于27例星状神经节阻滞术后咽后血肿的病例综述强调了操作后发生延迟出血及血肿形成的潜在可能[32]。该综述未涉及影像学引导技术,除4例重新调整穿刺针位置外,所有病例均未出现血液误吸。Kapral等[26]最先报道了超声引导技术,在未经超声引导组出现3例血肿。作者认为,左侧穿刺治疗中更易发生椎动脉损伤。进一步研究表明,还有一些血管也易受损,其中甲状腺下动脉颈部上行分支由于常横过C6前结节,特别容易受损[33]。目前尚无超声与CT或X线透视的配对比较研究。超声技术的应用有助于避免血管及软组织损伤。而X线透视或CT的优势则在于可清晰显示造影剂扩散部位,在CT中还可显示三维解剖结构。

超声与CT/X线透视联合成像

　　多种影像学技术联合应用尚缺乏研究,但随着时间推移,可能有更多适应证及相关经验。例如,周围神经刺激最好在US/FDCT联合引导或US/X线透视联合引导下完成[27]。US-X线透视、CT-X线透视、US/CT等联合影像学技术可能在未来的复杂操作中进一步发展为标准化操作。

小 结

　　影像学引导下疼痛医学介入治疗的发展,需寻找患者及临床医生离子辐射风险、操作并发症风险、疗效、相对价值等多种相关因素间的平衡。虽然超声影像学技术适用于许多操作,但仍有一部分操作最适宜用X线透视或CT引导下完成。超声影像技术在肌肉骨骼系统疾病(如关节、软组织疾病等)的诊断治疗中具有优势,例如胸腹膜穿刺、深部肌肉注射、大多数周围神经相关操作、星状神经节阻滞、骶管硬膜外注射、骶尾关节注射及部分内侧支阻滞等。在其他方面的应用疗效尚待与其他影像学引导进行进一步研究比较。下表中对几种相关影像学技术的特点进行了比较,并指出在单独应用一种影像学技术时,不同部位的最佳影像学技术(表1.1)。

表1.1　不同影像学技术优缺点比较

操作	影像学技术	优点	缺点
交感神经			
星状神经节	X线透视	可应用对比剂	无法显示软组织
	US	可显示血管、筋膜或肌肉组织	技术有待完善
腹腔丛	CT、FDCT	可显示三维断层解剖图像	延迟造影对比、辐射剂量大
	X线透视	实时对比成像	无三维图像
硬膜外			
尾管	X线透视	侧位图	少量放射剂量
	US	实时对比成像、穿刺针可视化技术、无放射剂量	造影剂流空
腰椎 TF	X线透视	实时对比成像	无法显示血管注射
	DSA	血管成像	设备要求高
	US	无放射剂量	肥胖者成像效果不佳
腰椎 IL	X线透视	可应用对比剂	少量放射剂量
	US	引导穿刺针	无对比造影
颈椎 TF	X线透视	实时对比成像	无法显示血管注射
	DSA	可显示血管	设备要求高
	US	可显示血管	造影流空
	CT	可显示3D解剖结构、椎体动脉等	大量放射剂量、不能显示小血管
腰椎内侧支阻滞	X线透视	简便、可应用造影剂	规模小
	US	较好显示图像	肥胖者成像效果不佳、技术难度较大
颈椎内侧支阻滞	X线透视	简便、可应用造影剂	规模小
	US	较好显示图像	肥胖者成像效果不佳、技术难度较大
腰椎关节突关节	X线透视	简便、可应用造影剂	规模小
	US	可靠	肥胖者成像效果不佳
颈椎关节突关节	X线透视	可应用造影剂	难度大
	US	可靠	技术有待完善

CT:计算机断层扫描;DSA:数字减影血管造影;FDCT:平板探测计算机断层扫描;US:超声;TF:经椎间孔硬膜外注射。

参考文献

1. Manchikanti L, Boswell MV, Singh V, et al. Comprehensive evidence-based guidelines for interventional techniques in the management of chronic spinal pain. *Pain Physician*. 2009;12: 699–802.

2. Huntoon MA. Ultrasound in pain medicine: advanced weaponry or just a fad? *Reg Anesth Pain Med*. 2009;34:387–388.

3. el-Khoury GY, Ehara S, Weinstein JN, Montgomery WJ, Kathol MH. Epidural steroid injection: a procedure ideally performed with fluoroscopic control. *Radiology*. 1988;168:554–557.

4. American College of Occupational and Environmental Medicine. *Low Back Disorders. Occupational Medicine Practice Guidelines*. 2nd ed. Elk Grove Village, IL: American College of Occupational and Environmental Medicine; 2008 [chapter 12].

5. Manchikanti L, Singh V, Derby R, et al. Review of occupational medicine practice guidelines for interventional pain management and potential implications. *Pain Physician*. 2008;11:271–289.

6. Manchikanti L, Singh V, Helm S II, Trescot A, Hirsch JA. A critical appraisal of 2007 American College of Occupational and Environmental Medicine practice guidelines for interventional pain management: an independent review utilizing AGREE, AMA, IOM, and other criteria. *Pain Physician*. 2008;11:291–310.

7. Berrington de Gonzalez A, Mahesh M, Kim K-P, et al. Projected cancer risks from computed tomographic scans performed in the United States in 2007. *Arch Intern Med*. 2009;169: 2071–2077.

8. Brenner DJ, Hall EJ. Computed tomography – an increasing source of radiation exposure. *N Engl J Med*. 2007;357:2277–2284.

9. Gofeld M. Ultrasonography in pain medicine: a critical review. *Pain Pract*. 2008;8:226–240.

10. Galiano K, Obwegeser AA, Walch C, et al. Ultrasound-guided versus computed tomography-controlled facet joint injections in the lumbar spine: a prospective randomized clinical trial. *Reg Anesth Pain Med*. 2007;32:317–322.

11. Huntoon MA. Anatomy of the cervical intervertebral foramina: vulnerable arteries and ischemic neurologic injuries after transforaminal epidural injections. *Pain*. 2005;117:104–111.

12. Orth RC, Wallace MJ, Kuo MD. C-arm cone-beam CT: general principles and technical considerations for use in interventional radiology. *J Vasc Interv Radiol*. 2008;19:814–821.

13. Siewerdsen JH, Moseley DJ, Burch S, et al. Volume CT with flat-panel detector on a mobile, isocentric C-arm: pre-clinical investigation in guidance of minimally invasive surgery. *Med Phys*. 2005;32:241–254.

14. Goldschneider KR, Racadio JM, Weidner NJ. Celiac plexus blockade in children using a three-dimensional fluoroscopic reconstruction technique: case reports. *Reg Anesth Pain Med*. 2007;32: 510–515.

15. Knight JR, Heran M, Munk PL, Raabe R, Liu DM. C-arm cone-beam CT: applications for spinal cement augmentation demonstrated by three cases. *J Vasc Interv Radiol*. 2008;19:1118–1122.

16. Eichenberger U, Greher M, Kirchmair L, et al. Ultrasound-guided blocks of the ilioinguinal and iliohypogastric nerve: accuracy of a selective new technique confirmed by anatomical dissection. *Br J Anaesth*. 2006;97:238–243.

17. Gofeld M, Christakis M. Sonographically guided ilioinguinal nerve block. *J Ultrasound Med*. 2006;25:1571–1575.

18. Hurdle M-F, Weingarten TN, Crisostomo RA, et al. Ultrasound-guided blockade of the lateral femoral cutaneous nerve: technical description and report of 10 cases. *Arch Phys Med Rehabil*. 2007;88:1362–1364.

19. Harmon D, Hearty C. Ultrasound guided suprascapular nerve block technique. *Pain Physician*. 2007;10:743–746.

20. Rofaeel A, Peng P, Louis I, Chan V. Feasibility of real-time ultrasound for pudendal nerve block in patients with chronic perineal pain. *Reg Anesth Pain Med*. 2008;33:139–145.

21. Byas-Smith MG, Gulati A. Ultrasound-guided intercostal nerve cryoablation. *Anesth Analg*. 2006;103:1033–1035.

22. Galiano K, Obwegeser AA, Bodner G, et al. Real-time sonographic imaging for periradicular injections in the lumbar spine: a sonographic anatomic study of a new technique. *J Ultrasound Med*. 2005;24:33–38.

23. Narouze S, Vydyanathan A, Kapural L, Sessler DI, Mekhail N. Ultrasound-guided cervical selective nerve root block: a fluoroscopy-controlled feasibility study. *Reg Anesth Pain Med*. 2009;34(4): 343–348.

24. Eichenberger U, Greher M, Kapral S, et al. Sonographic visualization and ultrasound-guided block of the third occipital nerve: prospective for a new method to diagnose C2/3 zygapophysial joint pain. *Anesthesiology.* 2006;104:303–308.

25. Galiano K, Obwegeser AA, Bodner G, et al. Ultrasound-guided facet joint injections in the middle to lower cervical spine: a CT-controlled sonoanatomic study. *Clin J Pain.* 2006;22: 538–543.

26. Kapral S, Krafft P, Gosch M, Fleischmann M, Weinstabl C. Ultrasound imaging for stellate ganglion block: direct visualization of puncture site and local anesthetic spread. A pilot study. *Reg Anesth.* 1995;20:323–328.

27. Hayek SM, Jasper J, Deer TR, Narouze S. Occipital neurostimulation-induced muscle spasms: implications for lead placement. *Pain Physician.* 2009;12(5):867–876.

28. Sibbitt WL Jr, Peisajovich A, Michael AA, et al. Does sonographic needle guidance affect the clinical outcome of intraarticular injections? *J Rheumatol.* 2009;36:1892–1902.

29. Smith J, Hurdle M-F, Locketz AJ, Wisnewski SJ. Ultrasound-guided piriformis injection: technique description and verification. *Arch Phys Med Rehabil.* 2006;87:1664–1667.

30. Botwin KP, Sharma K, Saliba R, Patel BC. Ultrasound-guided trigger point injections in the cervicothoracic musculature: a new and unreported technique. *Pain Physician.* 2008;11:885–889.

31. Fitzgibbon DR, Posner KL, Domino KB, et al. Chronic pain management: ASA Closed Claims Project. *Anesthesiology.* 2004;100:98–105.

32. Higa K, Hirata K, Hirota K, Nitahara K, Shono S. Retropharyngeal hematoma after stellate ganglion block. *Anesthesiology.* 2006;105:1238–1245.

33. Narouze S. Beware of the "serpentine" inferior thyroid artery while performing stellate ganglion block. *Anesth Analg.* 2009;109(1):289–290.

第 2 章

超声影像学基础

Vincent Chan, Anahi Perlas

概述 …………………………………… 11
B型超声的基本原理 …………………… 11
超声波脉冲的产生 ……………………… 11
超声波波长和频率 ……………………… 11

超声与组织的相互作用 ……………………… 12
B型超声新进展 …………………………… 14
小结 ………………………………………… 14
参考文献 …………………………………… 15

概 述

超声波应用于人体成像已有半个多世纪。奥地利神经生物学家 Karl Theo Dussik 博士应用超声波进行脑部成像,首次将超声波应用于临床诊断[1]。现如今,超声(US)已成为应用最为广泛的医学影像学技术。它轻便、没有辐射风险,与其他影像方法(如磁共振成像、CT)相比价格便宜。另外,超声图像作为一种断层扫描技术,为我们提供了解剖结构的断层图像。其图像可实时获得,故可为许多介入操作(包括局部麻醉、疼痛治疗等)提供瞬时可视引导。本章将介绍一些与疼痛治疗相关的 US 技术的基本原理及物理性质。

B 型超声的基本原理

现代医学中的 US 最初使用光亮显示脉冲回声方法进行成像。近年来 B 型超声图像的基本原理与数十年前相比并未改变,即由探头向人体发送脉冲超声回声。当超声波沿发射路径穿过不同声阻抗的人体组织时,一部分反射回探头(回声信号),另一部分继续穿入更深层组织。来自连续共面的回声信号共同形成超声图像,故超声探头同时充当了发声器(生成声波)和麦克风(回收声波)的角色。事实上,超声脉冲很短,但当它沿垂直通路传播时,可形成超声声束。沿声

束线的超声传播方向称为轴向,同平面垂直于轴向的方向称为横向[2]。通常只有一小部分超声脉冲到达人体组织后可以反射回探头,其余大部分脉冲继续沿轴向线进入更深部组织。

超声波脉冲的产生

超声转导器(即探头)包含多个压电晶体,可将电压与脉冲回声产生的振动相互连接,这种现象被称为电压效应,于 1880 年由 Curie 兄弟首次描述。他们将机械压力作用于一片石英切片,在其表面产生电荷[3]。而后,他们证明了反电压效应,即给石英片通电后引起石英振动[4]。类似的振动机械声波通过人体组织时在致密与疏松的区域产生交替变化。声波可由其相应频率(单位:波数/秒或 Hz)、波长(单位:mm)及振幅(单位:dB)描述。

超声波波长和频率

US 的波长及频率成反比例关系,即高频超声波波长短,反之亦然。超声波频率超出人类听阈上限,即大于 20kHz[3]。医用超声波仪频率为 1~20MHz。选择恰当频率的超声探头对于获得高质量图像以辅助临床诊断及操作十分重要。高频超声波(短波长)探头可获得高轴向分辨率图像。增加到达目标区域引起组织压缩

11

疏松的超声波可增加其轴向平面内不同组织交界分辨率。然而,高频波较低频波在同样的传播长度更易衰减;故高频波更适于表浅结构成像[5]。相反地,低频波(长波长)成像分辨率较低,但由于其衰减较慢可显示较深部位结构(图2.1)。因此,最好选择高频探头(10~15MHz)进行表浅结构成像引导操作(如星状神经节阻滞);而对于大多数成年人,选择低频探头(2~5MHz)进行较深层的腰椎轴索结构操作引导(图2.2)。

超声波产生脉冲(一串间断压力),常持续2~3个同频波周期(图2.3)。脉冲重复频率(PRF)即单位时间内探头发出的脉冲数。相邻超声波间必须间隔足够长的时间,以确保前一个波在后一个波发射前到达目标区域并返回探头。医用成像设备PRF频率为1~10kHz。

超声与组织的相互作用

超声波进入组织后,部分进入深部结构,部分以回声形式反射回探头,部分散射,部分产热。为了得到图像,我们更加关注超声反射回探头的情况。碰撞组织界面后,返回探头的回声量由组织自身性质决

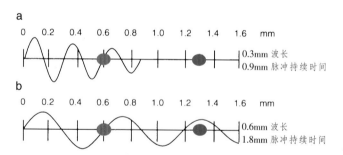

图2.1 超声波衰减与波频的关系。注意在相同深度高频波较低频波衰减更严重[6]。

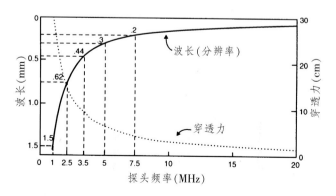

图2.2 不同频率超声探头分辨率与穿透力对比图像[3]。Copyright Elsevier(2000).

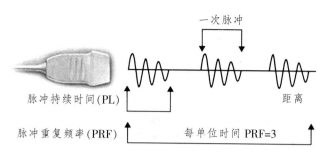

图2.3 超声脉冲产生示意图[6]。

定,称为声阻抗。声阻抗是超声波在媒介内传导时由于媒介密度而引起的速率降低改变,这是媒介固有的物理性质。含气器官(如肺)声阻抗较低,而高密度器官(如骨)声阻抗较高(表2.1)。反射回声强度与两种媒介声阻抗的差(不匹配程度)成正比。如果两种组织声阻抗相等,则反射回声无差异。相似声阻抗的组织分界面常产生低强度回声。相反,软组织与骨/肺界面由于较大的声阻抗梯度常能产生极强强度回声[7]。

当两种不同声阻抗的人体组织的界面较大、较光滑时,入射声波到达该界面后,声能将被反射回探头。这种形式的反射被称为镜面反射,其回声强度与两媒介间声阻抗梯度成正比(图2.4)。当穿刺针进入软组织时,软组织-穿刺针界面为典型的镜面反射。若超声波垂直到达界面,则几乎全部的超声波均可反射回探头;若超声波入射方向小于90°,则反射波与界面夹角与入射波与界面夹角相等小于90°,反射波不能被超声探头接收(同可见光镜面反射)。由此可知,并非所有反射波均可被探头接收。故在实际操作中,当穿刺针以较大角度穿入深部组织时,很难在超声影像上显

表2.1 人体不同组织器官的声阻抗	
人体组织	声阻抗(10⁶瑞利)
空气	0.0004
肺	0.18
脂肪	1.34
肝脏	1.65
血液	1.65
肾脏	1.63
肌肉	1.71
骨骼	7.8

Reproduced with permission from ref[6].

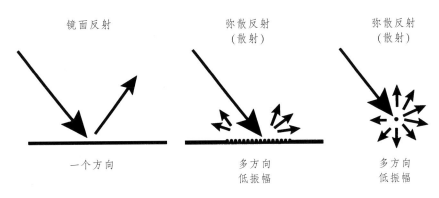

| 镜面反射 | 弥散反射（散射） | 弥散反射（散射） |

| 一个方向 | 多方向 低振幅 | 多方向 低振幅 |

图 2.4 不同类型超声波与组织的相互作用[6]。

影,明确这一点对于疼痛科医生意义重大。

折射是指当声波通过两种传播速度不同组织界面时,声波传播方向发生改变。由于频率为常数,声波只能靠改变其波长在不同介质中传播。这导致其穿过界面时,声音脉冲的方向发生改变。折射是超声图像定位错误发生的重要原因之一。由于声波在脂肪组织中传播速度较慢(约为 1450m/s),而在软组织中传播速度较快(约为 1540m/s),所以声波在人体组织中的折射在脂肪/软组织界面较为显著。被人们最普遍认可的折射伪影发生在腹直肌与腹壁脂肪交界处。通过腹中线观察腹深部及盆腔结构时可能产生某些结构重影(图 2.5)。重影亦可见于肾脏超声检查时(由肝/脾及其周围脂肪产生)[8]。

当超声波穿过长度小于其波长的组织或表面粗糙、不规则的组织时,发生散射。此时,声波由不同角度反射,导致声波强度下降。然而,无论入射脉冲的角度如何,总会有一些回声返回探头,这是散射必然的结果。在超声图像上显示的生物组织大多由许多微小的散射结构组成。散射信号可产生图像,由于不同器官界面可产生不同超声波,在散射波信号背景下,可显示不同器官结构(如肝或肌肉)[2]。

当超声脉冲穿过组织时,由于折射、散射及相互摩擦,其信号强度衰减。超声信号衰减时可引起组织振动,其能量转变为热能。局部产热及局部吸收是超声在传播过程中衰减的主要原因。传播距离越长、超声波频率越高,衰减越大。不同组织超声衰减程度不同,由大到小依次为骨骼、肌肉、实质器官及血液(图 2.6)。实际上,所有的超声设备均在原始数据上自动增加补偿了平均衰减预测值(总亮度或信号强度),再输出图像。这是极为常见的伪影产生的原因,称为"后部回声增强",可用来显示大血管及囊后相对高回声信号(图 2.7)。内含液体的组织结构较实质结构衰减率低,故超声波通过含液组织后较通过相同厚度的实质结构后信号强。

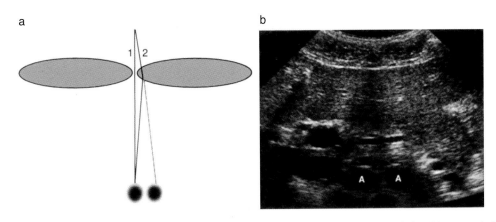

a

b

图 2.5 折射伪影。(a)图示意声波折射如何导致重影。(b)图示经腹中线观察上腹部,可见主动脉重影(A),经腹直肌二次折射。

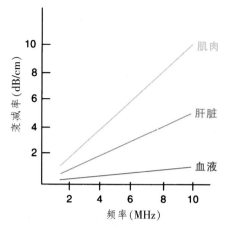

图 2.6　不同组织中超声波频率与衰减度之间的关系[6]。

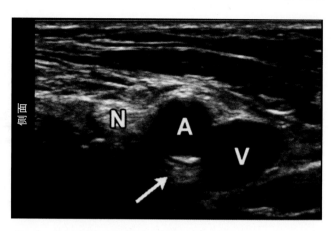

图 2.7　图示腹股沟区股神经血管结构超声图像。可见股动脉下方有一高信号回声区(箭头所示)。此伪影常见于内含液体组织结构的深部，即回声增强现象。N：股神经；A：股动脉；V：股静脉。

B 型超声新进展

在过去的十年中，超声技术在图像分辨率方面取得显著进展。组织谐波成像和立体复合成像技术堪称两个典范。

组织谐波成像技术的特点在于超声仪器可保留首次成像数据以便对比。谐波是由多个发射脉冲频率(也称为基础频率或首个谐波)调制的频率[9]。二次谐波频率为首次谐波的 2 倍。当超声波通过组织时，原始波形波峰升高，由正弦曲线变为锯齿形。变形波依次产生多种频率的反射回声波，频率较原始声波高。现代超声技术可将基础谐波及二次谐波加以利用。这样做常可减少表皮组织附近的伪影及散射回波干扰。谐波成像可应用于"技术性困难"的患者(如体壁肥厚、异常等)。

立体复合成像技术(即多波束成像)应用多方向平行波束对来自同一探头各方向的超声回声波束进行定向[10]。不同方向的回声波(复合波)汇合在同一复合图像内，复合波的应用可产生一系列散在斑点，使图像更有"颗粒感"，横向分辨率更高。与改良对比及区域限制成像技术类似，立体复合成像技术可减少"杂音"及"散射回波"。由于需以多种超声波检查同一组织，与传统 B 型超声波相比，多波束成像收集数据需更长时间，复合图像帧速率通常减少。

小　结

超声具有相对价廉、便携、安全及可实时成像等优点。这些优点以及随着图像质量和分辨率的提高，超声的使用范围将越来越广泛。值得一提的是，应用超声辅助引导介入操作治疗正迅速发展。区域麻醉阻滞及疼痛诊疗操作亦在逐步完善中。现代超声设备原理与 50 年前相同。对基本物理原理的理解，可有助于麻醉医师及疼痛介入操作者更好地了解新设备并将其应用于实践之中。

参考文献

1. Edler I, Lindstrom K. The history of echocardiography. *Ultrasound Med Biol.* 2004;30: 1565–1644.
2. Hangiandreou N. AAPM/RSNA physics tutorial for residents: topics in US. B-mode US: basic concepts and new technology. *Radiographics.* 2003;23:1019–1033.
3. Otto CM. Principles of echocardiographic image acquisition and Doppler analysis. In: *Textbook of Clinical Ecocardiography.* 2nd ed. Philadelphia, PA: WB Saunders; 2000:1–29.
4. Weyman AE. Physical principles of ultrasound. In: Weyman AE, ed. *Principles and Practice of Echocardiography.* 2nd ed. Media, PA: Williams & Wilkins; 1994:3–28.
5. Lawrence JP. Physics and instrumentation of ultrasound. *Crit Care Med.* 2007;35:S314–S322.
6. Chan VWS. *Ultrasound Imaging for Regional Anesthesia.* 2nd ed. Toronto, ON: Toronto Printing Company; 2009.
7. Kossoff G. Basic physics and imaging characteristics of ultrasound. *World J Surg.* 2000;24: 134–142.
8. Middleton W, Kurtz A, Hertzberg B. Practical physics. In: *Ultrasound, the Requisites.* 2nd ed. St Louis, MO: Mosby; 2004:3–27.
9. Fowlkes JB, Averkiou M. Contrast and tissue harmonic imaging. In: Goldman LW, Fowlkes JB, eds. *Categorical Courses in Diagnostic Radiology Physics: CT and US Cross-Sectional Imaging.* Oak Brook: Radiological Society of North America; 2000:77–95.
10. Jespersen SK, Wilhjelm JE, Sillesen H. Multi-angle compound imaging. *Ultrason Imaging.* 1998;20:81–102.

第 3 章

超声引导下的局部麻醉和疼痛介入治疗相关的操作技能

Alan J R.Macfarlane，Cyrus C.H.Tse，Richard Brull

概述 ················ 16

频率及探头的选择 ········ 16

深度 ················ 18

增益 ················ 18

时间增益补偿 ·········· 18

焦点 ················ 19

预先设置 ············· 20

彩色多普勒 ············ 20

能量多普勒 ············ 22

复合成像 ············· 22

组织谐波成像 ·········· 22

优化按钮 ············· 23

冻结按钮及影像获取 ······· 23

参考文献 ············· 23

概　述

超声引导下神经阻滞的安全性和有效性主要依赖于对仪器上"knobology"的充分理解。尽管超声仪的外观设计各不相同，但所有的操作者为得到最佳的图像就应掌握相同的基础知识。尽管现代超声仪种类繁多，所有操作者应熟悉频率、探头的选择、深度、增益、时间增益补偿(TGC)、焦点、预先设置、彩色多普勒、能量多普勒、复合成像、组织谐波成像(THI)(一些模型下)、冻结影像及获取影像等基本功能。一旦临床医生了解了超声的物理原理，常常能触类旁通制作出"最好的"影像图。以上提到的超声功能以及下文涉及的一些功能在进行任何一项超声检查时都是可能遇到的。

频率及探头的选择

选择合适的超声波频率可能是所有操作中最重要的。超声波以特定的频率(f)及波长(λ)为特征，用方程表示为 $v = f \times \lambda$，v 代表超声波传播的速度（所有机器都假定超声波在软组织的传播速度为 1540m/s）。神经阻滞常用的频率为 3~15MHz。高频可提供高级的轴向图像(图 3.1)。从概念上讲，轴向分辨率可辨别超声引导下不同深度(y 轴)但相毗邻的结构，即上下两种结构。轴向分辨率低或是不恰当的低频波可能对实际的上下两个结构只分辨出一种结构而造成误差(图 3.2)。

然而不幸的是，与低频相比，高频更容易衰减。以下要详细介绍的(见"时间增益补偿")衰减，是指从探头到目标组织超声波传播的能量逐步丧失(如信号强度)，再回到探头形成图像(图 3.3)[1]。逐渐衰减使得最后看不到图像。操作者为看到目标组织必须选择最高可能的频率使其可穿透到足够的深度。高频换能器能达到的最佳深度为 3~4cm；据此，低频探头通常是必要的。

探头可分为高频(8~12MHz)、中频(6~10MHz)及低频(2~5MHz)。在一些仪器上，探头的种类往往与仪器相关，选择所需的探头只需拨动选择开关。在另外一些仪器上，不同的探头必须每时每刻人为移动和紧贴。多数 US 探头有一个"中心"(即最佳的)频率，而且该频率范围在任何一方的中心频率被确定为其带宽。选择好合适的探头后，操作者可以微调 US 波的频率，

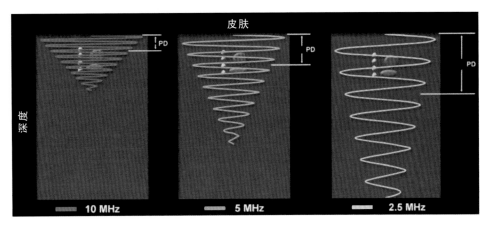

图 3.1　较高的超声频率产生较短的波,其可改善轴向分辨率。较低的频率则可产生较长的波。

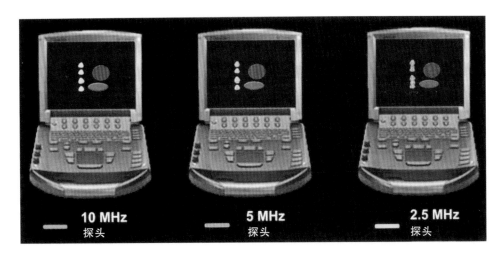

图 3.2　轴向分辨率指的是超声机视觉分离彼此在一个方向平行光束的两个结构中的一个(y 轴)的能力。随着频率的增加,轴向分辨率增加,但穿透的深度降低。低频率的波在轴向结果的扩展上渗透较深。注意随着频率的降低超声机将越来越无法辨别不同的结构。

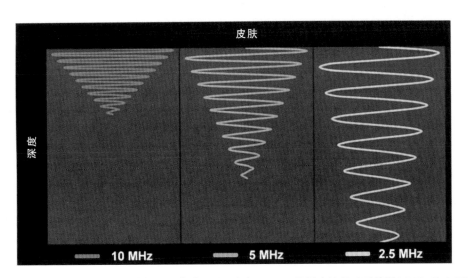

图 3.3　衰减与超声波的频率和通过超声波传播的距离成正比。注意 10MHz 的超声波相对于低频(5MHz 和 2.5MHz)的超声波在距离一定时(深度),其衰减均较多。

从每个传感器的带宽来选择高、中或低的频率。

深 度

必须调整深度,以便使感兴趣的结构可以在所示范围内(图 3.4)。确定深度的目的是调整探头探测到目标要求。这样做有两点意义。首先,显示器屏幕有限,如果图像深度较大将导致目标较小。较小的目标通常是更难看到的,随后需要用探针(图 3.4b)。其次,最小化的深度可以确定最佳的时间分辨率。时间分辨率可被认为是帧速率,指的是通过制作连续的图像(每秒帧

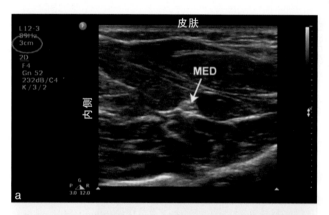

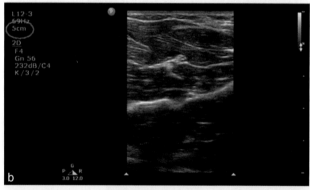

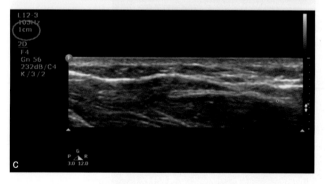

图 3.4 深度。(a)最佳的深度设置。正中神经(MED)和周围肌肉明显。(b)过量的深度设置。调节过深以致目标消失。(c)不足的深度设置。MED 不可见。

速)最终生成连续实时成像的速率。时间分辨率取决于发射连续超声形成完整的扇形束的速率(通常为每秒数千次)。由于超声波是以脉冲形式发出的,即当前一个波回到传感器时下一个波才被发出,随着监测结构深度的增加,超声波发出的总频率将减慢。如上所述,随着深度的增加,时间分辨率降低。现代超声仪通过减少扇形波的宽度维持时间分辨率,扇形波随着监测深度的增加,显示屏上显示其逐渐缩窄。减少扇形波的宽度可有效减少反向传感器的脉冲波的发出量,因此,在成像前可以缩短时间并维持成像有效率。与心脏超声成像不同(关键是可视下移动探头寻找所要监测的目标),在局麻或疼痛治疗时,时间分辨率就显得没那么重要了。低帧速率情况下,无论是探头移动或快速注射局麻药,均可以显示模糊的成像。

增 益

增益表盘显示影像的亮影(强回声)或暗影(低回声)。回声返回探头的原理是通过超声仪转变为电信号,电信号反过来可以被转变为显示的图像。增加增益可以通过所有返回的回声放大电信号,电信号反过来可以增加成像的亮度,包括背景噪声(图 3.5b)。

调节增益表盘时需慎重,尽管一些初学者认为越亮越好,但增益太高事实上会产生假的回声或使监测的组织变模糊。同样,增益太低会导致操作者误判实际的回声信息(图 3.5c)。最后,增加增益同样可以降低横向分辨率。横向分辨率是指辨别比邻的目标物的能力,下文将进行讨论。

时间增益补偿

与增益盘相似,时间增益补偿功能允许操作者根据影像亮度进行调整。当增益盘增加总亮度时,由于通过允许操作者单独在监测区域根据特殊深度的不同调整影像亮度,因而时间增益补偿也不同(图 3.6)。为了解时间增益补偿的目的,操作者必须充分理解衰减的原理。超声波通过组织时逐渐减弱,主要原因是组织吸收以及反射与折射作用。波的衰减既取决于光的频率(如上所述高频波衰减较快),也取决于超声波透过组织的类型(每种组织类型都有对应的衰减系数)。衰减也会随渗透深度的增加而增加,因此,如若超声仪实际显示的是返回到探头的回声幅度,影像从表浅到深部会逐渐变暗。这是因为那些从远处返回的

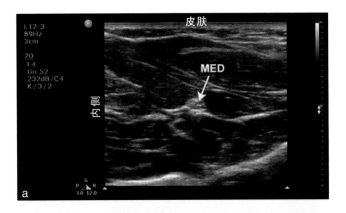

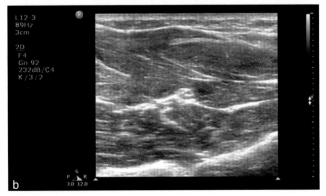

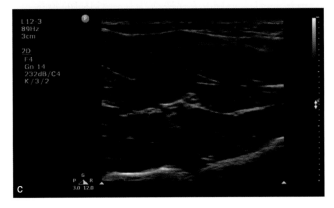

图 3.5　增益。(a)最佳增益。目标正中神经(MED)和前臂的周围肌肉均可显影。(b)增益调节太高。(c)增益调节太低。

波衰减得更多。如果设计的超声仪能自动补偿所产生的衰减,其自动矫正也不一定准确。为产生一个更均匀的影像,最常用的是调整时间增益补偿以增加远场组织(如深部组织)的影像亮度。有些超声仪对于每一处小部位的显示都设有各自的控制键 "滑动键" (Philips, GE),而另一些则只有"近端"和"远端"的增益(Sonosite)。当设有各自的滑动键时,最佳的结构通常是增益从浅表到深层逐渐增大地补偿上述衰减。

焦　点

焦点按钮不是所有超声仪都有的,如果存在,则可用于调节最佳的横向分辨率。横向分辨率是指仪器分辨在同一深度垂直上两个比邻组织的能力(图 3.7)。在传感器表面平行设置的多个压电元件,分别发射出超声波,生成 3D 超声波束。这种 3D 超声波束首先聚焦在波束最窄的一个点上,称为焦点区,然后分散并穿过组织(图 3.8)。从概念上讲,当波束分散时,组成的各个超声波不再平行穿行,而是相距越来越远。理想状态下,无论两个分离的组织靠得多近,每个单独的波均可穿过该区域的每个点 (从而形成相应的图像)。 目标探测部位可能被漏诊,这是由于它会在两个偏离的超声波之间滑过。因此,限制波束的偏离量可改善横向分辨率, 这是焦点区解决问题的最佳方案。焦点表盘的用途是让操作者能在区域范围内根据深度调焦。通过把焦点调整到与监测的靶点相同的水平上(图 3.9),可限制波束的偏离量,从而使横向分辨率最大化。焦点水平一般在影像图左或右侧用箭头表示。有些超声仪能设定多个焦区,但增多焦区的同时降低了分辨率,因为超声仪要用更多的时间接收回声并形成图像。

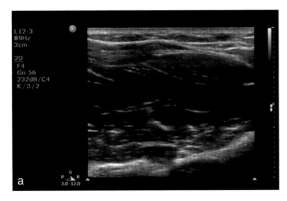

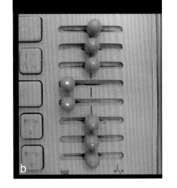

图 3.6　不恰当的时间增益补偿设置。(a)因为影像中央部为低回声,正中神经不可见。这主要是由于时间增益补偿表盘设置过低。(b)产生一低位增益。

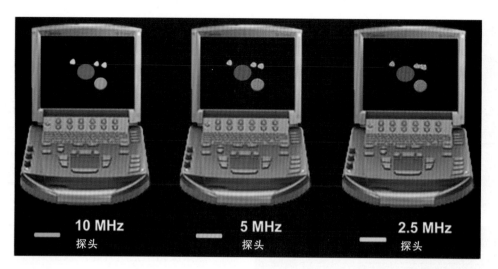

图 3.7   横向分辨率表明超声仪识别两个比邻组织的能力。随着频率的增加，横向分辨率增加，但穿透深度降低。低频波在损失横向分辨率的同时均使穿透深度更深。但要注意的是，随着频率的降低超声仪分辨每个组织的准确度越来越低。

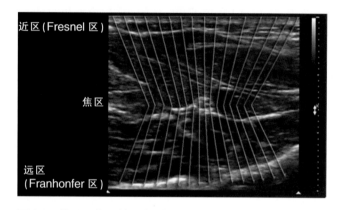

图 3.8   焦区。焦区是一个界限，此时波束不能会聚而开始偏离。横向分辨率在焦区最佳。横向分辨率表示超声仪识辨两个比邻组织的能力(x 轴)。

预先设置

所有的超声仪都有预先设置，是上述各项设置的组合，以产生某一特定组织的最佳影像。在大多数基础水平上，这可以简化对神经或血管检查的设定，但其他仪器可能对每种特定的神经阻滞都进行了设定。虽然这些装备提供了有用的初始点，但通常仍需要根据患者的身材和状态做进一步手动调整。

彩色多普勒

彩色多普勒技术添加了实时影像的多普勒信息，便于对血流进行鉴别和量化(速度和方向)。但是对于进行多普勒超声引导疼痛治疗的麻醉医生而言，多普勒技术的最大优点在于，能确认预定的针道无血液流过。

应用于超声的多普勒物理学与以下原理相关：如果声波是由一个固定传感器发射而被移动的物体(通常是红细胞)所反射，那么反射超声波的频率将发生改变(图 3.10)。当血液背离传感器移动时，反射波将以比原发波低的频率返回，用蓝色表示。相反，当血液向传感器移动时，反射波以比原发波高的频率返回，用红色表示。操作者应该注意此处的红色不一定与动脉血有关，蓝色也不一定与静脉血有关。以上频率改变称为"多普勒频移"，这正是心血管检查用以监测血流速度和血流方向的基本原理。多普勒公式为

$$频移 = (2vf_{\mathrm{t}})(\cos\alpha)/c,$$

式中 v 为移动物体的速度，f_{t} 为发射频率，α 为超声波与血流方向的入射角，c 为超声波在血液中的速度。还要注意的是，当超声波的入射角接近 90° 时，由于 $\cos 90° = 0$，多普勒公式将产生很大的误差。在这种情况下，低回声组织中的血流不能显示(即图 3.11 的假阴性)。正如总亮度可由增益功能进行调整，显示的多普勒信号量也可以进行调整。在一些超声仪上，多普勒模式的多普勒灵敏度可通过旋转增益钮进行调节。在另一些超声仪上，设有单独的多普勒灵敏度旋钮。但值得注意的是，增加多普勒灵敏度可能会导致由于患者轻微移动而产生运动伪影(即假阳性)。

在多普勒模式中，与简单 B 超仪相比，多普勒超声需要更多的时间进行回声处理，所以时间分辨率会

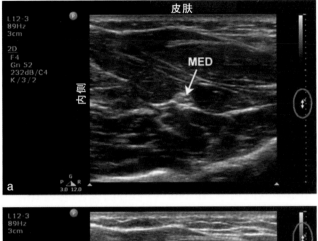

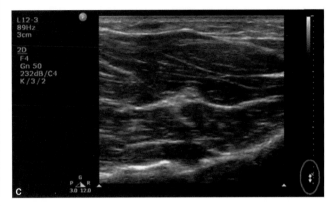

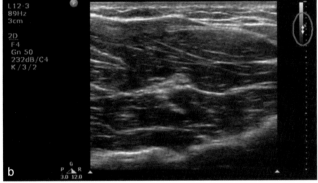

图 3.9 焦点。(a)探测前臂正中神经(MED)的正确调焦。右侧边上的双箭头为焦点水平。(b)焦点设定得太浅。(c)焦点设定得太深。

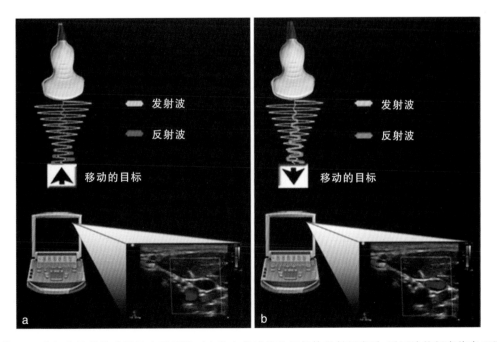

图 3.10 多普勒。(a)当超声波从传感器发生而后被正在移向传感器的目标体反射回来时,返回波的频率将高于原发波的频率。超声仪上的相应图像标为红色。(b)相反,如果目标体正在移离传感器,返回波的频率将低于原发波的频率。超声仪上的相应图像标为蓝色。

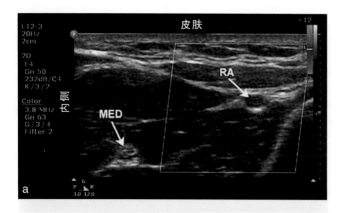

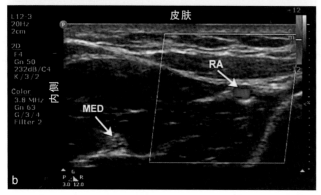

图 3.11 彩色多普勒。桡动脉短轴观。(a)当超声波与血流方向垂直时影像图上无血流。(b)调整探头的倾斜角度改变超声波角度,从而可显示血流。

降低。这就解释了为什么在运用此项功能时,只能监测小范围超声影像 (通常是长方形或平行四边形)的多普勒移行。操作者随后可以用跟踪球或触摸板在确定的靶区移动这一图形。

能量多普勒

能量多普勒是一种超声波新技术,其检测血流的灵敏度是彩色多普勒的 5 倍,因此可以检测到标准彩色多普勒很难或根本不可能检测到的血管。与彩色多普勒不同,强力多普勒的另一个优点是,几乎与发射角无关,从而降低了上述假阴性的发生率。但其也存在不足,主要是患者轻微运动(如呼吸)会产生更多的运动伪影。另一个缺点是,其不能确定血流的方向。因此,它表示血流不是显示蓝色或红色,而只显示一种颜色(通常为橙色)。

复合成像

复合成像是超声检查技术的一项新进展。与传统

超声相比,其减少了斑点伪影和其他回声伪影从而改善了影像质量,而且改善了组织平面的清晰度和针的可视性(图 3.12)。传统超声传感器沿垂直于传感器的方向发射声波。现代复合成像传感器可同时以不同的角度(最多 9 个)发射并"控制"超声波,因此可以从几个不同的回声角度对同一组织产生影像(图 3.13)。复合成像是通过电子技术传来的对不同角度的反射回声复合在一起产生一个单一高质量的影像(空间复合影像)。频率合成影像与复合成像相似,但是它使用了不同的频率,而不是回声角度,来产生一个单一影像。

组织谐波成像

组织谐波成像(THI)是另一项新的检查技术。当声波穿过组织时,会产生谐频(图 3.14)。这些谐频是原始基础频率的倍数。在使用组织谐波成像时,传感器优先捕获返回到探头成像的较高的频率回声。由于谐波频率较高,因此轴向及横向分辨率增高,且伪影减少。更重要的一点是,与传统超声不同,THI 达到这

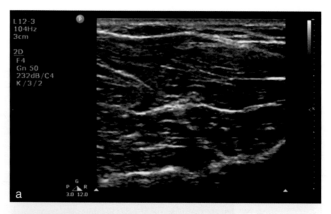

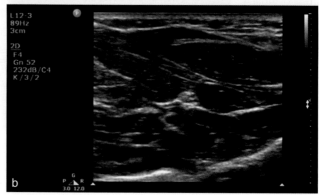

图 3.12 (a)OFF 模式的复合影像。(b)ON 模式的复合影像。注意:(a)与(b)相比,斑点伪影更大且分辨率降低。

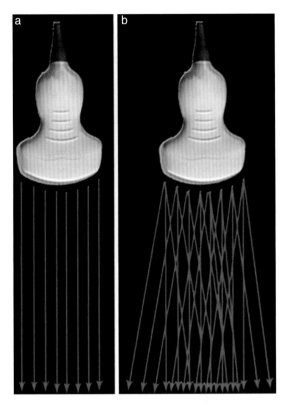

图 3.13　波束控制。(a)传统超声传感器沿一个方向发射声波。(b)复合成像传感器以多角度发射声波。

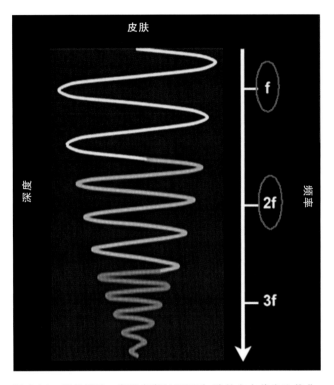

图 3.14　组织谐波。当超声穿过组织时，波的方向将发生偏曲。偏曲的波为基础频率(输入频率，f)的谐波(倍数)。频率越高，如 $2f$、$3f$ 等，分辨率越高。在组织谐波成像中，超声仪滤出大多数频率，包括基础频率，而优先"听到"一个谐波，通常为二次谐波($2f$)，因此图像的轴向和横向分辨率高而且伪影也少。

些更高的频率不会减小穿透深度。THI 显然可以很好地改善低回声和囊状组织的可视度，不过曾有报道称其穿刺针的可视度较差。

优化按钮

现在的许多新型超声仪都配有影像自动优化按钮，可瞬间将上述产生"理想影像"的多种特点组合在一起。虽然有时仍需要做进一步的手动调节，但其可作为一种简单、高效及快速改善影像质量的方法。

冻结按钮及影像获取

超声成像为一动态过程。影像事实上是由每秒许多"帧"(如上描述时间分辨率)组成，即迅速改变足以产生高效、实时的影像。冻结按钮的功能是图像暂停到屏幕上，但通常也可以向前回顾短时间内的各"帧"影像。这些影像可根据需要储存起来。影像获取对于医学记录、教学以及进行测量(神经阻滞时较少用)非常重要。大多数仪器可存储静态和视频影像。

参考文献

1. Sites BD, Brull R, Chan VW, et al. Artifacts and pitfall errors associated with ultrasound-guided regional anesthesia. Part II: a pictorial approach to understanding and avoidance. *Reg Anesth Pain Med.* 2007;32:419–433.
2. Sites BD, Brull R, Chan VW, et al. Artifacts and pitfall errors associated with ultrasound-guided regional anesthesia. Part I: understanding the basic principles of ultrasound physics and machine operations. *Reg Anesth Pain Med.* 2007;32:412–418.
3. Brull R, Macfaulane AJ, Tse cc. Practical knobology for ultrasound-guided regional anesthesia. *Reg Anesth Pain Med.* 2010:35(2 suppl): S68–73.

第 4 章

如何提高穿刺针的可见度

Dmitri Souzdalnitski，Imanuel Lerman，Thomas M.Halaszynski

概述 ················· 24
培训和体模模拟 ············· 25
　导师指导下的培训 ·········· 25
　体模 ················· 25
　高保真度模拟 ············ 25
　超声和荧光透视组合式体模模拟装置 28
穿刺针相关的可见度因素 ········ 29
　超声基本知识和穿刺针图像解释 ·· 29
　穿刺针可视化基础——声阻抗 ···· 29
　穿刺针型号及其回声发生性 ····· 30
　选定的皮肤穿刺部位和穿刺针角度 · 30
　回声发生穿刺针 ··········· 32
　穿刺针针尖 ············· 33
超声设备和穿刺针可见度 ········ 34
　超声成像伪影和穿刺针可见度 ···· 34
　各种超声描记模式对穿刺针可见度的影响 ··· 35
　超声成像和穿刺针可见度的最新进展 37
穿刺针探头的对位 ············ 38

穿刺针与超声探头对位的必要性 ···· 38
"平面内"与"平面外"针入路：传统的探头穿刺针
　介入 ················ 39
超声引导疼痛治疗的斜面针入路 ···· 40
超声引导疼痛治疗的双平面针成像方法 ···· 40
机械和光学导针装置 ·········· 40
高级穿刺针定位系统 ·········· 41
获得更好的穿刺针可视化的"ART"扫描 ····· 42
提高穿刺针可见度的人体工程学 ···· 42
强化和改进穿刺针定位的技巧 ······ 43
　强化的基本超声效应 ········· 43
　通过填充、插入探针和导丝以及振动强化 44
　穿刺针的水声定位 ·········· 44
　使用混合溶液或超声造影剂的穿刺针可见度 ··· 45
　用神经刺激辅助定位针尖位置 ···· 45
小结 ·················· 46
参考文献 ················ 47

概　述

　　应用超声引导进行疼痛介入性治疗有许多优势。由于超声技术改进后在实时高分辨率超声成像方面具有许多优势，能使医生成功地进行疼痛介入治疗，因而越来越广泛地应用于临床。另外，应用超声进行疼痛介入治疗还可以避免患者和医生的放射线暴露风险[1]。

　　通过适当的培训和临床经验，可以掌握穿刺针杆和针尖的可靠且强制的跟踪技能，这对安全有效地进行疼痛介入治疗是至关重要的。在超声引导介入治疗

(UGIP)[2-4]过程中最常见的错误之一就是，针穿刺过程中看不到穿刺针，特别是穿刺针针尖[2-4]。

　　医生在进行疼痛介入治疗注射局麻药物、类固醇或其他药物，射频或冷冻消融，以及其他介入治疗的操作过程中，如果不能清晰地看到穿刺针针尖而操控穿刺针的定位，常会导致血管、神经和内脏的无意间损伤。例如，行周围神经阻滞过程中，血管的无意间穿刺伤发生率，已从常规解剖学标志技术的40%降低到应用超声引导实时检测区域阻滞穿刺针路径时的10%。在进行超声引导下介入性神经阻滞过程中，实习医生常会犯一些重复性错误，表明仪器在技术上和安

全性方面可能有缺陷,这些缺陷都可以通过改善穿刺针可视性的技术方法进行解决[2-7]。

医生不能想当然地认为,根据几种金属穿刺针的性能和型号就一定能确认介入/穿刺针。不同类型的穿刺针在超声成像中将产生绝对不同的信号或"回声"。穿刺针进入皮肤后的有效可见度受下列因素影响:穿刺针回声发生性能改变,超声制造商改变了超声机图像处理技术,换能器探头性能的可变性。处理和改进这些因素以及其他因素,有助于改进穿刺针的可见度,这将在本章节下文讨论。

培训和体模模拟

导师指导下的培训

具有足够的解剖知识以及生成"典型"横断面解剖图像的能力通常也不足以在任何情况下让穿刺针充分可视。实时监测穿刺针位置的能力以及随同超声引导下其他穿刺治疗方法一起进步,无论对于经验丰富的操作者还是新手都具有挑战性,因为它需要掌握一套新的技能。尽管有人倾向于为非放射专业医生制定一些简单的培训方法[8],但 Sites 等的研究表明,由于在穿刺针治疗的同时还要进行仪器操作,因此需要进行专门的培训[2,3]。美国区域麻醉和疼痛治疗协会与欧洲区域麻醉和疼痛治疗联合委员会建议,局部麻醉注射连同穿刺针路径的可视化是进行 UGIP 必须掌握的 4 项重要技能之一,其他 3 项技能是了解设备操作、图像优化和图像解释[9](图 4.1)。为了更加熟练地掌握这 4 项专业技能,从业者要在导师的指导和监督下进行完整的培训,包括医学继续教育。为了提高熟练进行 UGIP 所需的技能,从业者在给患者进行 UGIP 之前先要在自己和同事身上,以及模型和体模上进行超声描记[9]。

体模

UGIP 培训过程中的两个常见错误是:①在向目标穿刺过程中不能看到穿刺针,② 超声探头移动推进中不能看到穿刺针[3]。超声体模是一种模拟工具,它除了模拟超声下穿刺针的外观和穿刺感外,还能模拟包括触觉组织和人体皮肤的压缩性在内的几种人体组织的特性。UGIP 体模模拟通过改善穿刺针调控技术解决一些患者关心的安全问题,通过提高超声下穿刺针针尖的可视性,改进性能,从而减轻医生在对患者进行 UGIP 的心理

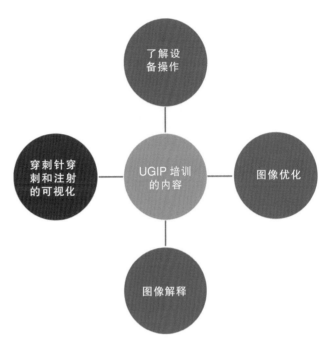

图 4.1 UGIP 培训的主要内容包括穿刺针穿刺和局麻药液注射时的可视情况,了解设备操作,图像优化和解释以及超声引导下的干预治疗。

压力。在模拟假体上进行超声引导穿刺针针尖可视性训练有助于提高在压力小、风险低的条件下进行 UGIP 所需的全项技能[10]。

有关超声下体模的组织表现有不同的描述方式。体模通常通过其"保真度"进行鉴别,"保真度"描述的是体模复制人体组织结构的准确程度。例如,"高保真"的体模就像一具尸体标本,低保真度体模就像一个水槽[11]。有许多不同的材料可用于制作低保真度体模,包括水球或水槽(图 4.2)、豆腐(图 4.3)、明胶或琼脂,或者一些唾手可得的材料,如手术凝胶垫(图4.4)。还有一些文献中记载的模拟材料,如海绵、奶酪、鸡、火鸡、猪等[5,11-14]。

低保真体模耐用性差,而且提供的超声成像保真度有局限性。最近假体模拟技术已经有了很大提高,体模可以用聚合物塑料、聚氨酯和其他乙烯基材料制成。例如,蓝色体模(图 4.5)(雷德蒙,WA)和 ATS 实验室体模(布里奇波特,CT)(图 4.6)在超声成像中可以显示为人体组织样,包括血管、神经或脊柱(图 4.7)[10,15]。

上述方法反映了人们对研发高保真度体模技术的兴趣越来越浓厚。

高保真度模拟

超声引导的区域麻醉体模(U-GRASP)互动工具

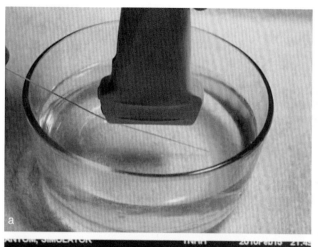

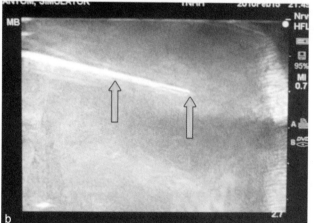

图 4.2　水槽体模里的穿刺针外观(a,b)。(a)水槽体模。(b)超声下穿刺针(箭头所示)很容易看到。

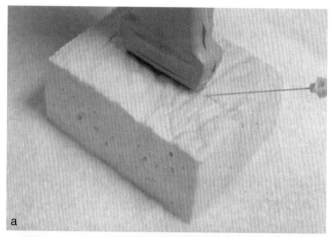

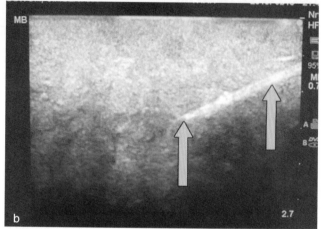

图 4.3　豆腐体模中的穿刺针外观(a,b)。(a)豆腐是一种很便宜的超声体模。(b)超声下穿刺针(箭头所示)很容易看到。

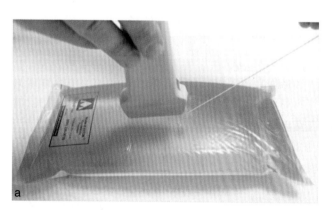

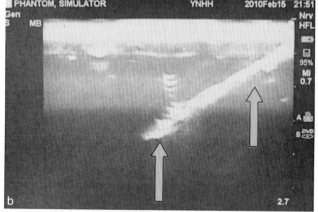

图 4.4　穿刺针在手术硅胶垫中的外观(a,b)。(a)手术硅胶垫体模。(b)超声下穿刺针(箭头所示)很容易看到。

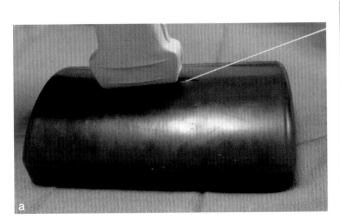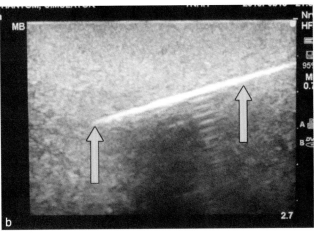

图 4.5　穿刺针在蓝色体模中的外观(a,b)。(a)蓝色体模是一种超声人体模型,包括各种结构、模拟的神经及血管。(b)在超声下穿刺针(箭头所示)很容易看到。

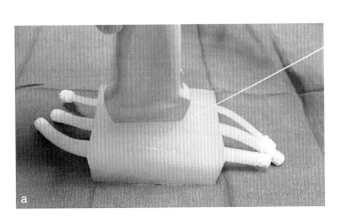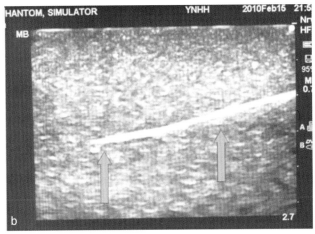

图 4.6　穿刺针在 ATS 实验体模中的外观(a,b)。(a)ATS 人体模型采用塑料管模拟血管。(b)在超声下穿刺针(箭头所示)很容易看到。

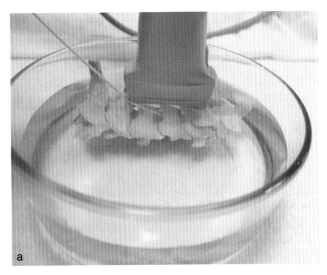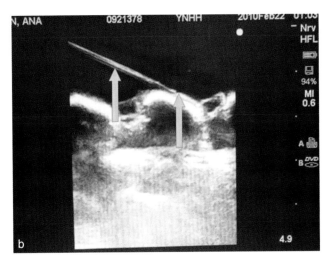

图 4.7　穿刺针在颈椎水槽体模模拟器中的外观(a,b)。水槽颈椎和腰椎体模,用于模拟脊椎的骨组织结构。(a)示出水槽中的颈椎模型。(b)示出超声下颈椎的穿刺针(箭头所示)很容易看到。

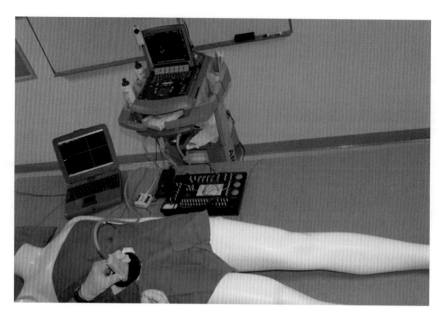

图 4.8　超声引导下区域麻醉模拟体模(U-GRASP)互动工具(IT)。这是一种高保真度超声模拟器,它可以记录培训者在模拟过程中穿刺针定位时的操作情形。此外,它还可以在穿刺针针尖靠近目标解剖结构时通过激活光和声指示器为培训者提供及时反馈。

(IT),作为一种新的超声模拟器已由本书作者研制成功,可使培训人员掌握穿刺针可视化技能(图4.8)。超声引导的区域麻醉体模互动工具包括一个很好的体模,可以模拟穿刺针到达超声引导目标并成功达到神经刺激时的肢体活动。此外,当神经阻滞成功时,体模还能通过启动蜂鸣器发出声并点亮发光二极管提供反馈。未来的模拟假体将继续扩展,可能包括对目标穿刺针进针错误和操控技能评估,并可用这些数据进行评分和跟踪UGIP培训,旨在改进UGIP的效果。最近,开发了几种与常用于外科培训相似的虚拟式3D/4D UGIP假体[16-20]。

　　用于 UGIP 的一些超声波设备提供了多媒体工具,便于 UGIP 的学习。该设备可以使用预设图像数据库和典型的手术视频,以及选择术式时可以利用的解剖学横断面,以提供实时、现有的高品质参考资料和图像判读支持(图4.9)。

超声和荧光透视组合式体模模拟装置

　　许多疼痛治疗医生不熟悉 UGIP,对于超声下的穿刺针可视化和穿刺针操控的了解甚少。这些人最应该学习并进行实践,以便掌握穿刺跟踪技能,这是同时模拟 X 线引导技能和超声模拟器械进行许多种不同类型注射(如颈椎和腰椎)所需要的技能。现已发现,这种组合有助于将治疗下腰部疼痛的 CT 引导下注射转变为目前正在开发的 UGIP 领域[21]。然而,高保真度的解剖和动物实验超声体模目前仅常见于大学

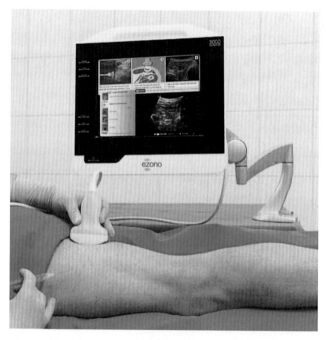

图 4.9　实时图像判读支持系统(eZONO)。该系统可以让操作者使用存储的预设计图像和视频数据库,以及选择术式时可以使用的解剖横断面,以提供实时、现有的高品质参考资料和图像判读支持的解剖横截面。(Used with permission from eZONO.)

的医疗中心或者专业会议和研讨会,并没有得到广泛应用。作者已经研发出一种用于颈椎间孔注射的超声和 X 线组合式体模原型。它是用市售的颈椎解剖模型浸入超声成像模拟人体组织的聚乙烯介质制成的。另

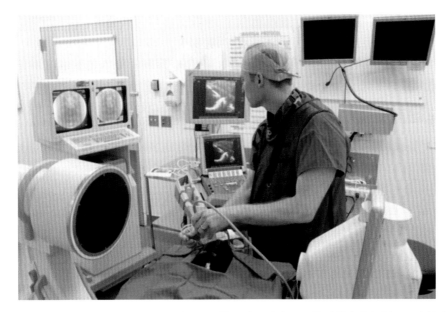

图 4.10　用于颈椎间孔注射的超声和 X 线透视组合式体模。该体模内包含有注入椎动脉内的解剖上正确的液体，在超声多普勒检查时可呈现脉动样流动，如果经穿刺针错误注射，它会摄取荧光染剂。图中所示为住院医生正在使用的体模。

外，这种体模还包含解剖检测，如果注射错误将会吸收荧光染料(图 4.10)。由于很容易进行复制，所以这种高保真度模拟系统可以改进培训者在超声和 X 线组合式 UGIP 操作过程中穿刺针可视化的熟练程度。

　　在穿刺针模拟定位应用于外科手术、急诊医学、介入放射学和麻醉学之后，越来越多的证据表明，这有益于技术和手动操作技能的改进[2-9,22-24]。为了确定技术上先进的模拟设备的效用和成本效益，需要做进一步的研究来比较高保真度模式和低保真度模式[25]。此外，还有许多医学专业也显示，模拟在提高手动操作熟练程度进而改进手术效果方面具有优势。疼痛医学领域正在迅速发展，而且必将从把模拟纳入疼痛医学教育和培训中获益，这将为克服 UGIP 中穿刺针可视化遇到的一些难题提供一个高收益的策略。

穿刺针相关的可见度因素

超声基本知识和穿刺针图像解释

　　超声机的重要组件之一是超声波换能器(称其为探头或扫描头)。超声探头发射出声波，最终被施加到位于超声波换能器表面的小压电晶体上的交流电场形成声束。用于 UGIP 的典型声波频率为超高频，范围在 3~15MHz，因此有"超声"这一医学术语[26,27]。超声探头发出的超声波束可以穿透各种组织，其穿透组织能

力与组织的成分有关。声束可以穿透肌肉、肌腱和其他软组织，其穿透力主要取决于组织的密度，声束无法穿透特别致密的组织(如骨组织)。声波产生并穿透组织后被不同程度地反射回超声换能器。超声探头接收被反射回的声束便形成超声图像。超声探头不仅作为超声波束的发出器，也是"回声"的接收机，它将数据传回到控制台和显示屏形成图像。当进行 UGIP 干预时，所用的穿刺针将声波反射到超声探头，将换能器的压电晶体变形产生一种电脉冲或"回声"。超声波声束返回到超声探头所用的时间与反射该声束组织深度成比例，这种关系称为"脉冲回波原理"并作为实时可视化 UGIP 的基础。了解基本的超声物理原理可以使医生在进行 UGIP 过程中不断改进穿刺针的可视化，同时对于安全有效地进行 UGIP 干预也至关重要[26,27]。

穿刺针可视化基础——声阻抗

　　UGIP 中穿刺针可视化的另一个重要方面是了解可以改变超声影像可见度的各种因素，例如声阻抗。人体组织的声阻抗大小取决于组织的密度和超声波束穿过这个特定介质时的速度。依据超声波束可能穿过的特定人体组织的不同，速度会有改变，范围是 1500~1600m/s。超声波束速度的微小变化会引起信号强度和亮度的变化。例如，进入充满液体血管内的那部分穿刺针，因为每一种结构(针和液体)声阻抗具有很大的差异，因此会产生明亮的高回声信号。如果两

种不同组织之间的声阻抗明显不同,例如软组织和金属针或骨组织之间,金属针的回声影像信号就更亮或回声更高,这种穿刺针和软组织之间的声阻抗差异,为改进穿刺针的可视化提供了另一个基础。

穿刺针型号及其回声发生性

　　口径较大的穿刺针较口径小的穿刺针在超声下更容易看到,其主要原因有两个:首先,大号穿刺针具有较大的表面积,能比小号穿刺针产生更大的声波阻抗改变,这会使超声屏幕上的图像更亮;其次,表面积较大的大号穿刺针可以切断超声波束,从而使超声波束反射回到超声探头的概率更高,产生的信号比小号穿刺针更明亮(图4.11)。因此,为提高UGIP中穿刺针的可见度,建议用大号穿刺针进行疼痛治疗[28]。但是要记住,大号穿刺针穿进人体组织时会使患者产生更大的不适感。虽然在Campos等人进行的一项治疗慢性

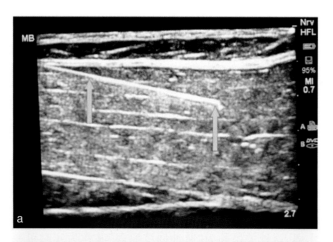

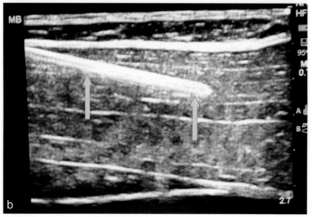

图4.11　穿刺针型号及其可见度(a,b)。穿刺针越大超声波反射越大,因此可提高穿刺针的可见度。(a)为21G穿刺针(箭头所示)。(b)为18G穿刺针(箭头所示)。即使稍加大穿刺针尺寸也会使可见性更好。猪体模。

腹股沟疼痛的试验中,采用了14号穿刺针和冷凝消融探头并移向生殖股神经,以便提高穿刺针的可见度,但在穿刺针穿入之前也应用了局部麻醉药进行皮肤渗透麻醉[29]。选择合适的穿刺针型号和长度(在本章稍后讨论)应依据UGIP的任务,并且必须注意的是,大号穿刺针不一定会危及患者的安全。例如,在一项超声引导下脾穿刺活检研究中发现,应用21号和18号穿刺针的安全性相同[30]。

选定的皮肤穿刺部位和穿刺针角度

　　为初次穿入皮肤选定的穿刺针角度和位点对穿刺针在超声屏幕上的最佳可视化起着重要的作用。穿刺针进针部位和穿刺针相对于超声探头足迹的角度选择不当,就很难在超声屏幕上看到清晰正确的穿刺针影像。这方面的技能培训是Sites等在UGIP培训者能力中确定的5个影响质量因素之一[3]。如果穿刺针的穿刺角度相对于超声探头太陡或太锐,那么从穿刺针反射到探头的超声波束就会较小或较短,从而导致穿刺针可见度的降低(图4.12)[28]。克服这一障碍的简单方法是,让穿刺角度尽可能垂直于超声探头足迹面/超声波束方向。为了获得穿刺针最佳的超声影像,超声波束应靠近穿刺针,而且要呈90°角反射回到超声探头。当超声探头的波束与穿刺针呈90°角时,换能器接收到的从穿刺针反射回的超声波束将会最大。另一种使穿刺针与超声探头尽可能接近90°角的方法是,用"倾侧"法按压或倾斜超声探头的另一端[31](图4.13)。

　　许多区域麻醉和UGIP使用线性阵列超声探头。然而在使用倾斜或倾侧方式来获得穿刺针相对超声探头最佳走向时,线性阵列探头会给患者带来额外的不适。这种对倾侧操作模式敏感性的增加,特别是对慢性疼痛患者,缓解患者这种不适的可行办法是采用曲线超声探头。曲线探头对几乎所有患者都可以进行相对无痛的倾侧操作,同时能获得穿刺针和超声探头的最佳定位,并可使穿刺针和组织的可视度最大化[32](图4.14)。然而必须牢记,对于表浅组织,曲线式超声探头(更适合于深部组织)与线性超声探头一样并不能提供最佳扫描影像。

　　穿刺针相对于皮肤表面的最佳穿刺角度是在30°~45°之间插入[32]。但在不同临床情况下,不可能都达到这个最佳穿刺角度,所以设计了回声发生穿刺针,以克服这些情况(不能达到较理想穿刺角度)。这种回声发生穿刺针由于其特殊的回声发生性能,在15°~30°这么小的或陡的穿入角度下也能清晰显像[33]。

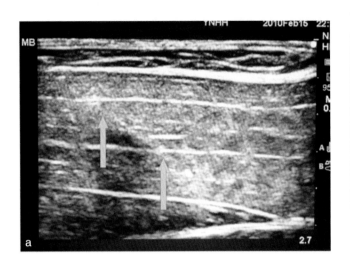
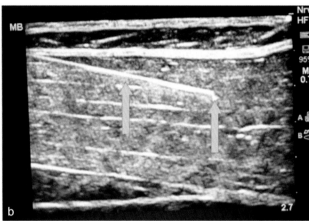

图 4.12　穿刺针进针角度及其可见度(a,b)。(a)穿刺角度越陡(入射角为锐角),反射回到探头的回声波束越少(箭头所示),穿刺针的可见度越差。(b)解决方法是以较大的角度将穿刺针穿入(箭头所示)。

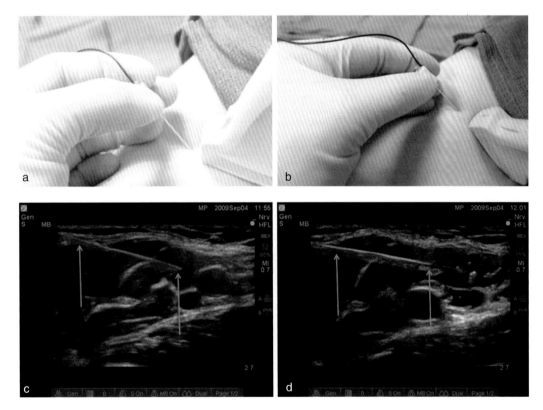

图 4.13　探头倾侧法可改变穿入角度(a,b)。倾侧法加大了从探头至穿刺针的入角增加了穿刺针反射,提高了其可见度。(a)为平面内线性探头法。(b)为平面内倾侧法。(c)为平面内线性探头法的穿刺针像(箭头所示)。(d)图为平面内"倾侧"法的穿刺针像(箭头所示)。

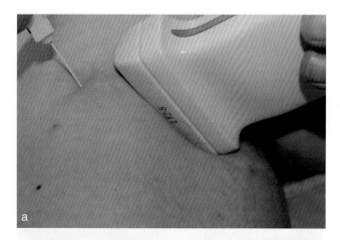

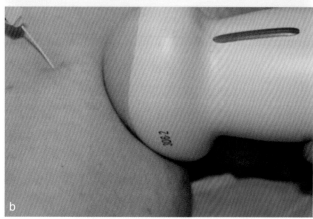

图 4.14　曲线探头对比直线探头 (a,b)。倾侧法的功效是随着曲线超声波探头而提高的并具有减少患者不适的优点。(a) 为使用线性探头的倾侧法。(b) 为使用曲线探头的倾侧法。

回声发生穿刺针

　　正常成像时,超声扫描中几乎所有的穿刺针都能产生超声图像或回波。然而已经设计和研制出几种具有特殊性能的穿刺针,配用超声时将会提高和优化其超声影像的质量,因此将其称为回声发生穿刺针。许多新的技术进步为穿刺针技术提供了一些附加性能,改进了穿刺针的回声发生性。在穿刺针体上做了一些小角度切迹或缺口使穿刺针表面不规则,以增加超声波的散射。理论上讲,穿刺针表面的不规则或切迹表面在穿刺针以不同角度穿入皮肤时将会产生更明亮的信号和更清晰的超声图像 (图 4.15)。穿刺针体上的切迹或缺口越多,越可能改进超声影像屏上穿刺针的可见度[34]。但是,随着切迹数量的增加,穿刺针体的粗糙度亦会增加,这可能增加穿刺针与组织界面的摩擦。这种摩擦会损害神经阻滞过程中所必需的穿刺针顺滑

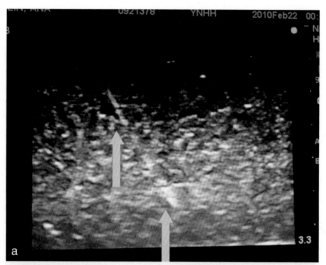

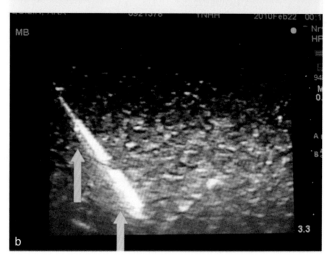

图 4.15　切迹提高了超声波的反射 (a,b)。这种回声发生穿刺针的针体上有切迹,用以提高超声波在更多可变角度上的反射。(a) 为以锐角穿入的普通非回声发生穿刺针 (箭头所示)。(b) 为以锐角穿入的带槽回声发生穿刺针 (箭头所示),提高了可见度 (Pasunk, USA)。蓝色体模。

性,这对治疗是不利的,并会给患者带来不适感[35]。已有聚合材料外膜的穿刺针是提高穿刺针回声发生性能的另一项技术进步[36]。这种特殊的穿刺针外膜,经发泡剂处理后,在穿刺针穿入和通过组织时在穿刺针体表面会产生微泡。因此,在穿刺针进入和穿过组织时,会使组织和穿刺针界面间的声阻抗增大,从而提高了穿刺针的回声发生性,改善了超声图像质量 (图 4.16)。此外,当使用聚合物涂层的穿刺针进行神经刺激和靶神经定位时,穿刺针体上聚合物涂层可作为电刺激的绝缘体,从而最大限度地减少对针体周围组织的刺激。上述穿刺针设计上的技术进步 (切迹和聚合物涂层),为目前市场上可供的现代回声发生穿刺针的产生奠定了

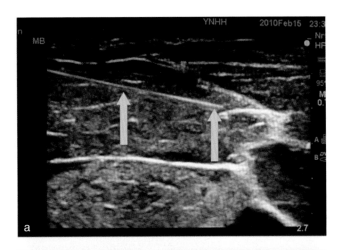

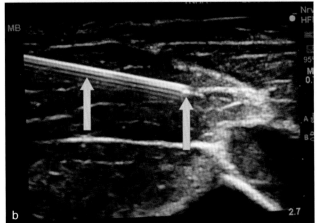

图 4.16 聚合物涂层回声发生针对比非回声发生针 (a,b)。(a) 为 21 号非回声发生针 (箭头所示)。(b) 为 21 号的聚合物涂层回声发生针 (箭头所示)。猪体模。

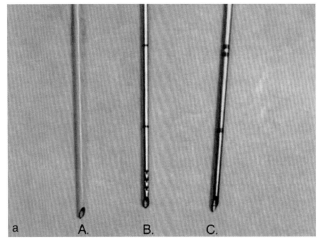

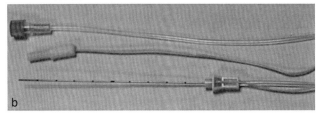

图 4.17 聚合物涂层有切迹的针 (a,b)。这几个样品都是神经刺激探针,带有聚合物涂层而且针体上有切迹,以进一步提高针的回声发生性及可视化。(a)A 是 Braun 针,B 是 Havels 针,C 是 Pajunk 针。(b) 为具有神经刺激特性的回声发生针样品(B Brann)。

基础(图 4.17)。现在正在研发一些改进穿刺针在 UGIP 时可见度的其他措施。其中的一种新方法是,在穿刺针端部安装一个低频发生器,与穿刺针针尖相对[35]。这种发生器沿穿刺针产生大振幅振动,使得穿刺针在超声波图像下可见度更高。这种设计研发和其他一些有前途的穿刺针设计的研发目前正在进行调研。

Phelan 等人对回声发生穿刺针和标准的非回声发生穿刺针的一项对比研究并未发现在短轴干预术中 UGIP 的可测量客观性能有任何改进[23]。明亮的回声发生穿刺针的一个潜在缺陷是,可能会在穿刺针的超声波图像上增加不可预知的阴影以及其他一些伪影[31]。为了减小从穿刺针体产生的伪影并进一步提高 UGIP 中针尖的可见度,新的技术正致力于提高针尖可见度而不是整个针体的可见度的研发。

穿刺针针尖

UGIP 穿刺针针尖的精确可视化,对最大限度减

小甚至避免无意识血管损伤或注射以及其他穿刺针造成的与神经和组织损伤有关的并发症至关重要。Sites 等人最近研究表明,培训者在 UGIP 中最常发生的差错是,在住院医生移动穿刺针时不能在超声波屏幕上持续地看到穿刺针针头。另一个常犯的错误是,肌内注射时穿刺针的可视化不足以及针尖分辨不清,这一点已被定为 UGIP 术中住院医生 5 种影响质量的行为类型之一。

穿刺针针尖的斜面通常会散射超声波,因为与针体相比针尖表面明显不规则,而且与针体近端相比穿刺针针尖的角度也不太陡。这一点源于下述认识:穿刺针针尖斜面的向上位置改进了针尖在超声图像上的可视化,从而开发了针体带槽的回声发生穿刺针(图 4.18)。其他一些技术进步旨在改进穿刺针针尖可见度和超声图像质量。在一项研究中,放置在穿刺针顶端的一个特殊换能接收器显著提高了针尖可视化[37]。放在针尖上的换能器是由压电聚合物制成的,可以检测超声波并将其转换为电信号,传送到超声探头接收器,以提高穿刺针定位的图像质量。令人失望的是,这种换能接收器针尖设计设备在 16 例患者中有 4 例

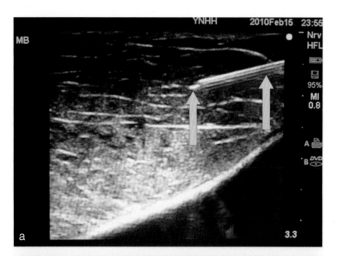

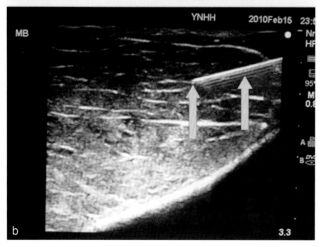

图 4.18 斜面向上对比斜面向下或斜面在侧面（a,b）。斜面向上位改进了针尖的可视化，因为超声波束在这个部位反射最大（箭头所示）。(a)为穿刺针斜面向上位时的明亮针尖（箭头所示）。(b)为完全相同的针旋转至斜面向下方位时变差的针尖可视化（箭头所示）。

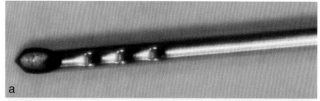

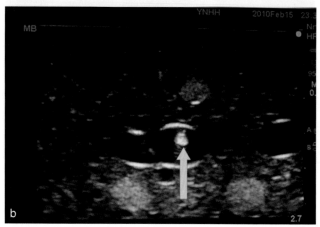

图 4.19 回声发生针尖。这种 Havels 回声发生针尖的穿刺针利用针尖上的凹槽提高了针尖的回声发生性。(a)为针尖远端有凹槽的 Havels 针。(b)为超声体模中高回声发生性针尖（箭头所示）。蓝色体模。

发生故障，因此目前还没有被广泛使用。然而，还有其他一些新型压电穿刺针已在开发中。在最近的一项研究中，在一枚定制的 18 号 Tuohy 绝缘穿刺针上放置一个压电驱动器，产生了更好的远端针尖可视化[38]。

仅在针尖和针体的少许部分做一些凹痕或形成较大的不规则也可显著提高回声发生性能。按照与上述在穿刺针上增加纹理类似的方式，产生了在穿刺针针尖设置这些凹槽的技术方法。这些针尖有缺口的穿刺针旨在增强针尖的回声发生性能而非针体其余部分的回声发生性能，因此针尖在超声波图像中更加可见（图 4.19）。

清晰的针尖图像质量和针体图像可见度是用于神经传导阻滞和 UGIP 技术的理想穿刺针必须考虑的因素。理想 UGIP 穿刺针的另一个最重要的因素是通用性。UGIP 穿刺针应该能适用于所有类型的组织，在任何角度都能看到，穿刺针边缘外形锐利，产生的伪影少，并且图像的质量好，与周围组织和结构易于识别和鉴别[39]。试验发现，许多目前使用的回声发生穿刺针与理想的回声发生设计仍相差甚远。然而，最近的科技进步正迅速弥补目前回声发生针设计和理想回声发生针之间在区域麻醉和 UGIP 术式使用的差距[40]。

超声设备和穿刺针可见度

超声成像伪影和穿刺针可见度

超声成像的穿刺针可见度不仅取决于所用穿刺针的性能，而且取决于超声换能器和超声波机器的技术和功能。在一次超声检查中所产生的超声探头图像分辨率取决于扫描头的压电晶体密度、晶体类型和换能器的接收性能。超声图像分辨率也取决于超声波机器图像处理器的功能[31,41]。超声波换能器和超声图像处理器技术上的进步将继续有助于医生对穿刺针的可视化；然而，当务之急是医生要了解穿刺针成像中可能产生的伪影及其判断。

　　获取和处理超声波机器图像有关的超声描记伪影,可能以不同的方式损害组织结构和穿刺针的可见度。在某些情况下,当返回的超声波衰减时,高回声靶区可能会呈现低回声或无回声,这可能是声束对线失调的结果,称之为各向异性。各向异性可继发于异常反射和(或)折射,它与操作者的声束对线失调无关。来自光滑表面(如穿刺针)的反射,被称为镜面反射。来自不规则表面的反射会导致超声波束的色散,继而使接收到的超声波信号恶化,称之为散射(图 4.20)。散射可导致图像退化和伪影;然而,散射可能成为新开发出来的回声发生穿刺针的优势。当多个表面相互之间以及和超声波换能器之间反射超声波声束时,称之为混响(图 4.21)。如果超声波偏离其入射路径,然后从更深层次的结构反射回来,称之为折射。衰减是超声波声束减弱的另一个因素。衰减是指超声信号穿过某些组织类型时强度或振幅的减小,可由上述多种因素引起,包括反射、折射和散射。衰减、异常反射以及折射的附加或扭曲作用会使所显示的超声图像变形失真,并可能导致无法正确识别穿刺针和周围的解剖结构,以及其靠近的其他组织结构。

各种超声描记模式对穿刺针可见度的影响

按照声波来转向和可变频率进行空间和频率的复合图像重建

　　为解决因穿刺针被反射的超声波信号所造成的

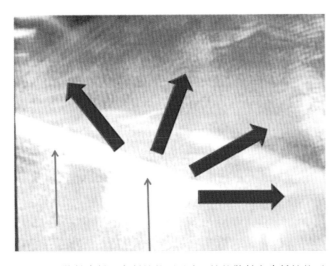

图 4.20　散射降低了穿刺针的可见度。针的散射会降低针的可见性。红色箭头代表超声束散射,它可以引起伪影,使针的可见度降低(蓝色箭头)。图中的针插入在水槽中。

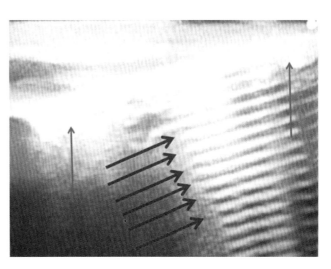

图 4.21　混响会降低针的可见度。混响会引起穿刺针从下面的结构反射声波,并会降低针的可视性。图中的针(蓝色箭头所示)放在手术胶垫体模上,出现了清晰的伪影,称之为回响(红箭头所示)。手术胶垫体模。

偏转问题,一种常用的方法是使用能生成复合空间成像的波束转向超声描记系统。波束轴向超声系统是通过改变内部超声波束入射角度,从根本上改变了穿刺针反射回超声探头的声束方向(图 4.22)。老式超声波探头仅限于机械转向,而新型超声机器装有宽带换能器,具有可以更改传输焦点的特殊功能。宽带换能器能让超声探头在全自动方式下在不同角度产生和接收超声波信号,从而产生一种改进的超声描记图像[42]。

　　空间复合成像是通过计算机程序实现的。这是由机械式波束转向器进行的,然后它将来自不同转向角的 3 帧或更多帧图像组合成单帧图像。空间复合成像能以更高的清晰度和分辨率更好地进行穿刺针的轮廓界定[43]。

　　频率复合超声扫描可以获得来自几个不同频率的扫描,在每一帧图像上产生可变的斑点状伪影。然后对生成的各帧图像进行平均,从而减少了常规超声描记中所看到的斑状和粒状的表现。其结果是改进了组织结构的解剖超声图像,但穿刺针的成像质量没有提高[44]。

超声探头(AKA Depth)声波功率和增益的频率

　　在 UGIP 中最常用的超声探头是 5~10MHz 频率的换能器。众所周知,这个特定的超声波扫描探头频率在 1~5cm 深度下能提供良好的神经及神经丛的空间分辨率[45]。而较低频率(2~5MHz)的超声波探头通常用于显示较深的神经和神经丛结构。然而,在增加深

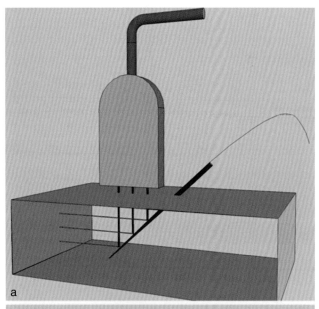

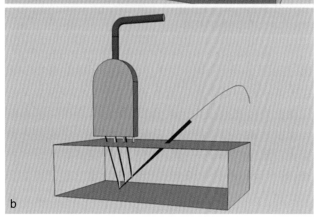

图 4.22 波束转向可以提高穿刺针可见度。波束转向是通过加大探头和穿刺针之间的入射角，从而提高穿刺针可见度的。(a) 波束没有转向穿刺针，反射的超声波束(蓝色)和返回到换能器的超声波束(红色)很少。(b) 超声波束(蓝色)转向穿刺针并反射回来(黄色)。

度和使用较低频率超声换能器时，解剖结构和穿刺针的分辨率就不太确定了。较高频率的超声探头，换能器频率高达 18 MHz，常用于干预最表浅的结构，比如手和前臂的神经[46]。超声设备的控制件可以调节深度、声功率和增益到最佳值，使超声波束聚焦到最理想的层面，并提供更好的超声图像。然而，超声机这种调整功能除了常规最优化超声扫描图像以外，对穿刺针可见度只有有限的影响。

时间增益补偿和谐波成像

超声波机器上的时间增益补偿控制选项可依据不同的深度调整图像的亮度。此外，增益补偿的改变和调整也可以使超声波束穿过皮肤和其他浅表组织时产生的超声描记伪影最小化。时间增益补偿控制选项不仅可以减小组织伪影产生的噪声，而且可以减少源自穿刺针主信号的伪影。

现代超声波设备的另一项功能是谐波成像。这项功能能抑制皮肤和体壁结构产生的混响，以及其他几种噪声伪影。谐波成像技术依据的是对以下现象的了解：身体组织产生一种微弱但可用的谐波信号，可以用超声描记器检测到并放大。这样，谐波成像功能就利用这些被检测到的谐波信号，施以低频高振幅噪声用以改善超声波图像[47]。穿刺针可视化谐波成像所得出的应用报道结果好坏不一，与不带谐波成像功能的传统的超声波设备相比，有的是优质超声波成像，有的是劣质穿刺针图像[44,48]。新型谐波成像和宽带技术的效果需进一步探索。

亮度、运动和多普勒模式

传统的亮度模式(B 模式)用作目前使用的灰标超声描记设备模式，通常用于进行 UGIP。运动模式(M 模式)超声波机器是用来评估体内结构的运动。通常，现代超声波机器显示的运动模式图像在显示屏上接近于原始亮度模式图像，略有改变。当使用 2D 超声设备时，运动模式聚焦于目标结构，并以一种按照移动组织结构而改变的波浪线形式显示其随时间的运动。在进行 UGIP 时限制使用运动模式，但它并不影响或改进穿刺针的可见度。

现代超声波机器上设置的第三个成像模式是多普勒模式，包括多普勒敏感性和功率多普勒。多普勒模式的功能可以将血管里的血流与其他看起来相似的组织结构区分出，并且由于血管可以识别清楚，在理论上可以用来防止血管被穿刺针无意间穿透或损伤(图 4.23)。多普勒功能也可以结合"增强"一节所描述的其他方法和工具，用来提高穿刺针的成像质量和清晰度。

3D 和 4D 超声波成像

典型的 2D 超声波成像捕捉并显示两个平面的平面超声图像，类似于现在的 X 线透视检查。3D 超声波技术捕捉多个平面和不同角度的图像。生成的 3D 超声图像以被扫描结构的 3D 模式显示出来。Clendenen 等在比较平面放射成像(类似于 2D 超声描记)和传统的计算机断层摄影(类似于静态 3D 超声成像)的差异时描述了静态 3D 成像的优点[49]。实时 3D 超声成像

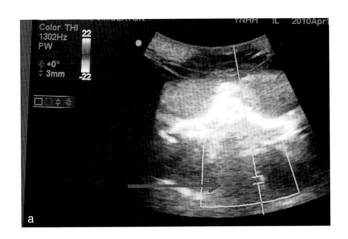

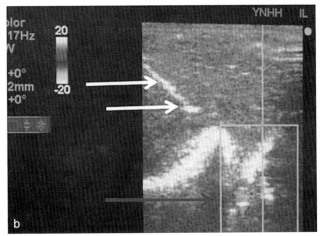

图 4.23　多普勒可能有助于防止意外的血管穿透或血管内注射(a,b)。应用多普勒有助于血管的可视化，在使用超声引导操作时可避免意外。(a)在颈 7 水平利用多普勒检测俯卧位椎动脉的血流 (红色箭头所示)。(b)侧卧位多普勒超声检查时穿刺针(白色箭头所示)，避开了此前分辨出来的血管(红色箭头所示)。用于颈椎椎孔注射的超声和透视组合体模。

(4D)(动态 3D 成像,有时称为 4D 成像)在传统的 X、Y 和 Z 三个维度又添加了时间作为第四维。动态 3D 成像可以实时跟踪干预进展，这一点可与实时 CT 或 MRI 技术相比，但简洁性、安全性和成本却很难与其相比。目前的 4D 超声波技术有一些与浅表干预的扫描和可见度有关的限制，其依据与目前对 3D 超声探头频率相关的限制相同[49]。然而，我们最近已见证超声波技术的重大改进，因此可以预见这种技术将会继续迅速提高。

最初，三维超声成像是通过常规 2D 超声探头在皮肤上的徒手移动产生的。在这项操作之后是类似于计算机断层扫描所用的重建程序，但很麻烦且耗时[50]。虽然引入了在超声探头里装有旋转接收器的专用 2D 换能器，能提供优质的双平面和多平面 3D 图像，但图像复制品是静态的，而不是实时成像。采用 4D 超声波成像技术，在穿刺针的实时 3D 图像中有一个小但显而易见的延迟。此外据报道，采用专用 2D 超声波换能器时在提高穿刺针可视化方面并没有明显的优势[31]，并且用这些换能器进行 UGIP 很繁琐。

3D 超声波换能器目前的技术限制源于难以制造出小型可操作超声波探头以能容纳必需且先进的扫描器械(图 4.24)。然而，用这些类型的超声波换能器实时跟踪穿刺针可能优于目前超声描记术所产生的图像，尤其是有经验的操作者(图 4.25)。

3D 超声波技术最近的另一项进步是矩阵阵列换能器。3D 和 4D 超声波图像的生成，通过使用矩阵阵列换能器，现已发现与机械转向阵列超声波探头无关。这些探头小且轻便，并有更好的人体功效性。矩阵阵列换能器的开发已使换能器体积更小，同时也使数据采集和处理的速度较常规机械转向阵列超声波换能器大约快了近 3 倍。这样就成了真正的 4D 成像，并可以改进换能器的可操作性和穿刺针的可视化[49,51]。

超声成像和穿刺针可见度的最新进展

复合信号处理、宽频换能器、增大的扫描器带宽、可升级的软件以及其他一些技术进步使超声图像质量得到了科研性改善[52-54]。超声描记系统的超声波束频率增加至 50MHz 可以改善图像质量，尤其是当 UGIP 的目标是人体结构表浅或者对儿科患者进行 UGIP 时[55]。在进行 UGIP 介入治疗时，与其他成像技术(包括 X 线透视、CT 和 MRI)联合进行超声[56,57]，是更好定位穿刺针的高效方法。光声和超声成像组合是

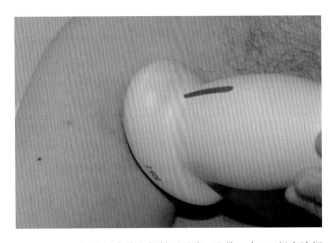

图 4.24　3D 探针超声波和探针可见度。这是一个 3D 超声波探头。目前的 3D 超声波探头比 2D 超声波探头大，但新型更小的 3D 超声探头正在研发中。

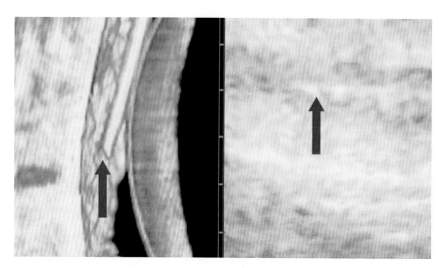

图 4.25　体模中穿刺针的 3D 图像。在实时 3D 超声也被称为 4D 超声中可见体模内的穿刺针。左侧 3D 图像中清晰可见穿刺针(左边红色箭头所示),而在右边的常规超声波图像中却看不清(右边红色箭头所示)。

目前正在研发的最新双重成像系统之一[58]。这些进展以及其他一些超声成像技术正从科研过渡到临床实践,而这些技术对穿刺针可见度的影响尚需进一步确定。

为了获得最佳的穿刺针超声图像可见度,最重要的是提高主动操作的熟练性、应用先进的超声技术以及保持熟练的穿刺针/超声探头操作方法。有助于提高穿刺针可视化的其他措施是已开发为用于现代超声设备的一些超声图像自动优化技术。这些自动优化技术使操作者可以选择使血管、肌肉、乳腺等某些组织结构可视度优化的预设模式[59]。超声描记边缘监测技术的一些最新进展产生一种新技术,可以鉴别并自动用颜色标记神经(黄色)、肌肉(棕色)、动脉(红色)和静脉(蓝色),这项技术很快就能投入应用[60,61]。

UGIP 系统并入 Internet 网络可以与疼痛治疗专业医生进行实时在线咨询,获取有经验的超声操作者提供的增强目标结构成像建议、穿刺针可视化振动和确认,对临床工作特别有益[62]。但是靶结构超声描记图像的最优化并不一定能提供足够好的穿刺针可见度。尽管许多新进展改进了超声成像技术,但并不一定都能转化成穿刺针可视化的改善[31]。对靶结构超声成像可视化和穿刺针可视化改进之间的不相关的一种可能的解释是,在医疗中传统超声应用通常关注的是成像和诊断。尽管目前仍在努力改进超声描记系统,以便使介入器械和穿刺针在超声成像时产生最佳的可见度,但不幸的是,这样的系统通常仅限于改善手术器械或电脑辅助成像装置的超声描记可视化,以及研发 UGIP 自动系统[63-66]。超声技术的进步与研发 UGIP

穿刺针的进展在某种程度上似乎是分开的,这可能是由于穿刺针和超声波机器制造的专业性太强。但是,两者之间的分离间隙正在减小,因为经改进的穿刺针不断增多,以及几个不同医学领域的 UGIP 的不断发展。现在,减小射频消融气体所产生的超声描记伪影以及疼痛介入常用的冷冻治疗技术也在研究中[29,67]。

可以相信,现在正在努力让穿刺针和超声设备生产厂商协调合作来改善在 UGIP 干预中穿刺针的可见度。研发工作所做的这些努力将会转化为专门用于正在发展的疼痛干预医学领域的超声描记新技术,并成为该专业颇有希望、实用且科学的商机。目前保证可变性的重要问题是,需要开发更好的技术来改进穿刺针和超声换能器的恒定对线。这依然是 UGIP 和疼痛介入治疗的重要问题,如果熟练后最终将会为患者提供成功的疼痛介入治疗[31]。

穿刺针探头的对位

穿刺针与超声探头对位的必要性

超声探头发出的超声波束宽度通常只有 1mm 左右(图 4.26)。因此,在用平面内技术进行局麻和 UGIP 时,超声波束与穿刺针对位不好就难以使穿刺针成像。在如此窄的超声波束下穿刺针很容易偏离,所以要注意即使穿刺针或探头稍有移动也会导致穿刺针在超声屏幕上的图像丢失。由于不能保持穿刺针的超声图像,局麻和 UGIP 就可能延长操作时间,或者因组

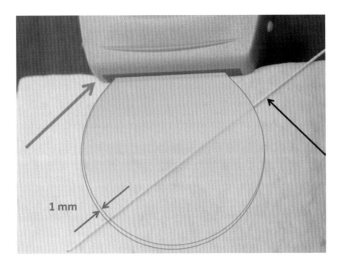

图 4.26 对位的必要性。超声探头(蓝色箭头所示)发出一束非常窄的波束(圆圈所示),约 1mm 宽(红色箭头所示),它随着远离探头而增宽。如果针和探头对位不好,在这很小的区域内,很难看见穿刺针(黑色箭头)。豆腐体模。

织结构的意外损伤而导致并发症发生率增加。因此,成功的超声穿刺针可视化十分重要,小心地进行穿刺针定位和推进并比照超声探头操作是至关重要的[4,31]。

"平面内"与"平面外"针入路:传统的探头穿刺针介入

曾为穿刺针超声可视化和成像建议了几种方法,但一直受推重的传统方法有两种,即"平面内"(IP)入路和"平面外"(OOP)入路。对于 IP 入路,穿刺针沿中线平行插入,位于超声探头足迹长轴下方,穿刺针显示为一条高回声亮线。用 OOP 入路时,穿刺针垂直于超声探头足迹沿中线插入,短轴垂直于超声波束,针尖/针体显示为高回声亮点(图 4.27)。

IP 入路的一个公认缺点是,穿刺针很容易偏离较窄的超声波束,如果针不能在整个疼痛介入治疗期间成像,可能会导致或引起潜在并发症并延长阻滞操作时间。IP 入路的另一个缺点是,由针体长轴产生混响,可能影响成像的穿刺针体下方组织结构的检测像。OOP 入路的缺点是,不能或很难准确地追踪穿刺针到达靶点的全过程。另一个缺点是不能或很难确定超声图像上的高回声亮点是针尖还是针体近端。在比较或选择这两种技术(IP 或 OOP)时,需要着重考虑的是,IP 穿刺至靶点的针体长度是 OOP 的 2~3 倍,可能会增加患者的不适。要知道,在进行局麻和 UGIP 时,IP

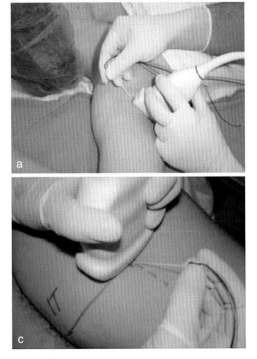

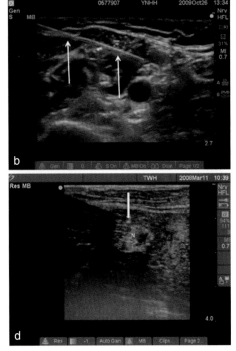

图 4.27 平面内(IP)和平面外(OOP)技术。(a)为平面内技术,穿刺针平行于探头刺入,显示在超声图像(b)的长轴上(白色箭头所示)。(c)为平面外技术,穿刺针沿波束短轴刺入,因此在超声图像(d)上针尖(白色箭头所示)显示为高回声亮点。N 为腘窝上方的坐骨神经。

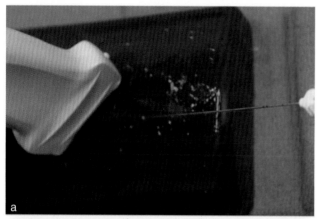

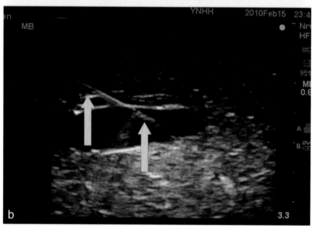

图 4.28　斜面技术 (a,b)。斜面入路要沿短轴观察目标解剖结构(包括神经和血管),而穿刺针位于探头的长轴。(a)斜位观时针和探头的位置。(b)斜位观时穿刺针(箭头所示)的超声图像。蓝色体模。

和 OOP 穿刺针入路都各有缺点,因此必须积累这两种入路的操作经验,以便为每一次具体操作选择最合适的操作方式。如果想要在超声引导下疼痛治疗中避免或减少 IP 或 OOP 入路的缺点,达到穿刺针的可视化,斜面入路也是一个可供选择的技术[68]。

超声引导疼痛治疗的斜面针入路

采用斜面入路时要沿短轴观察目标解剖结构(包括神经和血管),穿刺针沿超声探头长轴刺入。这个入路可使操作者获得最佳显示靶点和周围结构,同时又能在活动和操作期间持续看到穿刺针及其针体[68,69](图 4.28)。现已发现,斜面入路适用于靶神经通常难以看到的某些操作。例如,股神经(股动脉的外下侧)通常在髂肌和高回声筋膜之间呈扁平状,某种程度上妨碍超声显像。斜面入路既保留了 OOP 的优点,又能在进针时清楚地显示针体和针尖[68]。

超声引导疼痛治疗的双平面针成像方法

一些有 3D 功能的 2D 超声仪器可以实时地将不同平面的图像组合起来显示在超声屏幕上。操作者可以同时在两个或多个平面上观察解剖结构和穿刺针。例如,我们可以在超声屏幕上同时显示一根血管的长轴或横轴图像。双平面换能器用于 2D 和 3D 超声探头可产生多平面图像。双平面和多平面成像技术对于改进穿刺针可视化和 UGIP 有很大的潜力,但这项技术相对较新,它的作用尚有待确定。然而双平面成像功能不可能取代基本穿刺针与换能器对位技术(它极大地改进了针尖和针体的可见度)[26]。

机械和光学导针装置

由于穿刺针与超声探头波束对位十分重要,因此人们考虑并开发了多种用于稳定穿刺针和引导针路的装置。这些穿刺针引导装置旨在使穿刺针和超声换能器探头位置对准并同步,使穿刺路径保持在超声波束内。现在已介绍了几种导针装置,例如机械导针装置,这种装置直接设置在超声探头上用以对准穿刺针,使其路径不偏离超声波束。这种导针装置是为特定超声探头设计的,目的是在进针时让穿刺针位于超声波束内 (图 4.29)。最初把这几种导针装置引入临床是为了进行活检,而不是为了有助于操作经验不足者完成手术[70]。有文献对这种导针装置做了常规论述,因为它描述的主要是局麻时在超声引导下优化穿刺针可视化技术[26]。

现已证实,机械式导针装置能明显(2 倍)减少安全进行 UGIP 操作的时间。在由经验不足的住院医生在猪体模上进行模拟 UGIP 试验时,也被证实这类装置可提高穿刺针的可视化。据报道,使用机械导针装置可使穿刺针的可见度提高近 30%,而且培训生对导针装置的满意度也比对徒手操作高[13,71]。但是,常规进行 UGIP 操作需要多次调整针路方向,这可能是刚性机械导针装置的一个缺陷。由于在 UGIP 操作时通常需要对穿刺针进行动态调整,所以用刚性机械导针装置不可能使周围组织、靶神经结构和穿刺针方向的可视化达到最佳[31]。因此,刚性机械导针装置在疼痛介入治疗中提高穿刺针可视化的作用仍不确定[31]。

为了克服刚性机械导针装置的不足,已研发并试用了几种可调式机械导针装置[72]。在几种机械导针装置的基础上出现了自动引导 UGIP 系统。然而 UGIP 的自动引导技术的临床应用仍有局限性。Tsui 提出并

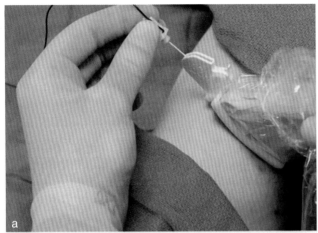

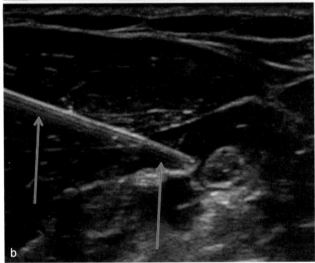

图 4.29　机械导针装置(a,b)。机械导针装置通过稳定换能器和穿刺针可以明显改善穿刺针的可见度。(a)为 CIVCO 机械导针装置。(b)显示机械引导下的穿刺针(箭头所示)。

研发了一种基于激光系统的装置,有可能克服各种导针装置的不足。激光引导装置旨在改善 UGIP 穿刺针和超声探头的对位[73]。这种光学导针装置装有激光射束便于在需要时调整穿刺针位置 (图 4.30)。现已明确,这种光学导针装置可以清楚地显示穿刺针与波束的准确对位,因此对初学者的教学和双手协调配合训练很有帮助。使用激光导针装置时,需要用更长的穿刺针,因为在 UGIP 时穿刺针的大部分要突出在皮肤外以便于针与激光束的对位[31]。

高级穿刺针定位系统

　　大多数有经验的操作者在使用超声进行 UGIP 时都进行"徒手操作",即一只手操作超声波换能器,一只手模拟穿刺针。徒手操作要求在穿刺针定位和向靶结构进针时能灵活地调控穿刺针的位置[31]。即使是有经验

的操作者,有时也很难保证穿刺针和靶点一直在视野内,同时又避开各种组织、血管和其他神经结构[2-4,74]。

　　采用光学或电磁追踪系统的高级定位系统可能改善操作者对穿刺针轨迹的预判[75-78]。这种追踪系统的一个感应器连接在探头上,另一个感应器连接在穿刺针上。这种装置采用电磁追踪系统并进行计算,从而可预测穿刺针轨迹,并显示在屏幕上以预测穿刺针的预期路径。

　　电磁追踪系统最初是为有输出口的传统超声仪器获取超声图像而设计的配件[79]。这种定位系统可以重现超声机获取的超声图像,并在另一个屏幕上将这个真实图像与穿刺针预期路径组合在一起。最新的技术可以将这种高级定位系统并入到现在的超声仪器中(图 4.31)。大部分超声仪器制造商都在积极地开发这种高级定位技术,将它用于 2D、3D 及 4D 系统的

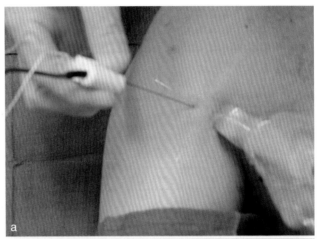

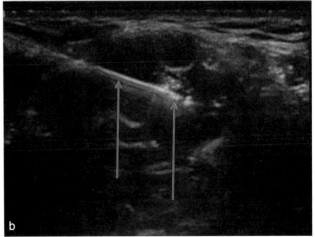

图 4.30　光学导针装置(a,b)。Tsui 装置通过改善对位增加了穿刺针的可视化。(a)Tsui 装置可清晰地分辨进针角度以及光源下针与探头(红线)的关系。(b)在光学引导下刺入穿刺针(箭头所示)。

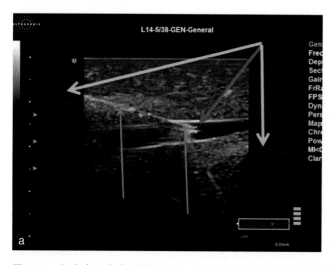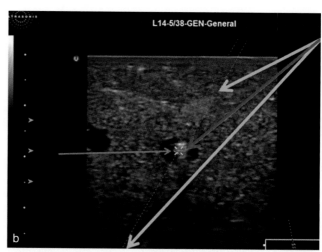

图4.31 超声高级定位系统(a,b)。超声高级定位系统应用光学或电磁追踪技术,计算穿刺针的投影,从而预测穿刺针的穿刺路径并显示在屏幕上。(a)斜面入路时的穿刺针(蓝色箭头和绿色箭头所示),穿刺针预测路径显示为绿色点划线。针尖标记为红色箭头。(b)平面外入路的穿刺针(蓝色箭头),并预期了针的方向(绿色箭头),用绿色点划线标出。针尖标记为红色箭头。超声GPS经加拿大优胜公司允许使用。蓝色体模。

UGIP。未来,超声和CT组合或者超声和MRI射频消融以及其他疼痛介入治疗的组合可能会采用高级干预定位系统[66,77]。

获得更好的穿刺针可视化的"ART"扫描

穿刺针定位系统可以让UGIP更有效、互动、安全,且有可能克服目前UGIP教学的不足和缺点,因此它未来一定会继续发展。但是,定位系统不会取代目前实行的穿刺针–探头对位技术,因为后者永远是UGIP操作必不可少的一部分。Marhofer和Chan提出了很多可以改善穿刺针尖可视性的移动探头方法,而且他们强调探头和穿刺针的移动要审慎且缓慢。他们还强调,操作者同一时间只移动或操作系统的一个部分(即只移动超声探头或穿刺针来优化针尖显像)。要缓慢且审慎地移动操作系统的一个部分(探头或穿刺针),以减少重新定位(探头滑动、倾斜、扭转),避免延长UGIP操作时间。下面讲一下"ART"超声扫描技术,它是更有效移动超声探头的得力工具:①滑动是指对位(A),无论平面内或平面外操作超声探头在皮肤表面上的滑动;②转动(R)是指顺时针和逆时针移动探头;③倾斜(T)是指调整探头角度,使角度尽可能接近90°以使超声波束信号最大化(图4.32)。

提高穿刺针可见度的人体工程学

有意或无意的探头移动是培训者在进行局麻和UGIP操作时常犯的第二个错误[3]。对于已经为局麻和UGIP准备好的探头(涂好耦合剂),即使是对探头很微小的操作(滑动)也会很轻易地使靶组织(例如神经)和穿刺针的图像丢失。这些看似很微小的超声探头移动通常由过分追求数量或人体工程学不佳引起,会延长UGIP操作时间。Sites等人证实,初学者易出现的错误(近10%)包括人体工程学不佳和操作者疲劳[3]。操作者在UGIP中疲劳表现为操作过程中需要换手来操作探头,要用双手操作探头或手抖。这些疲劳事件和微小的超声探头移动可能影响穿刺针显像以及UGIP的有效和成功。

为了克服影响UGIP成功的某些因素,应熟练操纵超声探头,而且需要采取措施来稳定超声探头的位置,同时使操作者疲劳最小化。为了提高超声探头稳定技术,操作者应在UGIP中使用徒手技术。徒手技术为操作者超声探头的手既要稳定探头,又要定位靶组织并保持它们的超声显像。操作者也可以考虑使用操作手的其他手指对探头向下施压,这样可以减少探头移动,也不容易疲劳(图4.33)。徒手技术也可以减少探头在涂有耦合剂的皮肤上打滑。

当进行UGIP操作时,操作前要对靶组织和周围组织进行超声扫描检查,然后在皮肤上做标记,画出探头能最好显示靶组织的位置,这样做很有帮助。这一快速、简单、有效的措施可以减少或避免在UGIP操作中探头和穿刺针的过多移动,从而减少或避免引起UGIP操作无效、延长和组织损伤(图4.34)。为了进一步优化穿刺针显像并减少操作者疲劳,应采取简单的措施改善操作

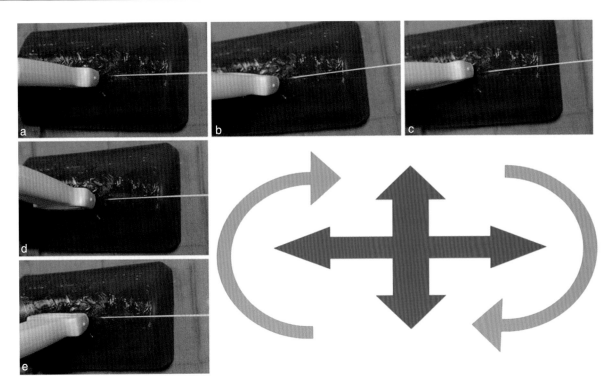

图 4.32 通过滑动、转动、倾斜使探头和穿刺针对位。通过滑动、转动、倾斜使探头和穿刺针对位是成功显示穿刺针的重要因素。(a)为平面内技术的探头和穿刺针对位。(b)和(c)为顺时针和逆时针转动探头。(d)和(e)为向前和向后倾斜探头。蓝色体模。

者的人体工程学。可以在准备探头和消毒皮肤前准备好所有需要的物品，也可以升高操作床来适应操作者的最佳操作位置。为进一步改善穿刺针和探头的对位，并减少操作者的疲劳，有专门为 UGIP 准备的操作车、超声耦合剂和手臂稳定器来减少探头移动[60,81-83]。

强化和改进穿刺针定位的技巧

强化的基本超声效应

强化描述的是在组织声阻抗低时发生的现象以

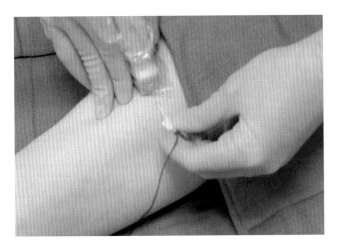

图 4.33 徒手技术。徒手技术为操作超声探头的手既要稳定探头，又要定位靶组织并保持它们的超声显像。操作者也可以考虑使用操作手的其他手指对探头向下施压，这样可以减少探头移动，也不容易疲劳。徒手技术也可以减少探头在涂有耦合剂的皮肤上打滑。

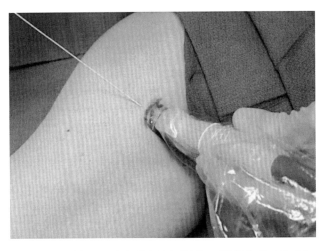

图 4.34 皮肤标记。在患者皮肤上做标记可使操作者正确对位。该方法在患者活动或此前探头穿刺针对位不准的情况尤其有用。

及在超声图像上看到的现象，例如血管内的血液，通过使血管壁显示为高回声超声信号来强化血管壁。相似的是，强化的概念也可以改善穿刺针在声阻抗相对低的血管或特定组织(例如脂肪)中的可视性(图4.35)。

对于UGIP操作中定位和追踪穿刺针困难的情况，了解和使用强化概念是很有帮助的。尽管使用了回声描记穿刺针和高级超声技术，同时具有丰富的操作穿刺针和探头的经验，在各种情况下进行UGIP也不可能在介入操作中都获得成功[4,26,31,84]。合理应用强化和其他下述技术可以改善超声下穿刺针的定位。

通过填充、插入探针或导丝以及振动强化

在某些情况下，即使穿刺针和探头对位很好且定位正确，穿刺针也很难看清楚。在这些难以保持穿刺针可视性的情况下，只要移动一下整个穿刺针(或插入针中的探针/导丝)就可以定位穿刺针。据Chapman等人报道，将插入的穿刺针做短距离"侧向"和"进出向活动"使相邻组织偏移，可以改善穿刺针路径和轨迹的可视性[26]。但是移动整个穿刺针可能导致患者不适，而且在看不见针尖的情况下可能导致无意的组织损伤[31]。

当不能成功地连续超声扫描穿刺针刺入至靶点的路径时，可以通过插入探针或导丝来定位穿刺针尖。

据Chapman等人报道通过将穿刺针浸入无菌水填充可以强化穿刺针超声显像[26]。另一个可用的技术是应用超声仪的多普勒功能来检测穿刺针的振动[85]。在激活超声仪的彩色多普勒功能后，插入一个稍有弯曲的探针，转动探针引起穿刺针振动。针的振动可被彩色多普勒检测到并显示出来，因此有助于改善穿刺针在实时超声屏幕上的可见度(图4.36)。利用使穿刺针振动能改善其可见度这一原理的设备现在已投放市场。采用这项技术时需在穿刺针针体上连接一个小的设备，当启动设备时可以使针尖产生小幅振动（最大振幅为$15\mu m$，是触摸不到的)，便可产生彩色多普勒信号[31]。

另一个应用多普勒改善穿刺针可视性的方法是，使靶组织周围的组织振动而不是振动穿刺针。激活超声多普勒后，启动探头使其以不同频率振动，然后利用扫描仪内设的量化功率多普勒程序，测量在不同频率下探头引起的组织振动幅度[86]。这种高级超声成像技术有助于改善穿刺针的定位，因此可用于多种疼痛治疗和介入治疗中。

穿刺针的水声定位

有几项研究描述了通过穿刺针注入少量液体(0.5~1mL)来协助确认针尖的位置或方向。进行这项操作

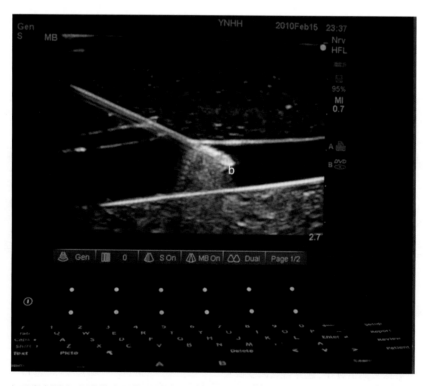

图4.35　穿刺针强化。由于穿刺针与血液的声阻抗差异大，血管壁内的穿刺针会发生强化。针体在血管壁穿入点不会被强化，没有在血管壁内的针尖亮。

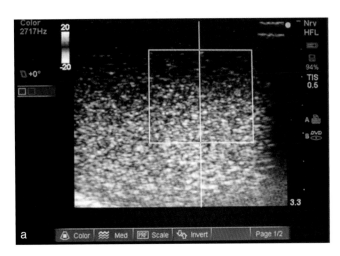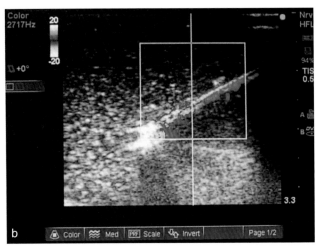

图 4.36　在多普勒超声下改善的穿刺针可视化(a,b)。通过插入并移动探针能使穿刺针振动,可改善多普勒超声下的可视性。(a)为无振动时的穿刺针。(b)为移动探针时的穿刺针彩色多普勒信号。

时通常首先移动刺入的穿刺针, 并观察周围组织的运动,然后注入液体,同时观察由于针尖注入液体出现的小低回声或无回声区域[5,6,87,88]。水声定位由 Bloc 等人提出并命名[88],可以用灭菌水、生理盐水、注射局麻药或 5%葡萄糖(图 4.37)。应用 5%葡萄糖溶液可以保护运动功能和反应, 因此在联合应用超声引导和神经刺激进行外周神经阻滞时,5%葡萄糖是最佳的溶液[83,89,90]。

使用混合溶液或超声造影剂的穿刺针可见度

与上述水声定位相似, 微泡注射是通过穿刺针滴注混合盐水。这项技术有助于提高超声引导下针尖的可见度, 并进一步改善穿刺针或螺纹导管的可视化和定位[91,92](图 4.38)。微泡可以利用在注入的微泡和周围组织之间的声阻抗错配, 产生针尖强化效果[93]。但是,微泡注入技术在进行 UGIP 操作时受到了批判,因为它有可能产生声影,从而影响靶组织显像[31]。

微泡是超声造影剂的一种。市场上有预先做好的超声造影剂,这种造影剂通常用的是胶囊封装的脂溶性纳米粒子或聚合物纳米粒子[93]。这些可注射造影剂可以明显增加超声反向散射成像,因此可以改善穿刺针在传统超声或彩色多普勒下的可见度。注射造影剂的缺点是花费高,并且需要做额外的静脉注射。目前还没有研究证实在局麻或疼痛治疗中应用这种造影剂能改善穿刺的可视化,但是它可能被用于 UGIP 操作。要知道,如果超声造影剂技术继续发展,这项技术

可以作为改善针尖可视化的辅助工具。

用神经刺激辅助定位针尖位置

众所周知在超声屏幕上确定穿刺针针尖与靶神经组织的接近程度有时很困难。据 Tsui 等人报道,神经刺激可以用来协助 UGIP 训练,而且有助于判断针尖与靶神经结构的位置关系[89,90]。Chantzi 等人认为,联合应用超声与经皮神经刺激可作为确定穿刺针针尖位置的可靠方法[94]。超声引导操作技能不熟练的或超声经验不足的麻醉科住院医生和操作者,联合应用超声与神经刺激技术,在难以确定针尖定位的情况下可以改善他们的技能。研究表明,UGIP 结合神经刺激可以提高疼痛介入治疗的成功率[95,96]。

另外,由于神经刺激用的穿刺针涂有聚合物,有明确的回声发生性能,一直被用于 UGIP 操作(见图 4.17)。这项技术的缺点是,联合应用 UGIP 和神经刺激时需要用到超声仪器和神经刺激的所需器械,二者都要提供无菌手术野。另一个可能的缺点是,神经刺激器控制面板和超声屏幕位于两个单独的显示面板上,可能难以在两个仪器上同时进行观察和校准。这项操作需要设定和改变仪器的各控制器,可能会无意间导致穿刺针或探头移位。这一问题的可能解决方法是使用一台能装有神经刺激器的超声仪[97]。因此, 同时操作超声和神经刺激的另一些优点是在进行神经阻滞时, 可应用刺激穿刺针和神经周围导管来确定解剖位置和距靶点位置[98]。另外,当穿刺针和靶点都准确成像时, 神经刺激作为超声引导的辅助手段效果有限, 因为对神经刺激的正向运动反应

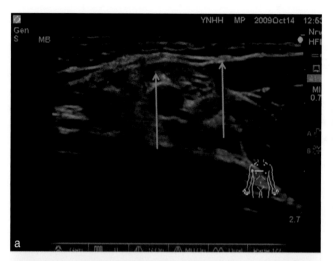

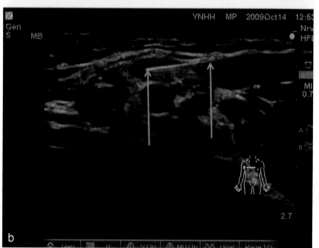

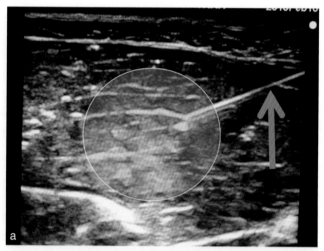

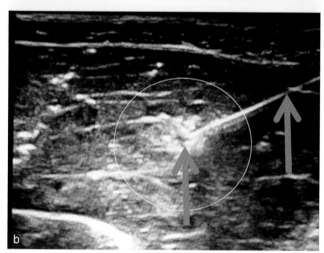

图 4.37　水声定位技术(a,b)。水声定位是通过注入液体产生无回声区,强化针尖,从而改善针尖的可视性。(a)难以看见穿刺针(右箭头所示)针尖(左箭头所示)。(b)注入液体后,使穿刺针(右箭头所示)针尖(左箭头所示)很容易定位。

图 4.38　微泡注入技术(a,b)。微泡注入技术经穿刺针针头注入小量混合盐水,可以改善穿刺针的显像和定位。(a)注射前的穿刺针。(b)注入微泡后的针尖及周围组织同,看到的微泡可以破坏深达组织的可视性。猪体模。

阳性并不能提高阻滞的成功率。当神经刺激与 UG 结合使用时,会产生很高的假阴性率,即使没有运动反应,阻滞通常也很有效[99,100]。当与 UGIP 联合使用时, 充分神经刺激的潜在问题可能与耦合剂有关。5%葡萄糖是不导电的,使用时它不会影响电刺激的传导性。因此,应避免使用盐水、耦合剂作为传导介质,因为它们可能妨碍对神经的电刺激[90]。

小　结

为了在超声下准确显示穿刺针,并有效操作穿刺针,需要掌握一套新技能。这些技能是必需的,而且永远不会被先进的超声技术和改良的穿刺针所取代。本章描述的技能旨在改进 UGIP 中穿刺针的可视性。操作者应该根据操作的性质和部位联合使用这些技能。

参考文献

1. Peng PW, Narouze S. Ultrasound-guided interventional procedures in pain medicine: a review of anatomy, sonoanatomy, and procedures: part I: nonaxial structures. *Reg Anesth Pain Med.* 2009;34(5):458–474.

2. Sites BD, Gallagher JD, Cravero J, Lundberg J, Blike G. The learning curve associated with a simulated ultrasound-guided interventional task by inexperienced anesthesia residents. *Reg Anesth Pain Med.* 2004;29(6):544–548.

3. Sites BD, Spence BC, Gallagher JD, Wiley CW, Bertrand ML, Blike GT. Characterizing novice behavior associated with learning ultrasound-guided peripheral regional anesthesia. *Reg Anesth Pain Med.* 2007;32(2):107–115.

4. Sites BD, Brull R, Chan VW, et al. Artifacts and pitfall errors associated with ultrasound-guided regional anesthesia. Part II: a pictorial approach to understanding and avoidance. *Reg Anesth Pain Med.* 2007;32(5):419–433.

5. Dessieux T, Estebe JP, Bloc S, Mercadal L, Ecoffey C. Evaluation of the learning curve of residents in localizing a phantom target with ultrasonography. *Ann Fr Anesth Reanim.* 2008;27(10): 797–801.

6. Bloc S, Mercadal L, Dessieux T, et al. The learning process of the hydrolocalization technique performed during ultrasound-guided regional anesthesia. *Acta Anaesthesiol Scand.* 2010;54(4):421–425.

7. Ivani G, Ferrante FM. The American Society of Regional Anesthesia and Pain Medicine and the European Society of Regional Anaesthesia and Pain Therapy Joint Committee recommendations for education and training in ultrasound guided regional anesthesia: why do we need these guidelines? *Reg Anesth Pain Med.* 2009;34(1):8–9.

8. Bennett S. Training guidelines for ultrasound: worldwide trends. *Best Pract Res Clin Anaesthesiol.* 2009;23(3):363–373.

9. Sites BD, Chan VW, Neal JM, et al. The American Society of Regional Anesthesia and Pain Medicine and the European Society of Regional Anaesthesia and Pain Therapy Joint Committee recommendations for education and training in ultrasound-guided regional anesthesia. *Reg Anesth Pain Med.* 2009;34(1):40–46.

10. Pollard BA. New model for learning ultrasound-guided needle to target localization. *Reg Anesth Pain Med.* 2008;33(4):360–362.

11. Tsui B, Dillane D, Pillay J, Walji A. Ultrasound imaging in cadavers: training in imaging for regional blockade at the trunk. *Can J Anaesth.* 2008;55(2):105–111.

12. Xu D, Abbas S, Chan VW. Ultrasound phantom for hands-on practice. *Reg Anesth Pain Med.* 2005;30(6):593–594.

13. van Geffen GJ, Mulder J, Gielen M, van Egmond J, Scheffer GJ, Bruhn J. A needle guidance device compared to free hand technique in an ultrasound-guided interventional task using a phantom. *Anaesthesia.* 2008;63(9):986–990.

14. Bruyn GA, Schmidt WA. How to perform ultrasound-guided injections. *Best Pract Res Clin Rheumatol.* 2009;23(2):269–279.

15. Keegan B. Anthropomorphic phantoms and method. US Patent Application 2005/0202381. 2005.

16. Zhu Y, Magee D, Ratnalingam R, Kessel D. A training system for ultrasound-guided needle insertion procedures. *Med Image Comput Comput Assist Interv.* 2007;10(pt 1):566–574.

17. Magee D, Zhu Y, Ratnalingam R, Gardner P, Kessel D. An augmented reality simulator for ultrasound guided needle placement training. *Med Biol Eng Comput.* 2007;45(10):957–967.

18. Gurusamy KS, Aggarwal R, Palanivelu L, Davidson BR. Virtual reality training for surgical trainees in laparoscopic surgery. *Cochrane Database Syst Rev.* 2009;(1):CD006575.

19. Grottke O, Ntouba A, Ullrich S, et al. Virtual reality-based simulator for training in regional anaesthesia. *Br J Anaesth.* 2009;103(4):594–600.

20. Ullrich S, Grottke O, Fried E, et al. An intersubject variable regional anesthesia simulator with a virtual patient architecture. *Int J Comput Assist Radiol Surg.* 2009;4(6):561–570.

21. Galiano K, Obwegeser AA, Bale R, et al. Ultrasound-guided and CT-navigation-assisted periradicular and facet joint injections in the lumbar and cervical spine: a new teaching tool to recognize the sonoanatomic pattern. *Reg Anesth Pain Med.* 2007;32(3):254–257.

22. Matveevskii AS, Gravenstein N. Role of simulators, educational programs, and nontechnical skills in anesthesia resident selection, education, and competency assessment. *J Crit Care.* 2008;23(2):167–172.

23. Phelan MP, Emerman C, Peacock WF, Karafa M, Colburn N, Buchanan K. Do echo-enhanced needles improve time to cannulate in a model of short-axis ultrasound-guided vascular access for a group of mostly inexperienced ultrasound users? *Int J Emerg Med*. 2009;2(3):167–170.

24. Steadman RH. The American Society of Anesthesiologists' national endorsement program for simulation centers. *J Crit Care*. 2008;23(2):203–206.

25. Friedman Z, Siddiqui N, Katznelson R, Devito I, Bould MD, Naik V. Clinical impact of epidural anesthesia simulation on short- and long-term learning curve: high- versus low-fidelity model training. *Reg Anesth Pain Med*. 2009;34(3):229–232.

26. Chapman GA, Johnson D, Bodenham AR. Visualisation of needle position using ultrasonography. *Anaesthesia*. 2006;61(2):148–158.

27. Sites BD, Brull R, Chan VW, et al. Artifacts and pitfall errors associated with ultrasound-guided regional anesthesia. Part I: understanding the basic principles of ultrasound physics and machine operations. *Reg Anesth Pain Med*. 2007;32(5):412–418.

28. Schafhalter-Zoppoth I, McCulloch CE, Gray AT. Ultrasound visibility of needles used for regional nerve block: an in vitro study. *Reg Anesth Pain Med*. 2004;29(5):480–488.

29. Campos NA, Chiles JH, Plunkett AR. Ultrasound-guided cryoablation of genitofemoral nerve for chronic inguinal pain. *Pain Physician*. 2009;12(6):997–1000.

30. Liang P, Gao Y, Wang Y, Yu X, Yu D, Dong B. US-guided percutaneous needle biopsy of the spleen using 18-gauge versus 21-gauge needles. *J Clin Ultrasound*. 2007;35(9):477–482.

31. Chin KJ, Perlas A, Chan VW, Brull R. Needle visualization in ultrasound-guided regional anesthesia: challenges and solutions. *Reg Anesth Pain Med*. 2008;33(6):532–544.

32. Tsui BC, Doyle K, Chu K, Pillay J, Dillane D. Case series: ultrasound-guided supraclavicular block using a curvilinear probe in 104 day-case hand surgery patients. *Can J Anaesth*. 2009;56(1): 46–51.

33. Nichols K, Wright LB, Spencer T, Culp WC. Changes in ultrasonographic echogenicity and visibility of needles with changes in angles of insonation. *J Vasc Interv Radiol*. 2003;14(12): 1553–1557.

34. Deam RK, Kluger R, Barrington MJ, McCutcheon CA. Investigation of a new echogenic needle for use with ultrasound peripheral nerve blocks. *Anaesth Intensive Care*. 2007;35(4):582–586.

35. Simonetti F. A guided wave technique for needle biopsy under ultrasound guidance. *Proc SPIE*. 2009;7261:726118.

36. Culp WC, McCowan TC, Goertzen TC, et al. Relative ultrasonographic echogenicity of standard, dimpled, and polymeric-coated needles. *J Vasc Interv Radiol*. 2000;11(3):351–358.

37. Perrella RR, Kimme-Smith C, Tessler FN, Ragavendra N, Grant EG. A new electronically enhanced biopsy system: value in improving needle-tip visibility during sonographically guided interventional procedures. *AJR Am J Roentgenol*. 1992;158(1):195–198.

38. Klein SM, Fronheiser MP, Reach J, Nielsen KC, Smith SW. Piezoelectric vibrating needle and catheter for enhancing ultrasound-guided peripheral nerve blocks. *Anesth Analg*. 2007;105(6): 1858–1860. table of contents.

39. Maecken T, Zenz M, Grau T. Ultrasound characteristics of needles for regional anesthesia. *Reg Anesth Pain Med*. 2007;32(5):440–447.

40. Takayama W, Yasumura R, Kaneko T, et al. Novel echogenic needle for ultrasound-guided peripheral nerve block "Hakko type CCR". *Masui*. 2009;58(4):503–507.

41. Daoud MI, Lacefield JC. Distributed three-dimensional simulation of B-mode ultrasound imaging using a first-order k-space method. *Phys Med Biol*. 2009;54(17):5173–5192.

42. Bertolotto M, Perrone R, Bucci S, Zappetti R, Coss M. Comparison of conventional ultrasound and real-time spatial compound imaging in evaluation of patients with severe Peyronie's disease. *Acta Radiol*. 2008;49(5):596–601.

43. Cheung S, Rohling R. Enhancement of needle visibility in ultrasound-guided percutaneous procedures. *Ultrasound Med Biol*. 2004;30(5):617–624.

44. Mesurolle B, Bining HJ, El Khoury M, Barhdadi A, Kao E. Contribution of tissue harmonic imaging and frequency compound imaging in interventional breast sonography. *J Ultrasound Med*. 2006;25(7):845–855.

45. Brull R, Perlas A, Chan VW. Ultrasound-guided peripheral nerve blockade. *Curr Pain Headache Rep*. 2007;11(1):25–32.

46. Ricci S, Moro L, Antonel liIncalzi R. Ultrasound imaging of the sural nerve: ultrasound anatomy and rationale for investigation. *Eur J Vasc Endovasc Surg*. 2010;39(5):636–641.

47. Yen CL, Jeng CM, Yang SS. The benefits of comparing conventional sonography, real-time spatial compound sonography, tissue harmonic sonography, and tissue harmonic compound sonography of hepatic lesions. *Clin Imaging*. 2008;32(1):11–15.

48. Cohnen M, Saleh A, Luthen R, Bode J, Modder U. Improvement of sonographic needle

visibility in cirrhotic livers during transjugular intrahepatic portosystemic stent-shunt procedures with use of real-time compound imaging. *J Vasc Interv Radiol.* 2003;14(1):103–106.

49. Clendenen SR, Riutort KT, Feinglass NG, Greengrass RA, Brull SJ. Real-time three-dimensional ultrasound for continuous interscalene brachial plexus blockade. *J Anesth.* 2009;23(3): 466–468.

50. Kwak J, Andrawes M, Garvin S, D'Ambra MN. 3D transesophageal echocardiography: a review of recent literature 2007–2009. *Curr Opin Anaesthesiol.* 2010;23(1):80–88.

51. French JL, Raine-Fenning NJ, Hardman JG, Bedforth NM. Pitfalls of ultrasound guided vascular access: the use of three/four-dimensional ultrasound. *Anaesthesia.* 2008;63(8):806–813.

52. Hansen R, Masoy SE, Johansen TF, Angelsen BA. Utilizing dual frequency band transmit pulse complexes in medical ultrasound imaging. *J Acoust Soc Am.* 2010;127(1):579–587.

53. Huijssen J, Verweij MD. An iterative method for the computation of nonlinear, wide-angle, pulsed acoustic fields of medical diagnostic transducers. *J Acoust Soc Am.* 2010;127(1):33–44.

54. Martinez-Graullera O, Martin CJ, Godoy G, Ullate LG. 2D array design based on Fermat spiral for ultrasound imaging. *Ultrasonics.* 2010;50(2):280–289.

55. Foster FS, Mehi J, Lukacs M, et al. A new 15–50 MHz array-based micro-ultrasound scanner for preclinical imaging. *Ultrasound Med Biol.* 2009;35(10):1700–1708.

56. Gebauer B, Teichgraber UM, Werk M, Beck A, Wagner HJ. Sonographically guided venous puncture and fluoroscopically guided placement of tunneled, large-bore central venous catheters for bone marrow transplantation-high success rates and low complication rates. *Support Care Cancer.* 2008;16(8):897–904.

57. Phee SJ, Yang K. Interventional navigation systems for treatment of unresectable liver tumor. *Med Biol Eng Comput.* 2010;48(2):103–111.

58. Vaithilingam S, Ma TJ, Furukawa Y, et al. Three-dimensional photoacoustic imaging using a two-dimensional CMUT array. *IEEE Trans Ultrason Ferroelectr Freq Control.* 2009;56(11): 2411–2419.

59. Nelson BP, Melnick ER, Li J. Portable ultrasound for remote environments, part I: feasibility of field deployment. *J Emerg Med.* 2010 (In press).

60. Sites BD, Spence BC, Gallagher J, et al. Regional anesthesia meets ultrasound: a specialty in transition. *Acta Anaesthesiol Scand.* 2008;52(4):456–466.

61. Palmeri ML, Dahl JJ, MacLeod DB, Grant SA, Nightingale KR. On the feasibility of imaging peripheral nerves using acoustic radiation force impulse imaging. *Ultrason Imaging.* 2009;31(3): 172–182.

62. Meir A, Rubinsky B. Distributed network, wireless and cloud computing enabled 3-D ultrasound: a new medical technology paradigm. *PLoS One.* 2009;4(11):e7974.

63. Linguraru MG, Vasilyev NV, Del Nido PJ, Howe RD. Statistical segmentation of surgical instruments in 3-D ultrasound images. *Ultrasound Med Biol.* 2007;33(9):1428–1437.

64. Boctor EM, Choti MA, Burdette EC, Webster Iii RJ. Three-dimensional ultrasound-guided robotic needle placement: an experimental evaluation. *Int J Med Robot.* 2008;4(2):180–191.

65. Freschi C, Troia E, Ferrari V, Megali G, Pietrabissa A, Mosca F. Ultrasound guided robotic biopsy using augmented reality and human-robot cooperative control. *Conf Proc IEEE Eng Med Biol Soc.* 2009;1:5110–5113.

66. Wood BJ, Locklin JK, Viswanathan A, et al. Technologies for guidance of radiofrequency ablation in the multimodality interventional suite of the future. *J Vasc Interv Radiol.* 2007;18(1 pt 1):9–24.

67. Hiraoka A, Hirooka M, Koizumi Y, et al. Modified technique for determining therapeutic response to radiofrequency ablation therapy for hepatocellular carcinoma using US-volume system. *Oncol Rep.* 2010;23(2):493–497.

68. Fredrickson M. "Oblique" needle-probe alignment to facilitate ultrasound-guided femoral catheter placement. *Reg Anesth Pain Med.* 2008;33(4):383–384.

69. Phelan M, Hagerty D. The oblique view: an alternative approach for ultrasound-guided central line placement. *J Emerg Med.* 2009;37(4):403–408.

70. Phal PM, Brooks DM, Wolfe R. Sonographically guided biopsy of focal lesions: a comparison of freehand and probe-guided techniques using a phantom. *AJR Am J Roentgenol.* 2005;184(5): 1652–1656.

71. Wang AZ, Zhang WX, Jiang W. A needle guide can facilitate visualization of needle passage in ultrasound-guided nerve blocks. *J Clin Anesth.* 2009;21(3):230–232.

72. Buonocore E, Skipper GJ. Steerable real-time sonographically guided needle biopsy. *AJR Am J Roentgenol.* 1981;136(2):387–392.

73. Tsui BC. Facilitating needle alignment in-plane to an ultrasound beam using a portable laser unit. *Reg Anesth Pain Med.* 2007;32(1):84–88.

74. Sites BD, Brull R. Ultrasound guidance in peripheral regional anesthesia: philosophy, evidence-based medicine, and techniques. *Curr Opin Anaesthesiol.* 2006;19(6):630–639.

75. Wood BJ, Zhang H, Durrani A, et al. Navigation with electromagnetic tracking for interventional radiology procedures: a feasibility study. *J Vasc Interv Radiol.* 2005;16(4):493–505.

76. Levy EB, Tang J, Lindisch D, Glossop N, Banovac F, Cleary K. Implementation of an electromagnetic tracking system for accurate intrahepatic puncture needle guidance: accuracy results in an in vitro model. *Acad Radiol.* 2007;14(3):344–354.

77. Krucker J, Xu S, Glossop N, et al. Electromagnetic tracking for thermal ablation and biopsy guidance: clinical evaluation of spatial accuracy. *J Vasc Interv Radiol.* 2007;18(9):1141–1150.

78. Glossop ND. Advantages of optical compared with electromagnetic tracking. *J Bone Joint Surg Am.* 2009;91(suppl 1):23–28.

79. Paltieli Y, Degani S, Zrayek A, et al. A new guidance system for freehand, obstetric ultrasound-guided procedures. *Ultrasound Obstet Gynecol.* 2002;19(3):269–273.

80. Marhofer P, Chan VW. Ultrasound-guided regional anesthesia: current concepts and future trends. *Anesth Analg.* 2007;104(5):1265–1269.

81. Molnar J. Regional anesthesia system and cart. US Patent 2009275892. 2009.

82. Hickey K, Parashar A, Sites B, Spence BC. Biomedical positioning and stabilization system. US Patent 2007129634. 2007.

83. Tsui BC. Dextrose 5% in water as an alternative medium to gel for performing ultrasound-guided peripheral nerve blocks. *Reg Anesth Pain Med.* 2009;34(5):525–527.

84. Sites BD, Spence BC, Gallagher JD, Beach ML. On the edge of the ultrasound screen: regional anesthesiologists diagnosing nonneural pathology. *Reg Anesth Pain Med.* 2006;31(6):555–562.

85. Faust AM, Fournier R. Color Doppler as a surrogate marker of needle-tip location in ultrasound-guided regional anesthesia. *Reg Anesth Pain Med.* 2009;34(5):525.

86. Greenleaf JF, Urban MW, Chen S. Measurement of tissue mechanical properties with shear wave dispersion ultrasound vibrometry (SDUV). *Conf Proc IEEE Eng Med Biol Soc.* 2009;1:4411–4414.

87. Chung HH, Cha SH, Lee KY, Kim TK, Kim JH. Fluid infusion technique for ultrasound-guided percutaneous nephrostomy. *Cardiovasc Intervent Radiol.* 2005;28(1):77–79.

88. Bloc S, Ecoffey C, Dhonneur G. Controlling needle tip progression during ultrasound-guided regional anesthesia using the hydrolocalization technique. *Reg Anesth Pain Med.* 2008;33(4):382–383.

89. Tsui BC, Kropelin B. The electrophysiological effect of dextrose 5% in water on single-shot peripheral nerve stimulation. *Anesth Analg.* 2005;100(6):1837–1839.

90. Tsui BC, Kropelin B, Ganapathy S, Finucane B. Dextrose 5% in water: fluid medium for maintaining electrical stimulation of peripheral nerves during stimulating catheter placement. *Acta Anaesthesiol Scand.* 2005;49(10):1562–1565.

91. Dhir S, Ganapathy S. Use of ultrasound guidance and contrast enhancement: a study of continuous infraclavicular brachial plexus approach. *Acta Anaesthesiol Scand.* 2008;52(3):338–342.

92. Swenson JD, Davis JJ, DeCou JA. A novel approach for assessing catheter position after ultrasound-guided placement of continuous interscalene block. *Anesth Analg.* 2008;106(3):1015–1016.

93. Kang E, Min HS, Lee J, et al. Nanobubbles from gas-generating polymeric nanoparticles: ultrasound imaging of living subjects. *Angew Chem Int Ed Engl.* 2010;49(3):524–528.

94. Chantzi C, Saranteas T, Paraskeuopoulos T, Dimitriou V. Ultrasound and transcutaneous neurostimulator combined technique as a training method for nerve identification in anesthesia residents. *Reg Anesth Pain Med.* 2007;32(4):365–366.

95. Dingemans E, Williams SR, Arcand G, et al. Neurostimulation in ultrasound-guided infraclavicular block: a prospective randomized trial. *Anesth Analg.* 2007;104(5):1275–1280.

96. Dufour E, Quennesson P, Van Robais AL, et al. Combined ultrasound and neurostimulation guidance for popliteal sciatic nerve block: a prospective, randomized comparison with neurostimulation alone. *Anesth Analg.* 2008;106(5):1553–1558.

97. Urbano J, Cannon M, Engle I. Integrated nerve stimulator and ultrasound imaging device. US Patent 2008119737. 2008.

98. de Tran QH, Munoz L, Russo G, Finlayson RJ. Ultrasonography and stimulating perineural catheters for nerve blocks: a review of the evidence. *Can J Anaesth.* 2008;55(7):447–457.

99. Beach ML, Sites BD, Gallagher JD. Use of a nerve stimulator does not improve the efficacy of ultrasound-guided supraclavicular nerve blocks. *J Clin Anesth.* 2006;18(8):580–584.

100. Chan VW, Perlas A, McCartney CJ, Brull R, Xu D, Abbas S. Ultrasound guidance improves success rate of axillary brachial plexus block. *Can J Anaesth.* 2007;54(3):176–182.

第 2 部分

脊柱超声解剖和超声引得下脊柱注射术

第 5 章

脊柱解剖和疼痛医生实用超声解剖

Bernhard Moriggl

概述 ……………………………………… 53

基础脊柱解剖 …………………………… 53

  颈椎 …………………………………… 53

  胸椎 …………………………………… 55

  腰椎 …………………………………… 57

  骶椎 …………………………………… 58

颈椎超声解剖 …………………………… 58

  浅表结构 ……………………………… 58

  深部结构 ……………………………… 60

胸椎超声解剖 …………………………… 65

  浅表结构 ……………………………… 65

  深部结构 ……………………………… 65

腰椎超声解剖 …………………………… 66

  浅表结构 ……………………………… 66

  深部结构 ……………………………… 68

骶椎和骶髂关节超声解剖 ……………… 70

  浅表结构 ……………………………… 70

  深部结构 ……………………………… 70

概　述

在超声的可行性得到充分认同之前，首先必须认识到对脊柱、相关间隙和关节进行超声成像的局限性。因此，已发表的关于在脊柱和盆腔各部位进行超声的某些描述经不起严格的分析，这一点不足为奇。此外，和其他部位应用超声不同的是，疼痛医生必须针对不同患者和不同条件选择适当的区域和探头（频率）。因此，所有可用的探头、技术和可能的频率对于正确的脊柱成像都至关重要。最后，体位、脊柱活动和退变程度（与年龄相关）的影响是巨大的，并会给操作带来困难或者使操作成为不可能。

因此，本章节首先要对从颅骨到尾骨的脊柱相关解剖特征和变异进行简要论述，这对了解进行阻滞和注射时各自的可能性和限制是绝对必要的。第二部分有关超声影像的论述，重点讲述浅表组织和深层组织的鉴别。浅表组织是指骨性轮廓（主要指后外侧）或滑膜关节囊入口；深层组织是指关节突（IJ）和骶髂关节（SIJ）的关节腔、椎管、硬膜外间隙（EDS）、椎旁间隙、椎间孔和神经根、骶裂孔和椎动脉。

通常，上述深层结构或间隙只有在存在（或产生）"回声窗"并得到正确利用的情况下才能在超声波检查时可靠地显影。

因此通常认为，超声是不能进入胸椎（TS）和骶椎（S）的椎体或椎间盘以及椎间孔（因此也包括神经根）。腰椎（LS）上被瞄准的结构可部分进入，但可靠的显影与体重指数和（或）显著影响回声发生的个体间明显不同的组织特性密切相关。因此，除了颈椎部分以外，其他部位的交感神经干的直接显影是不可能的。在颈椎，前面（包括椎间盘）可能有较宽入路，但部分会受到气道和下颌骨的限制。

尽管有上述困难，只要了解并认识到其因有局限性，用 US（脊柱超声）进行脊柱成像就不会如想像的那么难。

基础脊柱解剖

颈椎

颈椎 C1 至 C7 的所有横突都具有横突孔，从 C6 走行有椎动脉（VA）和交感神经丛。只有 C3 至 C6 始终出现有前结节(通常较大)和后结节,二者之间的结节间沟内有脊神经根穿行。通常,C3 至 C5 的后结节位于前结节的下方和外侧。与脊柱其他部位明显不同的是,其横突位于椎体旁边,并且微微指向下方和前方(图 5.1 和图 5.2)。因为横突是重要的定位标记,所以还需注意以下几点:

(1)除寰椎(C1)和 C7 以外,所有其他的横突都相对短小(见图 5.1b);

(2)C1 横突比其他横突更向外侧突出(见图 5.1b);

(3)C2 横突通常发育不全,因为其前结节发育不明显(见图 5.1a 和图 5.2a,b);

(4)C6 横突前结节通常被认为是最大的("胡萝卜结节"、Chassaignac 结节),但尺寸变化很大,即使是同一个体的两侧横突变化也很大(见图 5.1a)。C7 横突没有前结节(图 5.1a、图 5.2a、图 5.23c 和图 5.24b)。所有的横突的尺寸和长度都可能有变化。

C3 至 C6(7)另一个值得注意且常见的形态学特征是,横突基底那个明显但无名的神经沟。在这个神经沟上方,C3 至 C7 的上表面唇样隆起形成钩状突。钩状突向着头侧延伸直至另一个椎体的下缘;因此它们完全覆盖且保护着椎间盘的整个侧面(见图 5.1 和图 5.2b)。

如果横突原基保持对立(无附着),可出现各种长度和粗细的软肋(图 5.3);最常见于双侧(如为单侧,则左侧最常见)。如果发生感觉失调与臂神经丛有关,

就应认定是此处病变。

最大的椎间孔在 C2 和 C3 之间,但在侧位观上看不到(见图 5.2a,b)。

与 C7 不同,大部分个体的棘突(SP)尖是分叉的,并且通常是不对称的,大小不等且发育不全也不少见,或者仅仅 C5 和 C6 节段可见。此外,棘突还常常右偏或左偏(见图 5.1b)。

颈椎关节突关节也叫作平面关节,在其下关节面朝向前方和下方而上关节面朝前和朝上时为普通关节。总之,狭窄的关节间隙在侧位观上最能看清楚。只有 C2 和 C3 之间的间隙不同,因为 C3 的两个关节面相互成 142°角(见图 5、图 1b、图 5.2a 和图 5.4a,b)。从后方、上方和下方观察时每个椎体的关节突在二者之间有明显腰部,因而使 C2-C7 的外侧缘呈波状(见图 5.1b)。

因为寰椎缺少椎体和棘突,所以在椎体中是独一无二的。寰椎有前弓和后弓。后弓通常非常纤细,其高度大约仅是正常椎板的一半,而且其"内侧"后结节常常发育不良或缺失。因此,与 C2-C7 的椎板与棘突之间的间隙相比,寰-枕和寰-枢间隙(声窗)明显较宽(见图 5.1b 和图 5.2a)。皮肤至后弓的距离有明显不同,也受脑颅的个体形状的影响。

最后,寰-枕关节(AO3)和寰-枢关节(AA3),即"上头关节"和"下头关节",在颈椎可动关节中也是独一无二的:前者是椭圆关节,后者有一部分是(功能上

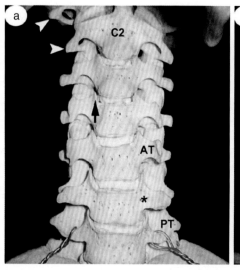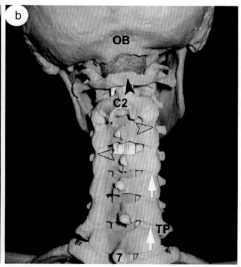

图 5.1 (a)颈椎前面观。C2 枢椎;白色三角箭头指向寰椎和枢椎的横突及其横突孔;黑星号标记出 C6 横突某底部的神经沟 AT 是 C5 的左侧前结节。注意:在这一个体,C5 前结节比 C6 前结节大,尤其是右侧。C7 仅有后结节(PT)。从 C5 至 C3,所有的后结节均位于前结节的外下方;黑色箭头指向钩状突。(b)颈椎后面观。OB 指枕骨;7 个颈椎突的棘突;C2 棘突尖端分叉;黑色三角箭头指向发育不全的寰椎纤细后弓的后结节。空心三角箭头指向关节柱的腰部,白色箭头从后方指向颈椎关节突关节。注意:C2 至 C6 节段横突长度不对称。更多细节参见正文。

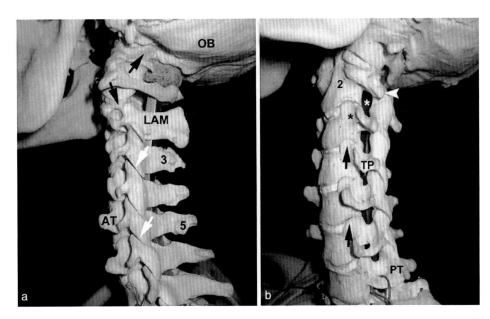

图 5.2 (a)颈椎侧面观。OB 表示枕骨;LAM 表示枢椎椎板;C3 和 C5 棘突结节不对称;AT 表示相当大的 C5 前结节;白色箭头指向颈椎关节突关节,黑色箭头分别指向寰−枕关节和寰−枢关节的关节间隙。注意二者的走向和间隙宽度不同。(b)颈椎前侧面观。PT 指 C7 的后结节;TP 指 C4 的横突;黑色箭头指向钩状突;黑色星号表示 C3 横突的神经沟,白色星号表示 C2/3 的椎间孔。枢椎 2 表示椎体;白色三角箭头指向枢椎发育不全的横突。注意:与 a 图相比,椎间孔只有在前侧位并稍从下方观察颈椎时才能充分看到(因此 C5/6 和 C6/7 的椎间孔此图显示不全)。更多细节见正文。

的)旋转关节,关节间隙相当宽。重要的是,AA3 邻接 C2 背根神经节(DRG,脊中)和脊动脉(VA,外侧),而 VA 正常情况下走行于 AO3 的下内侧(见图 5.2a 和 5.4a,b)。在延长的情况下,VA 也从背面跨过这两个关节(图 5.17a 底部)。

总而言之,颈椎的上述解剖特征提醒超声使用者注意:①某些个体的解剖是不对称的;②个体间的实际应用变异性。特别要注意寰椎和枢椎及其相应的关节。

胸椎

T2 至 T10 胸椎的结构具有典型性。与颈椎相比,胸椎粗大的横突在关节突侧面和稍后方,并且朝向上方(T10 除外)和后方。它们与其相应的肋骨结节形成关节,T4 以上的肋骨颈位于横突前方(因此是隐藏的)。T4 至 T9 的肋骨颈突向横突(图 5.5a);这一点对椎旁阻滞(窄的回声窗)很重要。这些横突的大小和长度会有轻微差异。相反,T11 和 T12 的横突通常发育不全,而且如同腰椎所见,会附带有不同程度和形状的乳状突。此外,T12 还会发育出一个发育不全的肋突(CP)(见图 5.5b)。

T2 至 T9 的棘突呈屋瓦状排列。T5 至 T9 最为突

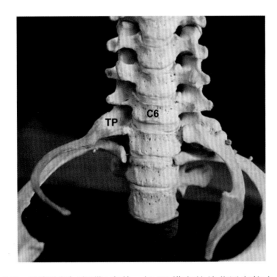

图 5.3 双侧颈肋(韧带)牵伸。与 C7 横突的关节固定较小。注意 C6 以上的横突不对称,尤其是比较前结节时。

出,形成一个骨性屏障(无回声窗)。其结果是穿过椎骨的两个横突的横切面可以看到上位椎体的棘突(见图 5.5a)。和颈椎的情况非常类似,正常胸椎的棘突通常是偏离的,这意味着其横突尖是旁正中的,甚至每个节段在一定程度上相互交替(图 5.5a,b)。T10 的棘突走向可变,大多数只是稍向下行,而 T11 和 T12 的棘突前直接

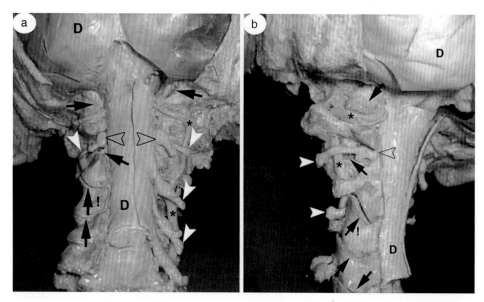

图 5.4 (a)寰枕关节(AO)、寰枢关节(AA)和颈椎关节突关节(CZJ)后面观。寰椎后弓、棘突和 C2 至 C5 椎板以及枕骨已被切除。D 表示硬脊膜,黑色箭头指向寰枕关节、寰枢关节和 C3/4、C2/3 的关节突关节。白色三角箭头指向颈神经根的腹侧支;空心三角箭头指向第二背根神经节。注意:星号所示的椎动脉走行与寰枕关节和寰枢关节以及神经根相关。(b)a 图标本的后侧位观。标记与 a 相同。注意寰枕关节间隙的宽度。更多细节参见正文。

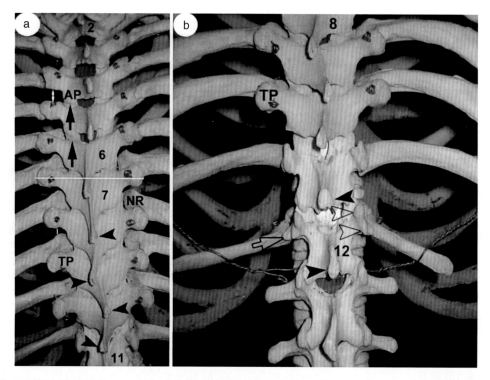

图 5.5 (a)胸椎 T2 至 T11 的后面观。2、6~7 和 11 指的是各胸椎的椎板;AP 指的是 T4 的下关节突;黑色箭头指向胸椎关节突关节的后入路。注意上位和下位胸椎的区别。TP 指的是 T9 的横突;NR 指的第 8 肋的颈;白色双箭头指向不同胸椎节段的"回声窗";黑色三角箭头指向 T8 至 T11 的棘突尖;白线连接 T7 横突至 T6 棘突。(b)8、12 是指 T8、T12 的椎板;TP 指 T10 横突;T11 和 T12 的横突发育不全,但清楚地显示出乳状突及副突(空心三角箭头所示);空心箭号指向 T12 内腰肋突的等状体。黑色三角箭头指向 T11 和 T12 的棘突尖。注意 T11/12 节段椎板和棘突宽度与以上节段的对比。更多细节参见正文。

向背侧延伸,二者之前有空隙(便于进针)(见图 5.5b)。

　　T1 至 T10 的典型特征是椎板宽度超出椎体(图 5.6a)。一个椎脊的两个椎板,连同棘突便构成椎弓。T11 和 T12 却不一样(因为它们和腰椎类似,见下文):它们的椎板粗壮而狭窄,基本上朝向后方(见图 5.5b)。

　　胸椎关节突关节和颈椎一样都是平面关节(具有相似的狭窄关节腔),但关节面的位置代表其所处节段(T11/12 关节突关节除外);在上位胸椎,它们朝向后方且稍微向外;在下位胸椎,AP 则朝向前方且稍向内。和颈椎一样,下方 AP 几乎完全覆盖了下一椎体的上方 AP(T12/L1 与此不同)。与外露较多的肋横突关节不同,这种排列会妨碍大多数关节入路(图 5.6b)。所有肋横突关节的滑膜囊都环绕有强健的韧带结构。T11 和 T12 上没有这种关节(肋 11 和 12 上横突发育不全且缺少肋结节)。

　　基于上面提到的解剖特性,对胸椎进行超声探测确有一定难度,因此医生必须分别考虑胸椎的最上方、最下方和中间段的差异。

腰椎

　　除了 L5 之外,L1 至 L4 的外形结构相似,因此具有代表性。腰椎的肋突(CP)或横突细长,基本指向侧面。横突的背侧面正对后方。与 TS 明显不同的是,CP 位于 AP 的前方。这是因为它们与肋骨同源(因此 CP 是更准确的术语)。在与椎体未融合的情况,腰肋发生在大约 8% 的个体。除此之外,CP 在长度、宽度、高度和大小上存在明显差异。不同节段和同一脊柱的两边均不一样。特别是,发育不全(非常短和纤细)的肋突与实际应用相关,最常见于 L4(图 5.7 和图 5.9b)。不受此变异影响的是,在大多数情况下,每个肋突的根部都有一个小而坚实的副突。连同位于上关节突背侧缘的另一个突起(即乳突),它们都是真性横突(仅见于胸椎)的残留(图 5.5b、图 5.7 和图 5.8b)。通常,二者可通过超声来分辨。L5 的一个明显特征是巨大的肋突(见图 5.8a 和 5.9b)。而且,其背侧面看上去轻度上翻。

　　腰椎棘突粗大(与其 CP 相对比 L5 的最不结实),为矩形并呈前后向。棘突的上缘差不多与双侧肋突的下缘平齐;其下缘最少达到椎间盘水平(投影位)。背侧缘增厚,尾端常有延伸(见图 5.8a 和图 5.9b)。

　　与胸椎相反,高大坚实的 L1 至 L4 椎板的高度远低于其椎体的高度。因此,在背侧观看到的是大部分的椎体和椎间盘背侧。腰部显示清晰时,所有的椎板,

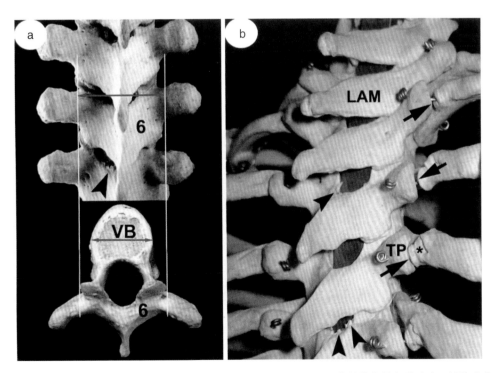

图 5.6　(a)胸椎中部后面观,附有典型胸椎的插图。T6 的 6 个椎板;双箭头用于比较椎体与椎板的宽度。黑箭头指向 T7 椎板上缘的典型骨性突起(骨刺)(黄韧带部分骨化)。(b)上段胸椎后外侧观。LAM 是 T1 的椎板;星号表示第 4 肋的结节,TP 是指 T4 的横突。黑色箭头标出肋横突可动关节,黑色三角箭头示出开始骨化的黄韧带。注意,这部分 TS 的椎板间窗相对较宽(与图 5.5a,b 相比较)。更多细节参见正文。

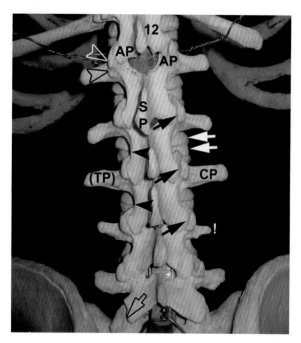

图 5.7　腰椎后面观。图中 12 是指 T12 的椎板,AP 是指这朝向 T12 的关节突(下 AP)和朝向 L1 的关节突(上 AP),空心三角箭头指向上 AP 的乳状突以及肋突(CP)的副突("横突",TP),SP 指的是 L1 的棘突,黑色箭头指向腰关节突关节(LZJ),白色箭头指向 L2 的椎体和椎间盘,黑色三角箭头指向 L2 和 L3 椎板的腰部。注意:L4 的肋突发育不全,而且腰椎的肋突"形状"各异。空心箭头指向 LSJ,与上方的 LZJ 不同。更多细节参见正文。

在上下关节突(AP)之间,即所谓的关节间部分最窄(图 5.7)。同时,腰部还可示出腰背根神经节(DRA)的水平和位置。L1 至 L3 的椎板朝向后方,L4 的椎板朝后方向上,而 L5 的椎板特宽且底看上去更朝上而不是朝后(图 5.8b 和图 5.9a)。

腰椎关节突关节(LZJ)的关节面大体上呈凸面(在下方关节突)和凹面(在上方关节突),分别朝向外侧和内侧。正因为如此,其关节间隙在后面观最容易看清(图 5.7)。但是关节面的位置高度可变,不对称和成角也不少见。其活动受强有力韧带结构的限制,尤其是横向走行的背侧囊韧带(图 5.10)。在腰骶关节(LST),L5 下关节突和骶骨上关节突之间的关节突关节,其关节面的可变性甚至更高(60%不对称),但 L5 下关节突的关节面大体朝向前外侧(图 5.7、图 5.8a,b 和图 5.9b)。强有力的髂腰韧带为防止关节过载提供了附加保护。

腰椎解剖显示,这部分脊柱对超声检测比胸部更"开放",尤其是运动中声窗的强化。但是,所关注的结构多位于深部,而且对其可变性的确切了解有一定困难。

骶椎

弯曲的骶骨由 5 块骶椎与其韧带和椎间盘融合而成。这使我们明白了,为什么融合后再也看不到侧突(横突或棘突)而将其称之为骨盆表面外侧部以及背侧凸面的骶外侧嵴(图 5.8a、5.11a,b),在超声检测中该结构显然更重要。前面提到的骶外侧嵴(系指横突的残余部分)在超声下清晰可见(因此可作为很好的定位标志),而骶中嵴常发育不全(即关节突的结合部)。骶内侧嵴由 S1~S4 的棘突融合而成,故在所有纵向嵴中最突出。并非少见的这种融合仅包含三个棘突,或者说在整条中线中属不完全融合(图 5.12a,b)。在 50 岁成年人中,约 10%可见不完全融合,骶管部分开放(与腰椎椎管相比)。通常,第 5 骶椎椎板不能很好地在中线融合,遗留骶管裂孔。骶管裂孔的高度及形状与骶椎融合情况有关(见上述),但其尾侧边界部分的骶骨角是骶部触诊最重要的体表标志(图 5.11 a)。有趣的是,骶骨的骨性连接直到 25~35 岁才完成发育,在一些个体,骶骨的骨性连接终其一生都不会形成,这就解释了为何骶椎的变异如此常见(图 5.11a 和 5.12b)。

除了以上提及的变异情况,后侧或背侧骶孔依椎体序数由小变大(图 5.11a,b 和 5.12a)。这种现象在人群中的发生率约为 1/3,原因可能是腰椎或尾骨的骶化(双侧各 5 个骶孔),男性多见。不管是前方还是后方的骶孔,都不应将其等同于脊椎其他部位的椎间孔。在骶椎中,骶孔在骶管两侧开口。

必须认识到骶骨背面相当大的区域(大致相当于骶骨粗隆的位置)是被翼状的髂骨覆盖的。由于骶骨粗隆表面为耳状,因此 SZJ 腔隙的大部分也是被完全地、深深地隐藏起来(图 5.13a,b)。这在超声引导时非常重要。从后方只能看到关节腔(间隙)的最后部(图 5.11b)。

虽然骶骨背侧的大部分区域易被超声探查到,但其解剖受骨化(融合)与非骨化情况的影响巨大。

颈椎超声解剖

浅表结构(图 5.14 至图 5.21)

由前方无法获得 C1 及 C2 的超声图像,从后方可以很容易地观察到 C2 后弓、关节柱、椎板以及分叉(2 个结节)的棘突等特征性结构,可作为理想的定位标志。一直到 C6 的情况都与 C2 类似(图 5.14a~c)。另

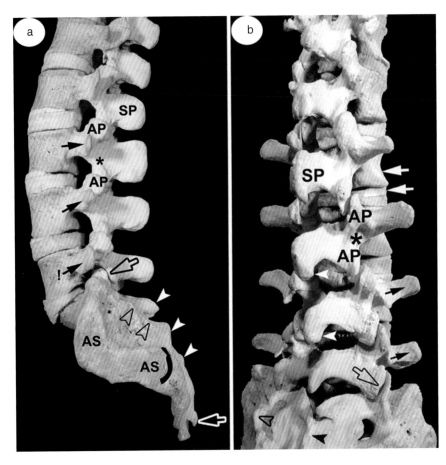

图 5.8 (a)腰椎和骶椎侧位观。SP 指的是 L2 的棘突；AP 指的是 L3 的上、下关节突，以及二者之间的关节间部（星号所示）；黑箭头指向 L3 至 L5 的肋突，L5 的肋突比其他的都粗大。黑空心箭头指向腰椎关节突关节的关节间隙。AS 是指关节面，弓形线表示其后缘（与图 5.11b 相比）；图中标出正中髂棘（白色三角箭头所示）和髂外侧棘(空心三角箭头所示)；白色空心箭头指向（左侧）骶骨角。注意髂外侧棘和关节面（骶骨结节）之间的距离和面积都很大！更多细节参见正文。(b)腰椎和骶椎后侧位观。与图中相比，由于没有脊柱前凸，棘突间和椎板间的间隙增宽了。白色三角箭头指向棘突的尾侧延伸，白色箭头指向 L2 椎体和椎间盘；空心三角箭头指向髂外侧嵴，黑色三角箭头指向髂内侧嵴。L3 和 L5 在肋突的根部存在特别突出的副突(与图 5.7 相比)。注意 L5 椎板的外形和定向与其他椎板明显不同！骶骨：在髂内侧嵴上部可见不完全融合。更多细节参见正文。

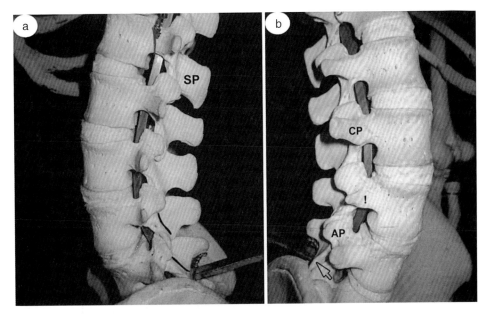

图 5.9 (a)腰椎侧位观。SP：L1 棘突；与图 5.8a(脊柱的前凸程度类似)相比，可见个体间差异，尤其是 L1–L5 的形态、体积及方向。这些差异导致不同的棘突间间隙。注意 L4 和 L5 的椎板走向(用线画出)。(b)腰椎(L2–L5)的前侧位观。AP：L5 的上关节突；CP：L3 的肋突；与 a 图及图 5.7(同一个体)相比，可见侧面的差异，尤其是 L2–L5 的肋突形态、体积和方向。空心箭头指向 L5 下关节突的关节表面(走向)。更多细节参见正文。

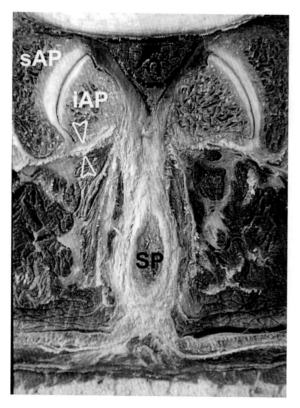

图5.10 图示 LZJ:腰椎关节突关节横断面(L3–L4)。SP:棘突,iAP:下关节突关节(L3);sAP:上关节突关节(L4)。注意与右侧相比,左侧关节突关节呈钩状,关节囊韧带也更厚(空心三角箭头所示)。

外,枕骨在超声上亦可良好显像,因此寰枕关节同寰枢关节同样容易显像(图5.15a,b)。举个实例,这些骨性表面可被用作 AAJ 或 AOJ 关节入路以及枕大神经阻

滞的定位标志(图5.16a~c、图5.17a,b、图5.18a~c)。上述提及的关节位置较 CZJ 深,以椎动脉(VA)为界。CZJ 可从侧方或后方进行定位,某些位置还可能辨认出关节囊韧带。直接位于骨面的第3枕神经(TON)、C3 和 C4 的内侧支均可见(图5.19a~c)。C3–C6 的横突轮廓,包括前后结节均可从侧方观察到,这样是非常重要的定位标志(如神经根位置及走行方向)。

前方长轴超声扫描可显示椎体典型形态(以及椎间盘前部),其上覆盖有前纵韧带。短轴扫描可见 C3–C6 横突的前结节,以及每个横突根部的神经沟。由于 C7 无前结节,其横突与其他节段颈椎截然不同,且椎动脉无骨性结构覆盖(图5.21a~c;C6 以及图5.23c 和图5.24b)。

深部结构(图 5.22 至图 5.25)

硬膜外间隙(EDS)、硬膜(D)及脊髓应由后部行超声探查,在旁正中位显像更佳。最大的声窗出现于寰椎和枢椎,以及寰椎和枕骨之间。患者处于最大前屈位时,其他椎间隙亦可看到(对比图5.22a,b 与图5.15a,b)。椎动脉通过横突孔走行,它有限的一段"开放"部分,可以很容易地从前方长轴扫描时观察到(图5.23a~c)。尽管显示椎动脉与 AOJ 和 AAJ 的毗邻关系有一定难度,但在大多数患者中均可实现(图5.16c 和图5.17b,c)。脊神经腹侧支在 C3–C7 各自的脊神经沟中才可被观察到(图5.24a,b;超声图像 C3 和 C7)。此外,在上述节段还可清晰地显示出脊神经腹侧支与椎

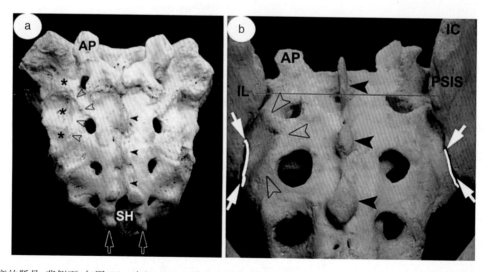

图5.11 (a)分离的骶骨,背侧面,与图5.8a 对比。AP:上关节突;SH:骶管裂孔;空心三角箭头指向骶骨嵴,黑色三角箭头指向骶中嵴;白色空心箭头指向骶角;星号表示骶结节。注意与(b)相比,这个标本的骶后孔相对较小。(b)原位骶骨,背侧面。IL:髂骨;IC:髂嵴,PSIS:髂后上嵴。白箭号指向骶髂关节(SIJ)腔最后方的入口。曲线勾勒的是骶骨关节面后缘(与图5.8a 对比)。注意曲线上方看到的间隙与 SZJ 并不相通。跨过两边 PSIS 的横线指的是图5.13a 横断面的位置。更多细节参见图5.13a 及正文。其他符号表示的意思与(a)相同。

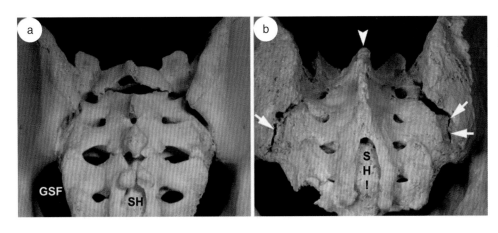

图5.12 （a）原位骶骨，背侧面。SH:骶管裂孔;GSF:坐骨大孔。注意骨化不全伴显露出的部分骶骨腔以及未融合的S1节段。（b）原位骶骨，背侧面。注意突出但较短的骶正中嵴（白色三角箭头所示），这是由于S4椎板未融合引起SH异常升高所导致的。SZJ的入口因骨化只能部分显露（白色箭头所示）。与图5.11a,b对比！更多细节参见正文。

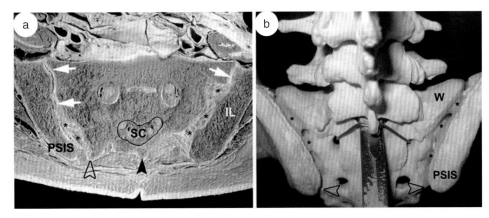

图5.13 （a）PSIS水平的骨盆断层。SC:骶管;黑色三角箭头指向骶正中嵴,空心三角箭头指向骶外侧嵴。注意在这一水平的骶髂关节的关节腔（白色箭头所示）远离背侧体表。从关节腔到骶外侧嵴之间的空隙被骨间韧带（星号）填充,这些韧带附着在髂骨面和骶结节上。后者几乎完全被翼状的髂骨（LL）覆盖。与（b）对比。（b）原位骶骨,从后上方观察。PSIS:髂后上嵴;W:骶骨翼;空心箭头指向骶外侧嵴,众多星号代表骨间韧带。

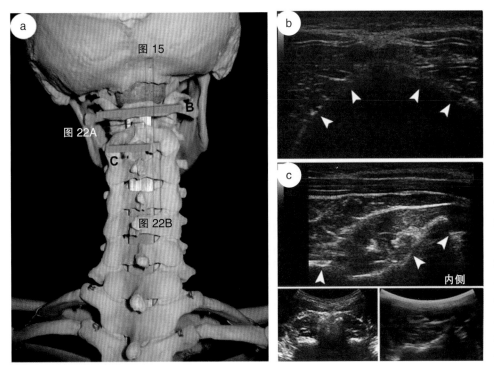

图5.14 （a）颅骨及上颈段后面观,超声图像（b,c）、图5.15以及图5.22的扫描平面位置。（b）寰椎后弓的背侧表面（三角箭头所示）。注意图像质量很大程度上受骨曲度高度变化的影响。（c）枢椎（L2）骨性轮廓。箭头从内侧到外侧依次指向:分叉棘突、横突、椎板、下关节突。要获得更清晰的椎体图像,推荐采用曲面探头,见底部插图,右图是探头位于旁正中,左图是探头位于正中。更多细节参见正文。

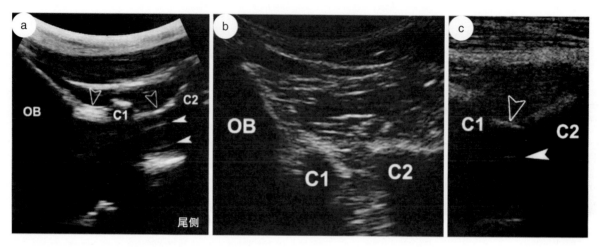

图 5.15 (a)参考图 5.14a 的扫描平面。所有标记同样适用于(b,c)。OB:枕骨;C1:寰椎后弓;C2:枢椎椎板;空心三角箭头分别指向寰枢关节及寰枕关节;白色三角箭头指向硬脊膜(更多细节见图 5.22 的说明文字)。注意(b)中由于后弯,骨间隙变窄。更多细节参见正文。

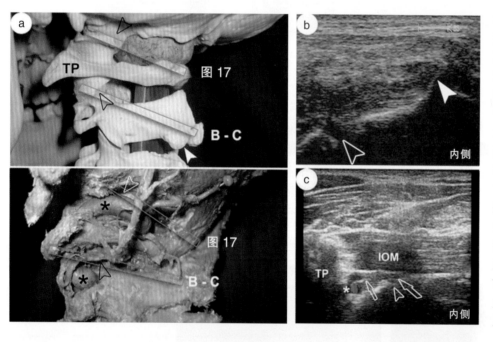

图 5.16 (a)上颈段和颅底的骨骼(上图)及重要周围组织(下图),超声图像(b,c)以及图 5.17 的扫描平面。空心三角箭头指向寰-枢(AAJ)及寰-枕(AOJ)关节;白色三角箭头指向 C2 棘突(SP)的左侧结节;星号表示椎动脉(A)。注意已显示出 A 的延长段,说明 AOJ 的一部分被隐藏了;TP:寰椎横突;所有标记同样适用于(b,c)。(b)显示 AAJ 的间隙。(c)IOM 头下斜肌。注意这个扫描与(b)相比位置更加水平,显示不出 SP,但是可以显示 TP、VA 以及 C2 背根神经节和腹侧支(空心箭头所示)。更多细节参见图 5.4b(解剖基础)及正文。

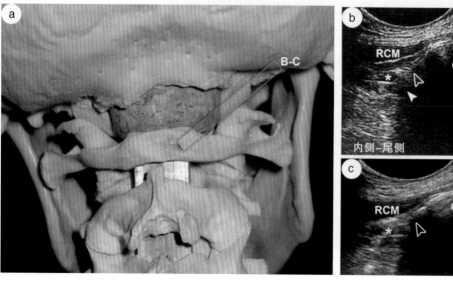

图 5.17 (a)最上段颈椎,显示超声图像(b,c)的扫描平面;与图 5.16a 做对比。(b,c)为 AOJ 间隙(空心三角箭头所示)的不同表现;注意正常情况下椎动脉(星号所示)在关节的中下方;白色三角箭头指向枢椎侧块的声影;RCM:头后大直肌。更多细节参见正文。

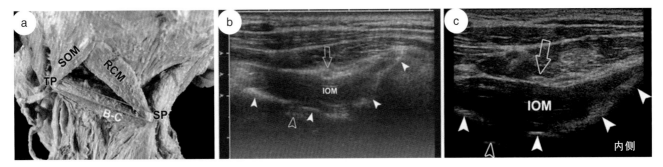

图 5.18 （a）解剖标本上的颈部短肌，显示超声图像（b,c）的扫描平面；空心矩形框在头下斜肌上；SOM：头上斜肌；RCM：头后大直肌；OB：枕骨；TP：寰椎横突；SP：枢椎棘突（后外侧观）。（b,c）的白色空心箭头由内向外依次指向寰椎横突、枢椎椎板、上关节突及枢椎侧块。GON（空心箭头所示）位于 IOM 上面。注意这些图像中 AAJ（空心三角箭头所示）均可显示。更多细节参见正文。

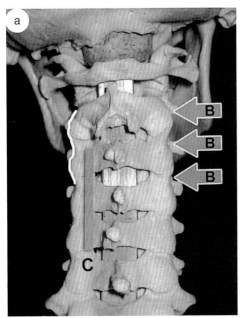
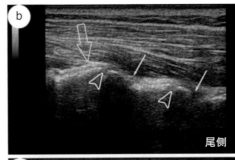
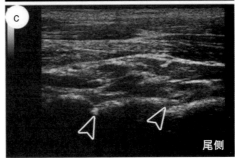

图 5.19 （a）超声图像（b,c）在 CS 上的扫描平面；后面观。注意关节柱的典型形态产生的 CS 波浪形轮廓线（白线）。（b）关节间隙（空心三角箭头所示）的可见度取决于侧方扫描的倾斜度；箭头指向 C3 和 C4 的后内侧支；空心箭头指向第三枕神经（TON）。该图像使用 18MHz 探头采集。（c）关节突关节背侧表面扫描图像。注意与（b）相比，关节间隙仅表现为"阶梯"状（空心三角箭头）。更多细节参见正文。

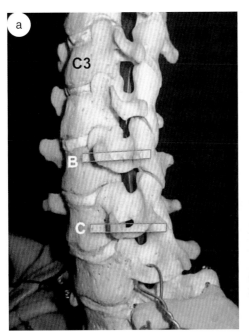
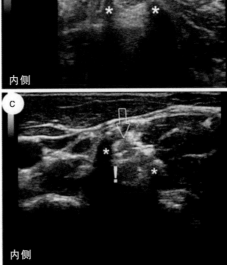

图 5.20 （a）超声图像（b,c）在 CS 上相对应的扫描平面；前外侧观。（b,c）显示的是 C5 和 C6 横突（TP）（在它们侧方根部）；星号表示前、后结节；空心箭头指向腹侧支。注意（c）中的镜像可能被误认为是真正的神经！更多细节参见图 5.24 的正文。

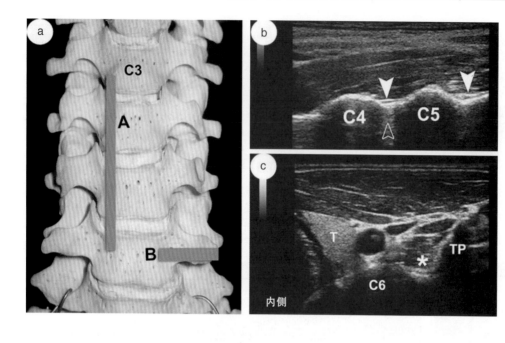

图 5.21 （a）超声图像(b,c)在 CS 上相对应的扫描平面，前面观。(b)C4 和 C5 各自的椎体；三角箭头指向前纵韧带；空心三角箭头指向椎间盘。(c)TP：横突；在颈长肌上的星号表示 TP 基底部的神经沟；T:甲状腺。更多细节参见正文。

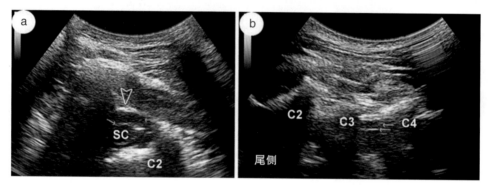

图 5.22 （a）从寰–枢关节间隙进行横向扫描，可观察到椎管及脊髓(SC)；箭头分别指向硬膜和硬膜外隙(EDS)。后者终止于寰–枢间膜的背侧(空心三角箭头所示)；C2 被寰椎的椎体及上关节突遮挡。(b)长轴旁正中扫描显示椎管和脊髓。C2 指枢椎棘突的右结节；C3 和 C4 指的是各自的椎板；箭头从浅到深依次指黄韧带(双线)、EDS 和硬脊膜囊的背侧面。扫描平面的位置见图 5.14a,可与图 5.15 做对比。更多细节参见正文。

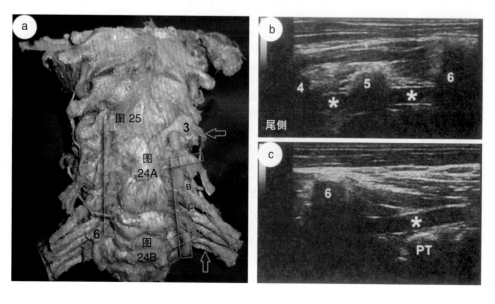

图 5.23 （a）图 5.24 和图 5.25 中超声图像(a,b)在 CS 解剖标本上相对应的扫描平面，椎动脉(VA)已注入红色乳胶，空心箭头指向 C3–T1 脊神经的腹侧支；前面观。"3"和"6"表示相应序数椎体的横突前结节。(b,c)显示下颈段椎管前方的椎动脉(星号所示)；PT:第七颈椎横突后结节。更多细节参见正文。

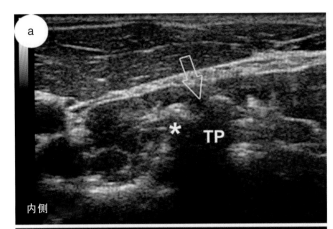

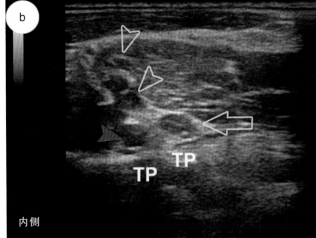

图 5.24 扫描平面的位置见图 5.23a。(a,b)显示位于横突(TP)附近的 C4 和 C7 神经根(空心箭头所示)。注意 C7 与 C4 横突的差异,短且缺少前结节(星号所示)。这就是能在这一水平短轴扫描看到 VA(三角箭头所示)的原因。注意 VA 与神经根的毗邻关系,而且不要与其他的"黑球"混淆(C5 和 C6 神经根,空心三角箭头所示)。更多细节参见正文。

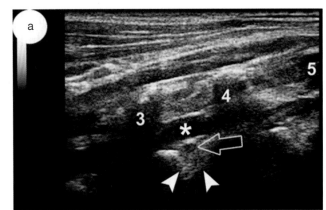

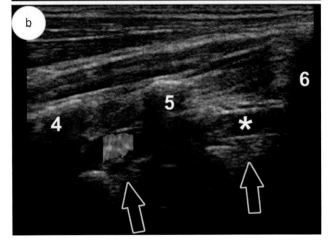

图 5.25 (a,b)扫描平面的位置见图 5.23a,显示从第三到第六颈椎之间的 VA(星号和黄色标记),可以看到 VA 从横突穿过以及 VA 的横突间部。注意神经根躺在动脉背侧,在(a)中还可看到椎间孔的轮廓。更多细节参见正文。

动脉的位置关系;神经位于椎动脉的背侧,可在它们刚离开椎间孔时观察到(图 5.25a,b)。至少从 C3/4 水平向下,椎间盘前部是可见的(图 5.21b)。但是由于钩状突这个骨性结构遮挡,椎间盘的前外侧部分是看不到的。

胸椎超声解剖

浅表结构(图 5.26 和图 5.27)

所有胸椎的后表面均可在超声下显像,尤其是横突和关节突以及肋颈的轮廓,均可作为寻找检查声窗的标记。超声下"横突窗"的肋骨可在纵向扫描 T4 或 T5 以下横突时见到(图 5.27a~c)。同样的,常可看见肋横突关节入径,外侧肋横突韧带也可清楚分辨;但看

不见胸椎小关节(图 5.27a,b)。由于 T11 和 T12 的横突(TZJ)短小,可能导致低位胸椎的辨认和(或)定位困难(图 5.27c)。

深部结构(图 5.28 和图 5.29)

除了 T11/12 和 T12/L1 间隙外,通过中线扫描通常不能看见这一部分脊柱的椎管及其内容物。T1-T4 和 T10-T12 的椎管可通过旁正中扫描部分显像(图 5.28a~c)。但是经常出现的畸形或骨化造成进一步狭窄(例如常见的黄韧带,解剖见图 5.6b),使得经常无法应用超声。相反的,尽管超声在追踪针尖位置和置管上作用比较局限,但是由于超声可显示上肋横突韧带和胸膜(图 5.29a,b),所以使用超声进行椎旁阻滞很有前景(见"浅表结构")。

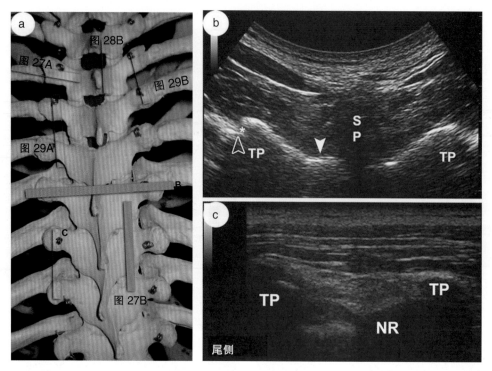

图 5.26 (a)超声图像(b,c)相对应的胸椎扫描平面;后面观。(b)TP:T7 横突背面;SP:T6 棘突声影;白色三角箭头指向 T7 椎板;空心三角箭头标示第七肋结节。注意 TP 和结节间的空隙(胸肋关节入径;星号所示)。(c)TP:T8 和 T9 横突;NR:第九肋颈。更多细节参见正文。

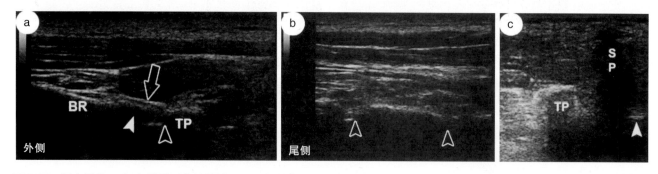

图 5.27 超声图像(a,b)扫描平面位置见图 5.26a,(c)的扫面平面位置见图 5.28a。(a)TP:T4 横突;BR:肋骨体;三角箭头标记肋骨结节;空心三角箭头指向肋横突关节(间隙);空心箭头指向外侧肋横突韧带。(b)关节突的背侧表面扫描。注意间隙"steps"指示(空心三角箭头所示)(相较于 a)。(c)TP:T11 横突的痕迹;SP:T10 棘突影;三角箭头指向右椎板。更多细节参见正文。

腰椎超声解剖

浅表结构(图 5.30 至图 5.33)

所有的腰椎背侧表面均可在超声下看到。可按照从中线–棘突(SP)向外侧经关节突(AP)至肋突(CP)扫描的方式进行定向(图 5.30b,c 和图 5.31b)。准确的定向在进行后内侧支阻滞治疗小关节疼痛时很有价值。腰椎后内侧支位于椎体乳突和副突之间的细小骨纤维通道(被乳突副突韧带覆盖)(图 5.30a)。这一解剖结构很重要,它就是为何阻滞操作太偏尾侧时易导致阻滞失败的原因之一,尤其是在韧带骨化的时候。尽管后内侧支不可见,但是超声引导下阻滞的准确性接近透视。沿纵向和横向扫描有助于显像和定位,但经常被忽视的一点是,因为个体之间 CP 位置有差异稍微倾斜探头扫描有时有帮助(图 5.30a 和图 5.31b)。还要注意的是,尽管有人提议使用线阵探头,但不要使用。原因是受超声物理特性和 LS 的特定解剖的影响,这是一个常见错误。相反的,非常纤细和(或)短

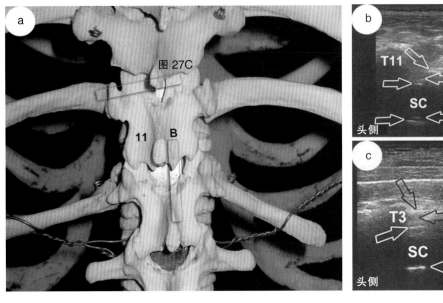

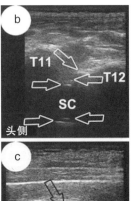

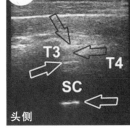

图 5.28　(a)超声图像(b)在低位胸椎上所需位置；后面观。"11"表示 T11 椎板。超声图像(c)扫描平面位置见图 5.26a。(b,c)中 T11、T12、T3、T4 标记相应胸椎的椎板；旁正中长轴扫描显示椎管及脊髓 (SC)；长箭头由浅至深指向：黄韧带(双线)、硬膜外腔(EDS)、硬膜囊背侧(和腹侧)表面及后纵韧带。更多细节参见正文。

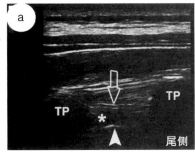

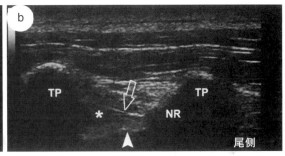

图 5.29　(a,b)的扫描平面位置见图 5.26a。(a,b)分别为 T4/T5 和 T5/T6 的横突间长轴扫描。空心箭头指向上肋横突韧带。注意(a)中见不到肋骨颈(NR)！三角箭头指向胸膜；星号位于胸椎椎旁间隙。更多细节参见正文。

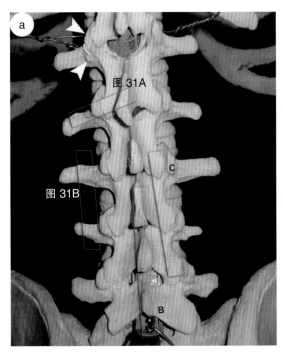

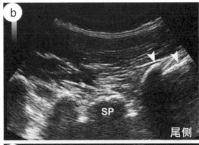

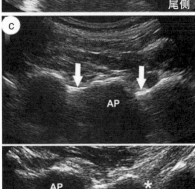

图 5.30　(a)超声图像(b,c)在腰椎(CS)上相对应的扫描平面，后面观。三角箭头指向乳突和副突，黄线表示其间腰神经后内侧支的走行，圆圈表示后内侧支阻滞靶点；见图 5.31。(b)自骶正中崎(三角箭头所示)开始的正中长轴扫描，显示(并计数)腰椎棘突(SP:L5 棘突)。(c)上下两部分显示了关节突(AP)典型但是不同的扫描图像，其成像差异与个体腰椎解剖和探头方向有关。注意上图白色的椎板轮廓(箭头所示)在下图中是不连续的(星号所示)。更多细节参见正文腰椎解剖部分。

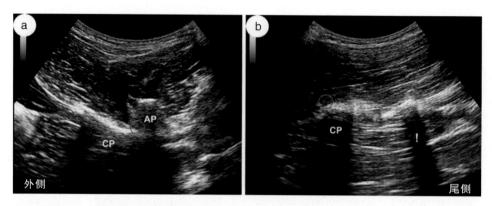

图 5.31　(a,b)的扫描平面位置见图 5.30a。(a)稍微倾斜扫描显示 L1 和 L2 的关节突(AP),L2 的肋突(CP)。(b)外侧长轴扫描显示不同宽度肋突(CP:L3 肋突;"!")产生的典型声影。圆圈表示后内侧支阻滞的靶点。

(未发育)的 TP 作为正常变异都可导致定位失败。

　　超声可以定位腰椎关节突关节(LJZ)。以下几点非常重要:①这些关节被韧带紧紧固定,是微动关节;②关节面的形状和朝向在个体间有很大差异,在同一人的两侧也有差异(图 5.32a 和腰椎解剖部分)。实际后果是,超声引导 LJZ 注射首先应被看做是关节周围注射。打破关节突(AP)表面轮廓连续性的低-无回声间隙表示 LZJ 内、外侧关节面的骨质部分背侧缘之间的距离。因此,它可作为 LZJ 背侧入路的进针点(图 5.32b)。理想情况下,可看到关节表面覆盖的是高回声的韧带结构(关节囊)(图 5.32b 和图 5.33a)。超声看不到关节腔向下延伸的部分,不管是影像学(骨质之间)还是解剖学(软骨之间)呈现的腔隙。总之,超声能够可靠定位 LZJ,但是其深部无法成像。此外,在 LZJ 有病理性改变时,用超声可能找不到间隙(图 5.33b)。

深部结构(图 5.34 至图 5.36)

　　想看到并辨认椎管内结构,最好进行旁正中长轴扫描,扫描时使脊椎屈曲以扩大声窗。这样即使从 L5 椎板和骶椎之间也可窥入(图 5.34a~c)。另外,黄韧带钙化在腰椎并不常见,但是骨化却经常发生,可能会遮挡超声探查的路径。在这种情况下,建议进行 TP 间扫描,尽管图像质量可能明显降低(图 5.35a,b)。

　　CP 间的声窗相对较宽,椎板很窄,超声可探查到较深的部位,尤其是当超声探头放于椎旁,朝向前内侧方向扫描时。这样可以看见大部分椎体(和椎间盘)(图 5.36a~c)。需要注意的是,这里所说的"深部"扫描在过度肥胖的患者无法实现。

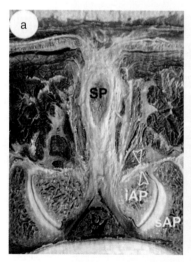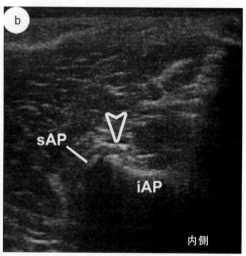

图 5.32　(a)L3 和 L4 之间腰椎小关节(LZJ)水平的横断面。L3 的棘突(SP)和下关节突(iAP);L4 的上关节突(sAP)。注意 LZJ 左侧较右侧呈钩形并且关节囊韧带增厚(空心三角箭头所示)!(b)与(a)相同层面的短轴超声图像,图例相同。注意骨性轮廓间的无回声间隙并不代表真正的关节腔解剖间隙。更多细节参见正文。

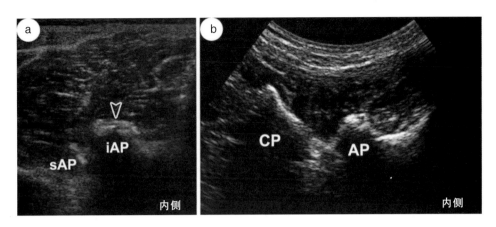

图 5.33　(a,b)不同个体和条件下的 LZJ 入路示例。(b)用曲面探头自外侧斜向扫描(可见 CP)。图例见图 5.32。注意与图 5.32b 相比,(a)间隙较窄。在(b)中没有间隙,但可见由于病理性凸起导致的 AP 骨表面不规则。更多细节参见正文。

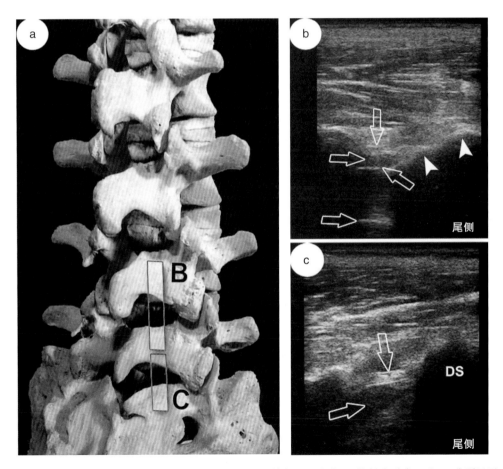

图 5.34　(a)超声图像(b)和(c)在下位腰椎上相对应的扫描平面,后外侧观。注意 S1 椎板未融合！ (b,c)分别显示 L4/L5 和 L5/S1 节段椎管。DS:骶骨背面;注意 L5 椎板(三角箭头所示)方向！箭头由浅至深指向:黄韧带(双线)、硬膜外腔(EDS)、硬膜囊(背侧面和腹侧面)。注意较低节段黄韧带厚度！ 更多细节参见正文。

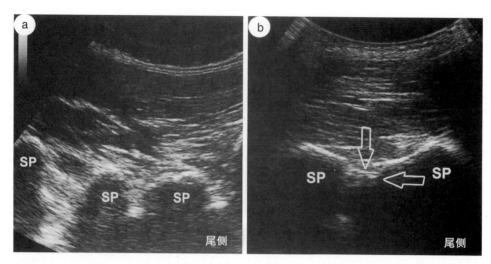

图 5.35　(a,b)下段腰椎正中长轴扫描,显示最大程度屈曲腰椎对椎管能见度的影响。SP:棘突。与图 5.34b 相比,只有在条件较好的(b)中能够显示椎管内结构,但成像质量不佳。不过至少能显示黄韧带和硬膜外腔(箭头所示)。更多细节参见正文。

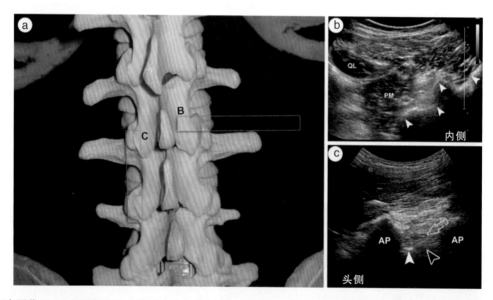

图 5.36　(a)超声图像(b,c)在腰椎(LS)上相对应的扫描平面,后面观。(b)探头位于椎旁朝向前内侧扫描获得的短轴图像。三角箭头由深至浅指示:椎体前外侧缘、关节突关节外缘、关节突和椎板。QL:腰方肌;PM:腰大肌。(c)两关节突(AP)之间的长轴扫描,紧邻椎板。空心箭头指向正在离开椎间孔的L3 神经根;三角箭头指向椎体背面,空心三角箭头指向椎间盘。更多细节参见正文。

骶椎和骶髂关节超声解剖

浅表结构(图 5.37 至图 5.40)

　　骶椎的背侧面通常成像质量极好。定位背侧骶孔和其上覆盖的韧带在超声下清晰可见,是理想的定位标志。髂嵴也能很好地显示(图 5.37a 至图 5.40c)。临床上我们需要辨认出这些组织,以便引导我们进行更深层次的操作(如经骶麻醉、骶管阻滞或骶髂关节注射)。此外,通过骶孔个数,可以发现骶骨延伸部分是否与腰椎或尾椎融合。最后,超声可以很容易探查到骶椎的异常(如脊柱裂),而且可以发现各种变异和不完全骨化。

深部结构(图 5.41 和图 5.42)

　　人们对于骶髂关节)(SIJ)的定义常不正确或与其他名词混淆。这通常导致对文献中提及的操作方法不恰当的比较或判断,尤其是在描述超声引导操作时。

　　强调一下概念,下文提到的 SIJ 是指髂骨和骶骨之间的滑液关节或动关节。

　　由于 SIJ 关节腔的延伸部分深藏于骨盆结构中（见 5.13 解剖图），超声引导只能从关节的最后方穿刺进入关节腔（图 5.41a,b），但是不能看见针在关节内的情况。由于存在针通过坐骨大孔刺入骨盆或损伤其内容物的风险，所以正确的进针方向同时清楚显示髂骨臀侧面是非常必要的。若骶骨中线部分未融合，超声引导进行骶管穿刺与在其他节段进行超声引导下硬膜外穿刺非常相似（图 5.42a,b）。

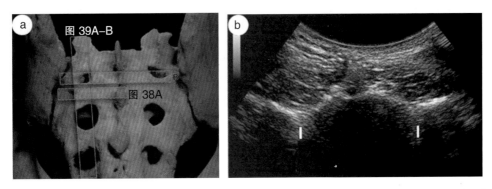

图 5.37　(a)超声图像(b)、图 5.38a 和 5.39a,b 的扫描平面位置。(b)背侧第一骶孔(I)水平短轴扫描显示的骶骨背侧表面。注意扫描到的是凹痕而不是骶嵴！更多细节参见正文。

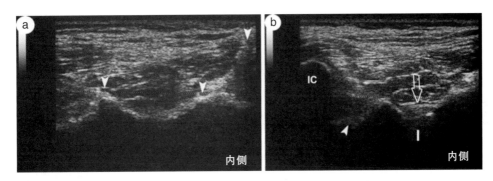

图 5.38　(a)骶嵴在超声下成像。由内至外，三角箭头指向正中、中间和外侧骶嵴。注意外侧髂嵴明显升高！更多细节参见正文。(b)扫描平面见图 5.42a。在背侧第一骶孔(I)水平稍倾斜扫描显示髂骨(IC)和外侧骶嵴。空心箭头指向覆盖骶孔的韧带；三角箭头指向骶粗隆。更多细节参见正文。

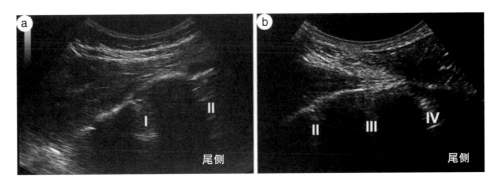

图 5.39　(a,b)显示背侧第 1 至 4 个骶孔（I-IV）。注意它们大小的差异和骶骨背侧面整体情况。更多细节参见正文。

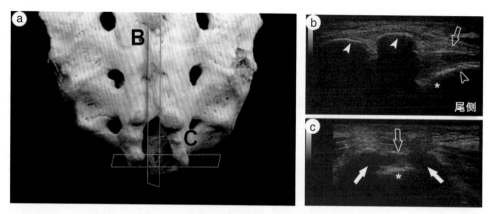

图 5.40 (a)超声图像(b,c)的扫描平面位置;低位 3 个骶椎及骶管裂孔后面观。(b)骶正中嵴(三角箭头所示)和骶管裂管的超声图像;后者被骶尾韧带(空心箭头所示)封闭;星号标记裂孔的骨性基底;空心三角箭头指向骶尾间隙。(c)骶角(白色箭头)水平横向扫描。更多细节参见正文。

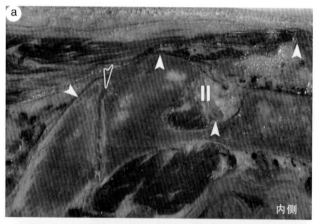

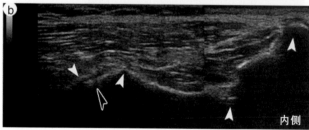

图 5.41 (a)骶髂动关节最后部横断面。横断面上的解剖学标志(三角箭头所示)在超声下可辨识,参见超声图像(b),三角箭头指示内容与(a)相同。辨认这些标志对穿刺安全至关重要。由内至外:骶正中嵴、背侧第二骶孔,骶外侧嵴和髂骨臀侧面。从这个部位进关节的入路非常小(空心三角箭头所示)。注意解剖标本中骶外侧嵴与髂骨间的沟。如果此沟存在,很可能在超声下被误认为是关节间隙! 更多细节参见正文。

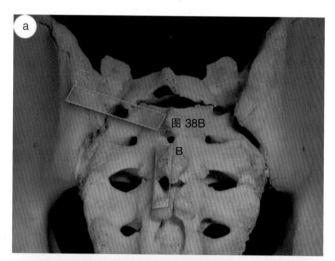

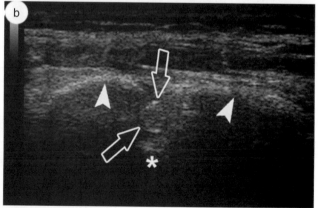

图 5.42 (a)超声图像(b)和图 5.38b 的扫描平面位置;骶骨后面观,不完全骨化在骶管后壁呈现出一个个"窗户"。(b)骶管的骨性基底(星号上方所示)和向尾侧延伸的硬膜囊末端(空心箭头所示)清晰可见,白色三角箭头指向的位置相当于椎板。

第 6 章

超声引导下第三枕神经和颈神经后内侧支阻滞

Andreas Siegenthaler and Urs Eichenberger

解剖结构 ·················· 73
颈神经后内侧支阻滞介绍 ·········· 73
为什么进行超声引导下关节神经阻滞?文献
　和我们的经验 ··············· 74
　超声在颈椎关节突关节神经阻滞中的优势 ······ 74
　超声应用的限制 ··············· 75
超声引导下第三枕神经和颈神经后内侧支阻滞

技术 ·················· 75
注射前扫描 ··············· 75
识别正确节段:方法1 ·········· 75
识别正确节段:方法2 ·········· 77
阻滞实际操作 ·············· 77
小结 ·················· 78
参考文献 ················ 79

解剖结构

　　颈椎关节突关节是由颈椎的上关节突与上一椎体的下关节突在椎板和椎弓根交界处组成的动关节。关节面的角度向尾侧逐渐增大,在上颈段与横断面呈45°,到上胸段接近90°。同时,在上颈段上关节突的关节面更多地朝向后内侧,而在低位颈椎则更多地朝向后外侧,其中C6是过渡最明显的节段[1,2]。

　　每个小关节都有纤维关节囊包绕,关节囊内衬滑膜。根据关节囊内脂肪和纤维组织含量的不同,形成了不同类型的滑膜皱襞,参与了各种关节功能障碍的病理生理过程[3]。

　　支配颈椎关节突关节的关节支起源自颈神经后支的内侧支。C3–C7颈神经后支从各自的脊神经发出后从相对应的横突根背侧通过。颈神经后支的内侧支横向穿过相应的关节柱中心,被包埋筋膜固定于骨膜,再加上头半棘肌肌腱的固定,与关节柱的背外侧骨面保持相对固定的位置关系[4]。内侧支的位置在关节柱高度的中四分之一范围内变动。颈神经后支的内

侧支走行至关节柱后部时发出关节支,一支支配上方的关节突关节,一支支配下方的关节突关节。因此,每一个典型的C2–C3以下的颈椎关节突关节都有双重神经支配,来自于其上方和下方的后内侧支。

　　C3颈神经后支的内侧支的解剖有所不同。与其他典型的后内侧支相似,其深部的内侧支绕过C3关节柱腰部支配C3–C4关节突关节。C3颈神经后支浅表的内侧支较粗大,被称作第三枕神经(TON)。它从C2–C3关节突关节侧方绕行至后方并发出关节支支配该关节。在C2–C3关节突关节上方,TON变为枕下区的皮支。

　　另一个解剖上的例外是C7颈神经后内侧支。C7颈神经后内侧支向头侧行走,靠近C7椎间孔,越过三角形的C7上关节突。

颈神经后内侧支阻滞介绍

　　颈椎关节突关节与椎间盘一起在承担颈椎轴向压力负荷中起着重要作用,尤其是压力较高时[5]。关节突关节和关节囊同时还在抵抗颈椎的剪切力上有重

要作用,它们被切除、移位,甚至是关节囊的撕裂都会增加颈椎的不稳定性[6,7]。

颈椎关节突关节和关节囊紧邻半棘肌、多裂肌和颈回旋肌,同时大约23%的关节囊区域有这些肌纤维的长入,肌肉过度收缩导致这些关节结构的损伤[8,9]。这些关节和关节囊本身也被发现存在致痛成分,提示它们可能是独立的致痛因素[10]。关节突关节退行性变在老年人中广泛存在[11],而且关节突关节参与慢性颈痛的发生率为35%~55%[12,13],使它成为疼痛介入治疗的重要靶点。

颈椎关节突关节神经阻滞可用于保守治疗效果不佳且伴有临床和(或)影像学关节受累证据的轴性颈痛。在颈痛患者中,挥鞭样损伤相关障碍是一类特殊病变,常发生于创伤事件之后,如车祸。小关节过度受压及囊韧带牵拉可在挥鞭样损伤之后导致颈部疼痛[14]。对挥鞭样损伤导致的慢性颈痛,保守治疗通常远期疗效不佳[15]。可能的原因是缺乏解剖学诊断并且没有针对病因治疗。由于缺乏可靠的临床及放射学表现鉴别责任关节,因此诊断性颈神经后内侧支阻滞是唯一确诊关节突关节痛的可靠方法[16,17]。由于单次阻滞的假阳性率为38%[18],因此,应在另一天进行第二次确认性阻滞以减少假阳性反应的发生率[19]。在施行诊断性阻滞以后,超过50%患者的疼痛病因可追溯到一个或多个颈椎关节突关节[20]。可对这些患者实施经皮射频神经毁损术治疗。射频神经毁损术在1980年由Sluijtor和Koetsveld-Baart首先采用[21],已被证实是关节突关节疼痛的有效治疗手段[22]。射频神经毁损仅用于两次诊断性阻滞均获得阳性结果的病例。第三枕神经毁损术治疗起源自C2-C3关节突关节,是第三枕神经介导的头部疼痛的有效手段[23]。此外,近期研究表明,用或不用类固醇,重复进行颈神经后内侧支阻滞也可产生治疗效果[24]。

为什么进行超声引导下关节神经阻滞?文献和我们的经验

在对志愿者的研究中,我们证实看到并阻滞第三枕神经是可行的[25]。

通常,诊断性阻滞会在X线透视(或CT)下进行。然而,神经在X线和CT下是不可见的。在我们的研究中,证实了支配C2-C3关节突关节和小部分皮肤的第三枕神经在超声下是可视的,并可通过超声引导进行阻滞。对14名健康志愿者的C2-C3关节区域用15MHz的探头进行超声探查。采用双盲-随机的方式给受试者注射生理盐水或局麻药。用X线透视验证穿刺针位置。用针刺和冷刺激对支配区皮肤感觉进行测试。在所有14名志愿者中,颈部超声探查是可行的,同时第三枕神经在28次检查中有27次是可视的。在大部分探查中,第三枕神经呈椭圆形低回声结构,内有高回声小点,这是外周神经在超声下的典型表现[26,27]。

第三枕神经的平均直径为2.0mm(范围1.0~3.0mm),平均深度为20.8mm(范围14.0~27.0mm),所有受试者中只有一例支配区皮肤未被麻醉,同时所有给予生理盐水的受试者均未被麻醉。用放射学方法对穿刺针定位分析显示,在28次中有27次实现了对C2-C3关节突关节的准确定位,同时显示28次中有23次穿刺针的位置是准确的(准确率82%)。

虽然在上述研究中,我们报道了辨识第三枕神经的可行性,但是没有其他关于超声引导下低位颈神经内侧支阻滞的可行性研究。尽管如此,这项技术已被阐述[28,29]。

在我们的疼痛中心,目前已经完成了对于所有支配关节突关节神经的超声可视化问题的验证,得出了满意结果(Siegenthaler等,未发表数据)。在慢性颈部疼痛患者中,绝大多数都能够通过超声的颈神经后内侧支进行描述和归类。唯一例外的是C7的后内侧支,它很难被看见。这可能是由于C7的侧支被很厚的软组织层遮挡,更靠近外侧和(或)其轻微的解剖学变异。这些颈神经后内侧支直径仅1~1.5mm,需要高频率超声来分辨这些细小的组织,在C7后内侧支的位置,超声可能无法穿透到足够深度。

超声在颈椎关节突关节神经阻滞中的优势

后内侧支阻滞通常在X线透视下进行;然而,少部分疼痛医生也使用CT进行引导。菱形关节柱的中心(或C7上关节突)可作为骨性标志,在侧位透视时很容易确认。在这些骨性标志处,后内侧支与脊神经和椎动脉之间有一定的安全距离,可用穿刺针在此处进行阻滞。由于通常需要进行数次阻滞以确定有症状的关节,或排除关节突关节痛,操作过程中会使患者和相关人员暴露于大剂量辐射当中。与之相反,超声不存在辐射问题。

超声下可识别肌肉、韧带、血管、关节和骨表面。重要的是,使用高分辨率的探头可识别细小的神经。这个特点是X线和CT所不具备的,也是超声在疼痛介入治疗中拥有很大潜力的主要原因。不同于X线和

CT，使用超声不必将患者和相关人员暴露于辐射当中。超声可以连续成像，可以实时地观察药物的注射过程。因此，当靶神经确认后，超声提供了独特的机会，来观察注药过程中药物在注射部位的扩散情况，不必暴露辐射和注射造影剂。血管也是可视的，尤其是在使用超声多普勒技术时。因此，它极大降低了局麻药注入血管或血管损伤的风险。超声的费用低于CT，而且由于设备类型的差异，其费用甚至可能低于X线。

超声应用的限制

主要的限制是超声对细穿刺针的可视性差。然而，在进针过程中引起的组织运动给有经验的操作者提供了足够的信息来确认针尖位置。由于骨组织可反射超声波，因此骨下方的组织（如骨赘）很难在超声下看到。为了识别细小神经，必须使用高频探头。然而，频率越高，超声波对组织的穿透能力越弱（工作深度受限），这意味着它不能分辨距体表深度几厘米以上的细小神经。

超声引导下第三枕神经和颈神经后内侧支阻滞技术

注射前扫描

患者处于左侧或右侧卧位。通常，我们会在皮肤消毒之前用超声探查所有重要结构，之后用无菌塑料套包住超声探头。

识别正确节段：方法1

使用高分辨率超声进行扫描（我们使用的是Sequoia 512®超声系统，配合15MHz高频线阵探头，15L8w，Acuson公司，山景城，加州），从颅底部开始扫描，探头的头侧置于乳突上，方向与颈椎长轴平行。

缓慢前后移动探头距乳突尾侧几毫米处，可以看到上颈段最表浅的骨性标志，如C1的横突。再向尾侧移动并轻轻旋转探头，可在同一个超声图像中见到距C1横突尾侧约2cm处的C2横突。这三个骨性标志都相对表浅（依患者体型而异）并产生一个典型的带有骨性结构阴影的高亮反射。在C1和C2横突之间、1~2cm深的位置可看到椎动脉的搏动。这时使用多普勒技术更有利于观察到这一重要结构。在这个位置，动脉越过C1-C2关节的前外侧部。

将探头向背侧移动约5~8cm，可在画面尾侧三分

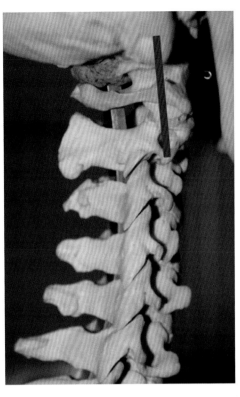

图6.1 为了辨认C2-C3的关节突关节，我们从颅底开始扫描，探头的头侧置于乳突上，方向与颈椎长轴平行。图中蓝色矩形示意探头与下方脊柱的相对位置。

之一看到C1后方和C2的关节柱（C2-C3关节突关节的头侧部分）（探头位置见图6.2）。现在探头依然保持与颈椎长轴平行，继续向尾侧移动，可以将C2-C3和C3-C4的关节图像移动到画面中间。超声探头的大概位置如图6.3所示，获得的图像如图6.4所示。在此处需要我们轻轻转动探头以辨别出越过C2-C3关节的TON。由于我们知道在这个平面TON从距骨面约1mm的距离越过C2-C3关节突关节[31]，在这个位置我们需要搜寻细小周围神经的典型超声图像，垂直穿过超声平面的周围神经（如本例）比与平面平行的周围神经更容易分辨。它的典型表现是，椭圆形低回声区域内出现被一圈高回声视野包围的高回声斑点[26,27,32]。

用同样的方法可以寻找到其他颈神经后内侧支。一旦我们找到了C2-C3的关节，探头只需要慢慢向尾侧移动就可以了。关节柱骨面反射的最高点代表了这些关节突关节。

从C2-C3开始我们继续向尾侧移动探头来计数"山峰"数量（依然沿着颈部长轴移动），直到到达我们感兴趣的关节水平。将探头置于图6.5和图6.6所示位置，可得到如图6.7所示的C3-C4与C4-C5水

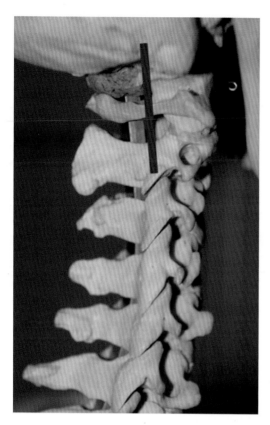

图 6.2 从图 6.1 所示的探头位置再向背侧移动 5~8mm 到如图所示位置。可以看到 C1 的后弓,并在超声图像的尾部三分之一看到 C2 的关节柱。

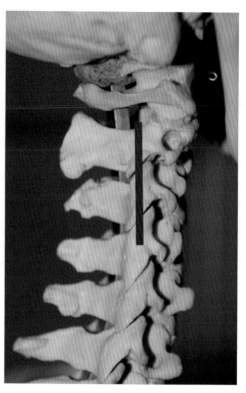

图 6.3 辨认 C2-C3 关节突关节时探头相对下方的脊柱所处的最终位置。探头从图 6.1 所示位置向图 6.3 所示最终位置的移动方法详见正文。

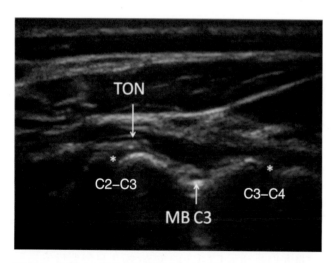

图 6.4 从图 6.3 所示的传感器位置得到的图像。第三枕神经越过 C2-C3 关节面,C3 的后内侧支从 C2-C3 与 C3-C4 关节间的最低点穿过。可以看到神经在超声下的典型图像:一个椭圆形低回声结构(黑色),内有被高回声区域包围的高回声斑点(白色)。

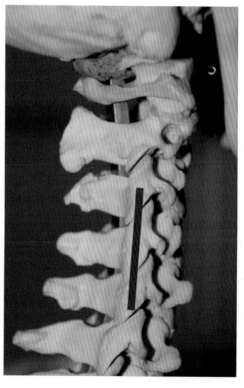

图 6.5 此图示意图 6.7 中探头与颈椎的相对位置。

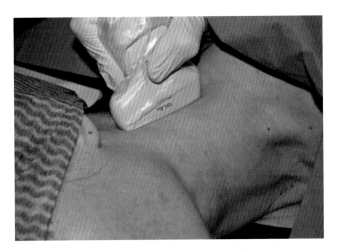

图 6.6　图 6.7 中探头在颈部所处位置。

平的图像。将关节移到画面中心，我们可以看到支配关节的两个后内侧支。只有 C2-C3 的关节被一个单独的神经支配（TON），所有更尾侧的关节都由两个后内侧支支配，分别起源于关节头侧和尾侧的两个神经根。不像 TON，这些后内侧支并不越过关节的最高点，而是从前向后穿过两个关节间的最低点。

识别正确节段：方法 2

这种方法尤其适用于低位颈椎，它可用于识别并计数位于肌间沟内的神经根，然后再追踪它们直到与之相对应的骨性颈椎节段。如果难以看到神经根，可以先定位到 C5、C6 或 C7，将它们作为解剖学标志帮助我们找到神经根，并延神经根向外追溯。通常 C6 横

突最为突出，显示出明显的前、后结节（U 型）以及骨背侧阴影。在两个结节之间可看到神经根前部。沿着这个神经根向外侧追溯可以找到斜角肌肌间沟，尽管这两个斜角肌在超声下很难辨认。

在 C7 水平，是没有前结节的，在神经根稍前方可看到椎动脉。图 6.8 示意了获得 C7 神经根及椎动脉超声图像（图 6.9a）时探头所在位置。为了更好地显示椎动脉（图 6.9b），我们建议使用彩色多普勒技术，这将有助于识别正确的颈椎节段以及相应的神经根，但是我们必须意识到可能会有解剖学变异。

在工作区域和探头消毒后，在皮肤相应位置做上标记，有助于提高结构识别的成功率。

阻滞实际操作

在扫描颈部并确认目标神经后，对皮肤进行消毒，给探头包上无菌塑料套，并涂抹无菌超声耦合凝胶。从探头稍前方进针并向波束方向缓慢进针，如图 6.10 所示。我们选用 24G 斜面针并通过延长管连上注射器，注射器由助手进行操作。进针直至看到针尖到达神经旁边。在这个位置，注入局麻药（LA），每次推注 0.1mL，直到它充分接触到神经。需要时可稍微调整针尖位置。传统的 X 线引导下第三枕神经阻滞技术，需要定位三个靶点，每个点注射 0.3mL（总共 0.9mL）的 LA。我们的经验表明，在超声引导下 0.5mL 的 LA 足够阻滞第三枕神经。阻滞其他后内侧支时通常 0.3mL 的 LA 就足够了。总的用量取决于 LA 的弥散范围。我们建议每一个神经给药不超过 0.5mL，因为过高的剂量会阻滞后内侧支周围可能引起疼痛的结构，降低阻

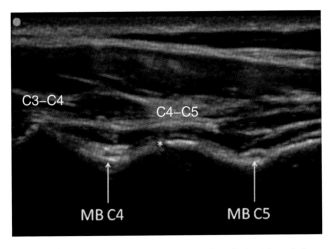

图 6.7　C3-C4 及 C4-C5 关节骨性结构典型的高回声（白色）。在 C3-C4 与 C4-C5 关节突关节之间的最深处可以看到 C4 的后内侧支（MBC4），几乎与骨面接触。在 C4-C5 关节尾侧的骨性表面最深处可以看到 C5 的后内侧支（MBC5）。

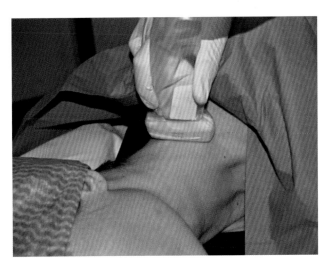

图 6.8　如图 6.9a，b 所示，探头在辨认颈椎节段扫描 C7 神经根时的位置。

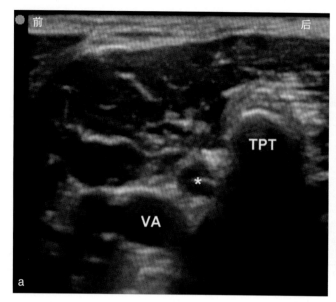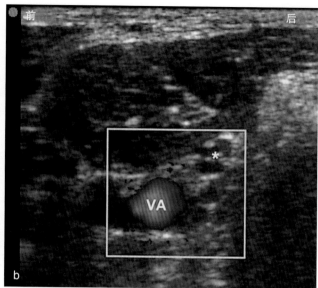

图6-9　(a)C7神经根的超声图像,椎动脉在距神经根前方几毫米处。星号:C7神经根,VA:椎动脉,TPT:C7横突的后结节。(b)与(a)相同的图像在多普勒下的表现。

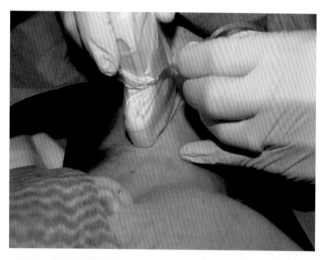

图6-10　在C4-C5水平进行超声引导下颈神经后内侧支阻滞时针与探头的位置关系。探头平行于颈部长轴方向,针紧邻探头前方刺入并缓慢推进。

滞的特异性。

我们总是建议从前向后进行穿刺,因为所有脆弱结构均位于小关节前方(例如,椎动脉和椎间孔)。这会降低由于没能正确识别针尖位置而误入这些组织的风险。然而我们不建议缺乏超声引导注射经验的人执行此操作,这项操作应在接受足够的穿刺针引导训练后才能进行,在获得更多的超声下辨认神经的经验后,超声引导下射频消融(RFA)将会变得可行,这种方法能够减少穿刺损伤的次数。此外,先在超声引导下将RF针穿刺到神经附近,再在X线透视下验证,这种方法也能减少辐射量。

小　结

本章节介绍了超声的潜在优势,并讲述了超声引导下TON和颈神经后内侧支阻滞技术。与透视和CT不同,在超声下可看到大部分患者的颈神经后内侧支,并将局麻药尽可能近地注射到靶神经周围。然而,超声也有它的限制。由于患者体型的差异,并不是在所有病例中都能看到非常细小的神经,尤其在C7水平。

用超声探查颈神经后内侧支这种粗细程度的神经,需要极好的解剖知识和操作经验。神经的辨认通常是很困难的。因此,在操作前进行足够的训练是非常必要的。缺乏训练会使这一过程变得无效且不安全,尤其是颈部这样一个充满重要结构的部位。

进一步的研究将证实,超声引导下进行诊断性或治疗性的颈椎关节突关节神经阻滞,其有效性和安全性是优于起码等同于传统的透视或CT引导等技术的。

参考文献

1. Pal GP, Routal RV, Saggu SK. The orientation of the articular facets of the zygapophyseal joints at the cervical and upper thoracic region. *J Anat.* 2001;198(pt 4):431–441.

2. Yoganandan N, Knowles SA, Maiman DJ, Pintar FA. Anatomic study of the morphology of human cervical facet joint. *Spine (Phila Pa 1976).* 2003;28(20):2317–2323.

3. Inami S, Kaneoka K, Hayashi K, Ochiai N. Types of synovial fold in the cervical facet joint. *J Orthop Sci.* 2000;5(5):475–480.

4. Bogduk N. The clinical anatomy of the cervical dorsal rami. *Spine.* 1982;7(4):319–330.

5. Teo EC, Ng HW. Evaluation of the role of ligaments, facets and disc nucleus in lower cervical spine under compression and sagittal moments using finite element method. *Med Eng Phys.* 2001;23(3):155–164.

6. Raynor RB, Pugh J, Shapiro I. Cervical facetectomy and its effect on spine strength. *J Neurosurg.* 1985;63(2):278–282.

7. Zdeblick TA, Abitbol JJ, Kunz DN, McCabe RP, Garfin S. Cervical stability after sequential capsule resection. *Spine (Phila Pa 1976).* 1993;18(14):2005–2008.

8. Siegmund GP, Myers BS, Davis MB, Bohnet HF, Winkelstein BA. Mechanical evidence of cervical facet capsule injury during whiplash: a cadaveric study using combined shear, compression, and extension loading. *Spine (Phila Pa 1976).* 2001;26(19):2095–2101.

9. Winkelstein BA, McLendon RE, Barbir A, Myers BS. An anatomical investigation of the human cervical facet capsule, quantifying muscle insertion area. *J Anat.* 2001;198(pt 4):455–461.

10. Kallakuri S, Singh A, Chen C, Cavanaugh JM. Demonstration of substance P, calcitonin gene-related peptide, and protein gene product 9.5 containing nerve fibers in human cervical facet joint capsules. *Spine (Phila Pa 1976).* 2004;29(11):1182–1186.

11. Kettler A, Werner K, Wilke HJ. Morphological changes of cervical facet joints in elderly individuals. *Eur Spine J.* 2007;16(7):987–992.

12. Barnsley L, Lord SM, Wallis BJ, Bogduk N. The prevalence of chronic cervical zygapophysial joint pain after whiplash. *Spine.* 1995;20(1):20–26.

13. Manchikanti L, Boswell MV, Singh V, Pampati V, Damron KS, Beyer CD. Prevalence of facet joint pain in chronic spinal pain of cervical, thoracic, and lumbar regions. *BMC Musculoskelet Disord.* 2004;5:15.

14. Pearson AM, Ivancic PC, Ito S, Panjabi MM. Facet joint kinematics and injury mechanisms during simulated whiplash. *Spine.* 2004;29(4):390–397.

15. Radanov BP, Sturzenegger M, Di Stefano G. Long-term outcome after whiplash injury. A 2-year follow-up considering features of injury mechanism and somatic, radiologic, and psychosocial findings. *Medicine (Baltimore).* 1995;74(5):281–297.

16. Barnsley L, Lord S, Bogduk N. Comparative local anaesthetic blocks in the diagnosis of cervical zygapophysial joint pain. *Pain.* 1993;55(1):99–106.

17. Barnsley L, Bogduk N. Medial branch blocks are specific for the diagnosis of cervical zygapophyseal joint pain. *Reg Anesth.* 1993;18(6):343–350.

18. Barnsley L, Lord S, Wallis B, Bogduk N. False-positive rates of cervical zygapophysial joint blocks. *Clin J Pain.* 1993;9(2):124–130.

19. Bogduk N. International Spinal Injection Society guidelines for the performance of spinal injection procedures. Part 1: zygapophysial joint blocks. *Clin J Pain.* 1997;13(4):285–302.

20. Lord SM, Barnsley L, Wallis BJ, Bogduk N. Chronic cervical zygapophysial joint pain after whiplash. A placebo-controlled prevalence study. *Spine.* 1996;21(15):1737–1745.

21. Sluijter ME, Koetsveld-Baart CC. Interruption of pain pathways in the treatment of the cervical syndrome. *Anaesthesia.* 1980;35(3):302–307.

22. Lord SM, Barnsley L, Wallis BJ, McDonald GJ, Bogduk N. Percutaneous radio-frequency neurotomy for chronic cervical zygapophyseal-joint pain. *N Engl J Med.* 1996;335(23):1721–1726.

23. Govind J, King W, Bailey B, Bogduk N. Radiofrequency neurotomy for the treatment of third occipital headache. *J Neurol Neurosurg Psychiatry.* 2003;74(1):88–93.

24. Manchikanti L, Singh V, Falco FJ, Cash KM, Fellows B. Cervical medial branch blocks for chronic cervical facet joint pain: a randomized, double-blind, controlled trial with one-year follow-up. *Spine.* 2008;33(17):1813–1820.

25. Eichenberger U, Greher M, Kapral S, et al. Sonographic visualization and ultrasound-guided block of the third occipital nerve: prospective for a new method to diagnose C2-C3 zygapophysial joint pain. *Anesthesiology.* 2006;104(2):303–308.

26. Martinoli C, Bianchi S, Dahmane M, Pugliese F, Bianchi-Zamorani P, Valle M. Ultrasound of tendons and nerves. *Eur Radiol.* 2002;12(1):44–55.

27. Silvestri E, Martinoli C, Derchi LE, Bertolotto M, Chiaramondia M, Rosenberg I. Echotexture of peripheral nerves: correlation between US and histologic findings and criteria to differentiate tendons. *Radiology*. 1995;197(1):291–296.

28. Gofeld M. Ultrasonography in pain medicine: a critical review. *Pain Pract*. 2008;8(4):226–240.

29. Siegenthaler A, Narouze S, Eichenberger U. Ultrasound-guided third occipital nerve and cervical medial branch nerve blocks. *Tech Reg Anesth Pain Manag*. 2009;13:128–132.

30. Fishman SM, Smith H, Meleger A, Seibert JA. Radiation safety in pain medicine. *Reg Anesth Pain Med*. 2002;27(3):296–305.

31. Lord SM, McDonald GJ, Bogduk N. Percutaneous radiofrequency neurotomy of the cervical medial branches: a validated treatment for cervical zygapophysial joint pain. *Neurosurg Q*. 1998;8(4):288–308.

32. Fornage BD. Peripheral nerves of the extremities: imaging with US. *Radiology*. 1988;167(1):179–182.

超声引导下颈椎关节突(小关节)关节腔内注射

Samer N. Narouze

颈椎小关节的解剖 ················· 81
颈椎关节突关节腔内注射指征 ············· 81
超声引导下颈椎小关节注射的文献回顾 ········ 81
超声引导下颈椎小关节关节腔内注射技术 ······ 81

外侧入路 ···················· 81
后侧入路 ···················· 82
参考文献 ···················· 83

颈椎小关节的解剖

颈椎关节突关节(小关节)是由颈椎的上关节突与上一椎体的下关节突在椎板和椎弓根交界处组成的动关节。关节成角向尾侧逐渐增大,在上颈段与横断面呈45°,到上胸段接近垂直位。同时,在上颈段上关节突的关节面更多地朝向后内侧,而在低位颈椎则更多地朝向后外侧,其中C6是过渡最明显的节段[1,2]。

每个小关节都有纤维关节囊包绕,关节囊内衬滑膜。根据关节囊内脂肪和纤维组织含量的不同,形成了不同类型的滑膜皱襞,参与了各种关节功能障碍的病理生理过程[3]。

小关节过度受压及囊韧带牵拉可在挥鞭样损伤之后,导致颈部疼痛[4]。小关节和关节囊本身也被发现存在致痛成分,提示它们在疼痛的产生中起着独立的作用[5]。关节退行性变在老年人中普遍存在,而且小关节参与慢性颈部痛的发生率为35%~55%[6,7]。

颈椎关节突关节腔内注射指征

小关节介导的疼痛不能仅根据临床检查或影像学检查诊断。颈椎小关节腔内注射已被用于小关节源性疼痛的诊断和治疗[8]。然而,颈椎关节突注射有效缓解颈部疼痛的证据仍然不足[9,10]。颈神经后内侧支阻滞仍然被认为是诊断小关节源性疼痛的金标准[11]。

超声引导下颈椎小关节注射的文献回顾

Galiano 等[12]报道了在尸体上经外侧入路用超声引导进行颈椎小关节关节内注射的可行性。40个案例中有36个从C2-C3到C6-C7的小关节被准确地辨认。CT证实了针尖在关节间隙内。后来同一研究组研究并推广了超声引导下的CT辅助导航系统作为小关节注射的教学工具[13]。

超声引导下颈椎小关节关节腔内注射技术

外侧入路

嘱患者侧卧位,并正确识别颈椎节段(见第8章)。用高频线阵探头进行短轴扫描。上关节突和下关节突构成的小关节呈高回声信号,二者之间的关节腔呈现为无回声间隙。从探头外侧进针,在平面内以后向前穿

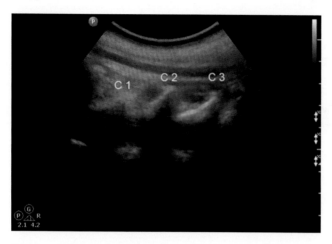

图 7.1 在中线通过颈椎棘突进行长轴扫描。注意 C1 紧邻枕骨的尾侧，并且与 C2 分叉的棘突相比，C1 只有一个退化的棘突。

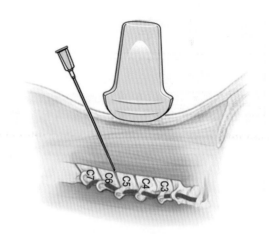

图 7.2 探头置于旁正中位进行长轴扫描，以获得小关节的矢状位图像。针在平面内进入 C5-C6 小关节间隙。转载许可，Cleveland Clinic Center for Medical Art & Photography ⓒ 2009-2010 版权所有。

刺，在实时的超声引导下到达靶点(关节间隙)[12]。

后侧入路

后侧入路是比外侧入路更实用的方法，因为患者采用俯卧位，而双侧注射不需要改变体位。首先从中线位置进行矢状位扫描来确定正确的颈椎水平。C1 颈椎没有或只有退化的棘突基部，所以首先看到的分叉的棘突属于 C2(图 7.1)。然后，可以继续向尾侧计数。线性或者曲面探头的选择取决于患者的体型。首先在正中线上进行长轴扫描(棘突)，然后向侧方扫描，可以很容易地看到椎板，继续向外侧扫描就可以看到小

关节的图像表现为"锯齿征"(图 7.2)。如果不确定是否为小关节，可以继续向外侧扫描，直到小关节在画面中消失，然后返回内侧寻找小关节。下关节突在上方，上关节突在下方呈现为高回声信号，关节腔在二者之间表现为无回声间隙(图 7.3)。从探头尾侧进针，在平面内从尾侧向头侧穿刺，在实时超声引导下到达关节尾部(图 7.4)。我们相信，这是超声引导的另一优势，因为从尾侧向头侧的方向正好与颈椎小关节的成角相匹配，使穿刺针很容易进入到关节间隙[14]。

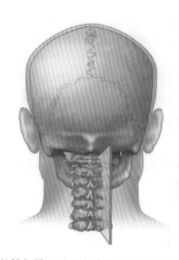

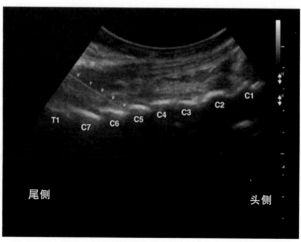

图 7.3 矢状位长轴扫描显示出小关节的关节突呈"锯齿征"。转载许可，Cleveland Clinic Center for Medical Art & Photography ⓒ 2009-2010 版权所有。

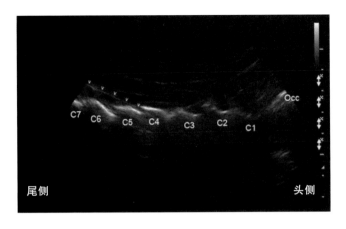

尾侧　　　　　　　　　　　　　　　　　头侧

图 7.4　从探头尾侧进针，在平面内进入到 C4–C5 小关节（箭头所示）尾部。Occ：枕骨。

参考文献

1. Pal GP, Routal RV, Saggu SK. The orientation of the articular facets of the zygapophyseal joints at the cervical and upper thoracic region. *J Anat.* 2001;198:431–441.

2. Yoganandan N, Knowles SA, Maiman DJ, Pintar FA. Anatomic study of the morphology of human cervical facet joint. *Spine.* 2003;28:2317–2323.

3. Inami S, Kaneoka K, Hayashi K, Ochiai N. Types of synovial fold in the cervical facet joint. *J Orthop Sci.* 2000;5:475–480.

4. Pearson AM, Ivancic PC, Ito S, Panjabi MM. Facet joint kinematics and injury mechanisms during simulated whiplash. *Spine.* 2004;29:390–397.

5. Kallakuri S, Singh A, Chen C, Cavanaugh JM. Demonstration of substance P, calcitonin gene-related peptide, and protein gene product 9.5 containing nerve fibers in human cervical facet joint capsules. *Spine.* 2004;29:1182–1186.

6. Manchikanti L, Boswell MV, Singh V, Pampati V, Damron KS, Beyer CD. Prevalence of facet joint pain in chronic spinal pain of cervical, thoracic, and lumbar regions. *BMC Musculoskelet Disord.* 2004;5:15.

7. Barnsley L, Lord SM, Wallis BJ, Bogduk N. The prevalence of chronic cervical zygapophysial joint pain after whiplash. *Spine.* 1995;20:20–25.

8. Hove B, Gyldensted C. Cervical analgesic facet joint arthrography. *Neuroradiology.* 1990;32:456–459.

9. Barnsley L, Lord SM, Wallis BJ, Bogduk N. Lack of effect of intra-articular corticosteroids for chronic pain in the cervical zygapophysial joints. *N Engl J Med.* 1994;330:1047–1050.

10. Carragee EJ, Hurwitz EL, Cheng I, et al. Treatment of neck pain: injections and surgical interventions: results of the Bone and Joint Decade 2000-2010 Task Force on Neck Pain and Its Associated Disorders. *Spine.* 2008;33:S153–S169.

11. Barnsley L, Bogduk N. Medial branch blocks are specific for the diagnosis of cervical zygapophyseal joint pain. *Reg Anesth.* 1993;18:343–50.

12. Galiano K, Obwegeser AA, Bodner G, et al. Ultrasound-guided facet joint injections in the middle to lower cervical spine: a CT-controlled sonoanatomic study. *Clin J Pain.* 2006;22:538–543.

13. Galiano K, Obwegeser AA, Bale R, et al. Ultrasound-guided and CT-navigation-assisted periradicular and facet joint injections in the lumbar and cervical spine: a new teaching tool to recognize the sonoanatomic pattern. *Reg Anesth Pain Med.* 2007;32:254–257.

14. Narouze S, Peng P. Ultrasound-guided interventional procedures in pain medicine: a review of anatomy, sonoanaotmy and procedures. Part II: axial structures. *Reg Anesth Pain Med* 2010;35(4):386–396.

第 8 章

超声引导下颈神经根阻滞

Samer N. Narouze

颈神经根的解剖 ……………………… 84
适应证 ……………………………… 84
X线透视引导技术的局限性 ………… 84
超声引导下的颈神经根阻滞文献回顾 ………… 84
颈椎的超声解剖和颈椎节段的确定 ………… 85
超声引导下的选择性颈神经根阻滞 ………… 85
参考文献 ……………………………… 87

颈神经根的解剖

颈脊神经占据椎间孔的下部,根静脉位于椎间孔上方。根动脉自椎体发出,沿颈椎上行,颈深动脉紧邻脊神经。

Huntoon 报道,在尸体上,颈外动脉和颈深动脉汇聚成脊髓前动脉,与椎动脉伴行。椎间孔 20% 的空间被颈外动脉或颈深动脉的分支占据,经颈椎椎间孔操作的针道只有 2mm。这些血管中的 1/3 进入椎间孔后构成根血管或脊髓的节段滋养血管,即使是针的位置正确也容易损伤或误入血管[1]。

Hoeft 等[2]在一项单独的尸体研究中发现,起源于椎动脉的根动脉位于椎间孔的最前内侧,然而那些颈外或者颈深动脉的分支是最有临床意义的,它们必须通过整个椎间孔的全长。

适应证

颈神经根阻滞/经椎间孔硬膜外注射适用于保守治疗无效的颈神经根性痛。

颈椎的硬膜外注射可以采用椎板间入路或者椎间孔入路。颈椎根性痛经常由椎间孔狭窄引起,椎间孔入路可以在减少注射总量的同时使激素在受累神经根周围浓聚,在减轻根性病症状方面也很有效[3,4]。

X 线透视引导技术的局限性

颈椎经椎间孔注射通常在 X 线透视或 CT 下完成。然而文献中几乎没有椎动脉损伤和(或)脊髓及脑干梗死导致致命性并发症的报道[7-11]。损伤的机制是血管痉挛或者意外动脉内注药后激素微粒形成栓子[7,8]。

目前,颈椎经椎间孔注射技术的指南指出,在斜位 X 线透视引导下将穿刺针紧贴上关节突前方,从椎间孔后部进入,尽可能降低损伤椎动脉或神经根的风险[12]。尽管严格依据指南进行操作,仍然有不良事件的报道[7,8]。X 线透视引导穿刺的一个潜在的缺点是,针可能刺伤位于椎间孔后部的脊髓前动脉重要分支血管[1]。这一点运用超声可以避免,因为它可以显示软组织、神经、血管以及药液在神经周围的扩散情况,所以比 X 线透视更具潜在优势。超声可以在血管被刺中前辨认出血管,而 X 线只有在血管被刺中后才能发现[13]。

超声引导下的颈神经根阻滞文献回顾

Galiano 等[4]首先报道了在尸体上进行超声引导下颈神经根周围注射;然而他们无法评估椎间孔附近有关的血管情况。

Narouze 等[15]报道了一个先导性研究,10 位患者以超声为主要引导工具接受颈神经根注射，X 线透视作为对照。放射学的靶点在斜位像上是间孔的后部，紧贴着 SAP 前方，在前后位像上位于关节柱所在的正中矢状面（经椎间孔注射靶点）。

斜位像上 5 位患者的针正好位于靶点，在前后位像上 3 位患者正好位于靶点。侧斜位上所有患者的针都在距靶点 3mm 内，8 位患者的针在前后位像上在距靶点 3mm 内。另外 2 位患者的针在距靶点 5mm 内，因为有意识地没有将针刺入椎间孔，但是正好位于孔外，构成选择性的神经根注射而不是经椎间孔注射。

其中有 4 位患者可以辨认位于椎间孔前部的血管，同时有 2 位患者有重要血管在椎间孔的后部，其中 1 位患者的动脉向内侧延续，很可能构成节段性滋养动脉。这两位患者如果在 X 线透视下按照标准位置进针很容易损伤血管。

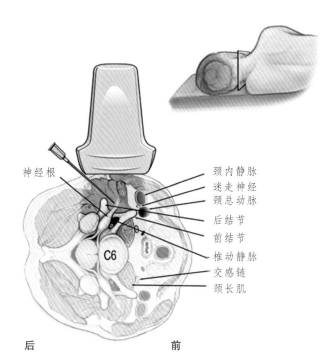

图 8.1　在 C6 水平进行短轴扫描时探头的位置。转载许可，Cleveland Clinic Center for Medical Art & Photography © 2008-2010 版权所有。

颈椎的超声解剖和颈椎节段的确定

患者侧卧位，使用高分辨率线阵探头进行超声探查。探头横置于颈部侧方以获得颈椎的短轴图像（图 8.1）。可以很容易地识别颈椎横突结构，高回声的"双驼峰"征分别代表横突的前后结节，两者之间的圆形或椭圆形低回声区为神经根[15]（图 8.2）。首先，颈椎节段可以通过识别第七和第六颈椎（C7 和 C6）的横突来进行判断。第七颈椎横突（C7）有别于其他节段的横突，它有一个退化的前结节和一个巨大的后结节[16]（图 8.3）。然后向头侧移动探头，画面中就会出现有特征性尖锐前结节的第六颈椎横突（图 8.4），接着后续的颈椎也就很容易辨认了。C6 以上的颈椎，前结节变短，与后结节大小相等，二者之间有一浅沟（见图 8.2）。另一个确定颈椎节段的办法是追踪椎动脉，90% 的病例椎动脉在进入 C6 横突孔之前从 C7 横突前方上行（见图 8.3）。然而大约 10% 的病例中椎动脉在 C5 或更高水平进入横突孔[17]（图 8.5）。

超声引导下的选择性颈神经根阻滞

颈椎节段确定之后，可以在实时超声引导下用 22G 钝头针从后向前穿刺，使用平面内技术向相应神经根穿刺（C3-C8），到达横突前、后结节之间的椎间孔外口（见图 8.2）。在超声实时监测下可以很容易地掌握药物在神经根周围的扩散情况。如果没有绕神经根扩散则提示可能出现了意外的血管内注射。然而，因

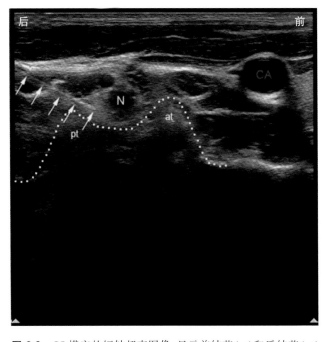

图 8.2　C5 横突的短轴超声图像，显示前结节（at）和后结节（pt）呈"双驼峰"征。N：神经根；CA：颈动脉。实心箭头指示针的位置在椎间孔后部。转载许可，Cleveland Clinic Center for Medical Art & Photography©2008-2010 版权所有。

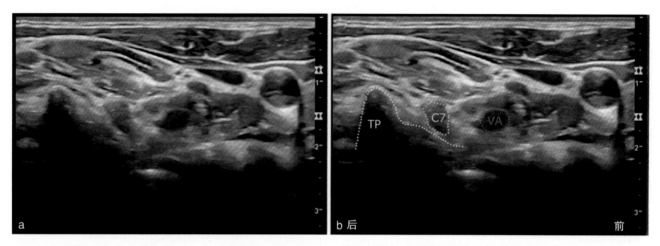

图 8.3　(a,b)横向短轴超声图像显示 C7 横突后结节。注意椎动脉(VA)位于 C7 神经根的前方。没有前结节。(转载自 Ohio Pain and Headache Institute)。

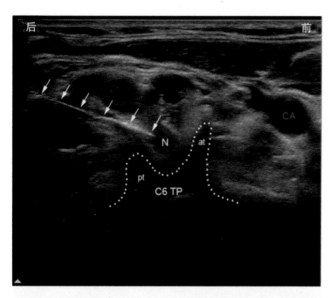

图 8.4　横向短轴超声图像显示 C6 横突(C6TP)尖锐的前结节(at)。N:神经根;CA:颈动脉;pt:后结节。实心箭头指示穿刺针位于椎间孔后方。转载许可,Cleveland Clinic Center for Medical Art & Photography ⓒ2008−2010 版权所有。

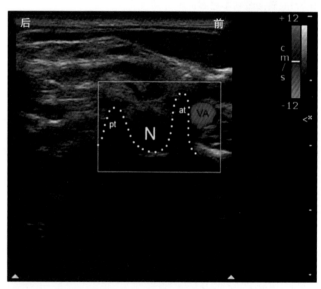

图 8.5　横向短轴超声图像显示 C6 横突尖锐的前结节(at)和前方的椎动脉 (VA)。N:神经根;pt:后结节。转载许可,Cleveland Clinic Center for Medical Art & Photography ⓒ 2008−2010 版权所有。

为横突形成的假象,很难监测药物是否穿过椎间孔进入硬膜外腔。所以我们把这个方法叫作"选择性颈神经根阻滞",而不是经椎间孔颈椎硬膜外注射。

　　作者相信识别如此细小的血管(根动脉)是很困难的,尤其是对于肥胖患者,医生需要接受特殊训练再加上丰富的经验。如果有可能,还是要使用 X 线实时透视加上造影剂注射和数字减影技术,超声则辅助用于识别椎间孔附近的血管(图 8.6 至图 8.8)。

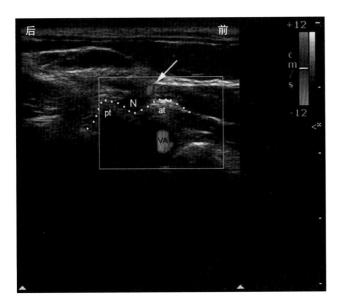

图 8.6　横向短轴彩色超声多普勒图像显示一个小动脉位于椎间孔前方。at:前结节;pt:后结节;VA:椎动脉。(经许可转载自 Ohio Pain and Headache Institute。)

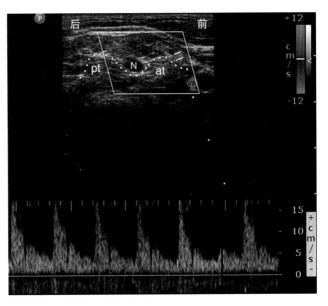

图 8.8　横向短轴脉冲超声多普勒图像显示椎间孔前方小血管的动脉灌注。N:神经根;VA:椎动脉;at:前结节;pt:后结节。转载许可,Cleveland Clinic Center for Medical Art & Photography ⓒ2008-2010 版权所有。

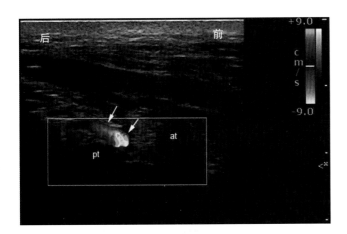

图 8.7　横向短轴彩色超声多普勒图像显示一个小血管位于椎间孔后方。at:前结节;pt:后结节。(经许可转载自 Ohio Pain and Headache Institute。)

参考文献

1. Huntoon MA. Anatomy of the cervical intervertebral foramina: vulnerable arteries and ischemic neurologic injuries after transforaminal epidural injections. *Pain.* 2005;117:104–111.
2. Hoeft MA, Rathmell JP, Monsey RD, Fonda BJ. Cervical transforaminal injection and the radicular artery: variation in anatomical location within the cervical intervertebral foramina. *Reg Anesth Pain Med.* 2006;31:270–274.
3. Kolstad F, Leivseth L, Nygaard OP. Transforaminal steroid injections in the treatment of cervical radiculopathy: a prospective outcome study. *Acta Neurochir.* 2005;147:1065–1070.
4. Slipman CW, Lipetz JS, Jackson HB, Rogers DP, Vresilovic EJ. Therapeutic selective nerve root block in the nonsurgical treatment of atraumatic cervical spondylotic radicular pain: a retrospective analysis with independent clinical review. *Arch Phys Med Rehabil.* 2000;81:741–746.

5. Wallace MA, Fukui MB, Williams RL, Ku A, Baghai P. Complications of cervical selective nerve root blocks performed with fluoroscopic guidance. *AJR Am J Roentgenol.* 2007;188:1218–1221.

6. Rozin L, Rozin R, Koehler SA, et al. Death during transforaminal epidural steroid nerve root block (C7) due to perforation of the left vertebral artery. *Am J Forensic Med Pathol.* 2003; 24:351–355.

7. Tiso RL, Cutler T, Catania JA, Whalen K. Adverse central nervous system sequelae after selective transforaminal block: the role of corticosteroids. *Spine J.* 2004;4:468–474.

8. Baker R, Dreyfuss P, Mercer S, Bogduk N. Cervical transforaminal injections of corticosteroids into a radicular artery: a possible mechanism for spinal cord injury. *Pain.* 2003;103:211–215.

9. Muro K, O'Shaughnessy B, Ganju A. Infarction of the cervical spinal cord following multilevel transforaminal epidural steroid injection: case report and review of the literature. *J Spinal Cord Med.* 2007;30(4):385–388.

10. Brouwers PJ, Kottink EJ, Simon MA, Prevo RL. A cervical anterior spinal artery syndrome after diagnostic blockade of the right C6-nerve root. *Pain.* 2001;91:397–399.

11. Beckman WA, Mendez RJ, Paine GF, Mazzilli MA. Cerebellar herniation after cervical transforaminal epidural injection. *Reg Anesth Pain Med.* 2006;31:282–285.

12. Rathmell JP, Aprill C, Bogduk N. Cervical transforaminal injection of steroids. *Anesthesiology.* 2004;100:1595–1600.

13. Narouze S, Peng PWH. Ultrasound-guided interventional procedures in pain medicine: a review of anatomy, sonoanaotmy and procedures. Part II: axial structures. *Reg Anesth Pain Med.* 2010;35(4):386–396.

14. Galiano K, Obwegeser AA, Bodner G, et al. Ultrasound-guided periradicular injections in the middle to lower cervical spine: an imaging study of a new approach. *Reg Anesth Pain Med.* 2005;30:391–396.

15. Narouze S, Vydyanathan A, Kapural L, Sessler D, Mekhail N. Ultrasound-guided cervical selective nerve root block: a fluoroscopy-controlled feasibility study. *Reg Anesth Pain Med.* 2009;34:343–348.

16. Martinoli C, Bianchi S, Santacroce E, Pugliese F, Graif M, Derchi LE. Brachial plexus sonography: a technique for assessing the root level. *AJR Am J Roentgenol.* 2002;179:699–702.

17. Matula C, Trattnig S, Tschabitscher M, Day JD, Koos WT. The course of the prevertebral segment of the vertebral artery: anatomy and clinical significance. *Surg Neurol.* 1997;48:125–131.

第 9 章

超声引导下胸椎椎旁阻滞

Manoj Kumar Karmakar

概述 …………………………………… 89

解剖 …………………………………… 89

阻滞的机制 ……………………………… 89

胸椎椎旁阻滞技术 ……………………… 91

超声引导的胸椎椎旁阻滞(TPVB) ………… 91

TPVB的超声解剖 ……………………… 93

　基本观点 ……………………………… 93

　胸椎椎旁区域的横向扫描 …………… 93

　胸椎椎旁区域的矢状位扫描 ………… 95

超声引导下的TPVB技术 ……………… 96

　横向扫描沿短轴穿刺(方法1) ………… 97

　旁正中倾斜矢状位扫描沿平面内穿刺

　(方法2) ……………………………… 98

　横向扫描在平面内沿肋间穿刺进行TPVS

　(方法3) ……………………………… 98

小结 …………………………………… 99

感谢 …………………………………… 99

参考文献 ……………………………… 99

概 述

胸椎椎旁阻滞(TPVB)是在胸椎椎体旁,靠近脊神经出椎间孔的地方注射局麻药的技术。这可以阻滞躯体一侧的(同侧的)连续多个胸部皮节区的躯体和交感神经[1,2],它对来源于胸腹部一侧的急、慢性疼痛是有效的[3]。最近,TPVB还被用于接受腹股沟疝修补术[4]和胸部手术[5,6]患者的麻醉,以改善预后[3]。

解 剖

胸椎椎旁间隙(TPVS)是位于胸椎两侧的楔形区域(图9.1)[3]。它的前外侧壁是壁层胸膜(PP),之间的肋横突上韧带(SCL)上位横突的下缘与下位横突的上缘构成它的后壁(图9.1和图9.2)[3]。楔形的基底部由椎体后外侧表面、椎间盘、椎间孔及其内容物组成[3]。PP 和 SCL 之间是纤维弹性组织构成的胸内筋膜[3,7,8],是胸部深筋膜(图9.1至图9.3)[3,7,8],与胸壁内侧相连。在 PP 与胸内筋膜间有一层疏松的蜂窝组织叫作"浆膜下筋膜"(图9.1和图9.2)[3,7]。胸内筋膜将 TPVS 分

为两个潜在的筋膜腔,前面的"胸膜外椎旁室"和后面的"胸内筋膜下椎旁室"(图9.1)。TPVS 内的脂肪组织中走行着肋间神经、胸神经、后支、肋间血管以及交感链。TPVS 是一个上下连续的间隙,胸间隙之间也有联通,内侧是硬膜外腔,外侧是肋间隙,与对侧的椎旁间隙由椎体前方及硬膜外途径相通,下位的 TPVS 与腹横筋膜后方相通。腹膜后间隙经内、外侧弓状韧带相连[3,8,9]。TPVS 向头侧是否有延续还不确定,但是我们观察到胸椎椎旁注射后胸片显示造影剂向颈椎椎旁扩散。

阻滞的机制

胸椎椎旁注射产生同侧的、节段性的胸部麻醉与镇痛作用的确切机制尚不清楚。胸椎椎旁注射后药液可能在局部聚集[10],或扩散至相邻上下区域[8,11-13]、外侧肋间隙[3,11-13]、内侧的硬膜外腔[11,13]或者所有上述区域[3]。这就是同侧多个连续胸椎节段的躯体神经以及交感神经,包括神经后支都会受累的原因[3]。在胸椎椎旁注射后硬膜外扩散在感觉阻滞范围扩大中所起的作用尚不清楚。在大多数(70%)患者中已经证实会发生不同程度的硬膜外扩散[13]。然而,进入硬膜外的药量只占注射总

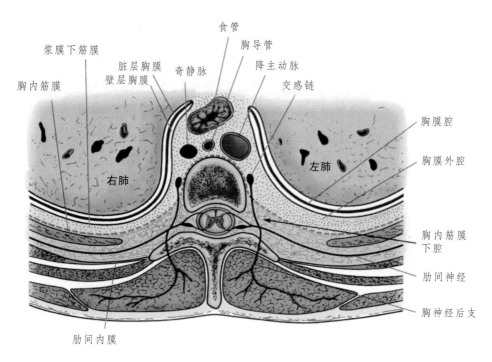

图 9.1　胸椎椎旁间隙(TPVS)的解剖。

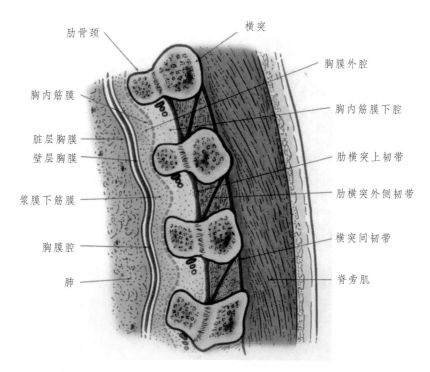

图 9.2　TPVS 的矢状面。

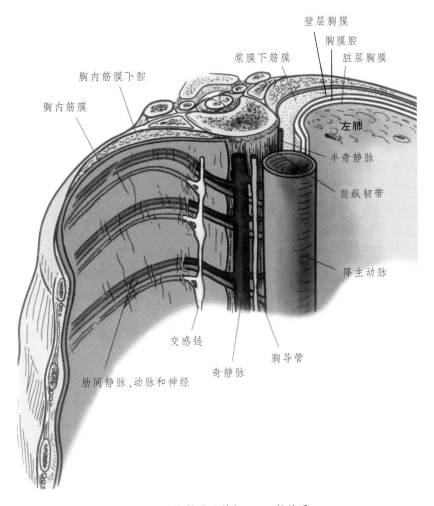

图 9.3　胸内筋膜及其与 TPVS 的关系。

量的很小一部分，并且集中在注射一侧[13]。感觉阻滞也是单侧的，并且出现硬膜外扩散后阻滞的范围要大于椎旁扩散[13]。目前的证据表明胸椎旁注射后引起的硬膜外扩散参与了胸椎旁阻滞范围的延伸[3]。

胸椎椎旁阻滞技术

有几种不同的技术可以用于 TPVB，患者可以取坐位、侧卧位(阻滞侧在上)或俯卧位[3]。最常使用的技术是"阻力消失法"[4]。选择合适的术区消毒后，使用 22G(单次注射)、18G 或 16G Tuohy 针进行穿刺，如果要置入导管，建议在棘突最高点旁开 2.5cm，垂直进针，逐层刺破皮肤直至触及横突。安全起见，为避免进针过深并刺破胸膜，在向深层进针前必须定位横突。一旦碰到横突，退针至皮下，向头侧重新进针，从横突之间穿过SCL，引出阻力消失，通常距离横突 1.5~2cm。偶尔会有细微的突破感。不同于硬膜外穿刺，针进入椎旁区域时

的阻力消失感主观且不确切[14-16]，更多时候是一种阻力变小的感觉。作者的经验是使用一个充满空气的玻璃注射器测试阻力消失。Luyet 等 [17] 最近证实在尸体上SCL 的内外部分之间存在一个裂隙，他们推测这就是不能在所有人身上引出阻力消失的一个可能原因[17]。

选择进行 TPVB 时，也需要预先设定一个安全进针距离(1~2cm)，以防阻滞针越过横突而没有引出阻力消失[18]。这个方法非常有效，可以极大减少包括气胸在内的并发症。其他用于 TPVB 的技术包括："内侧入路法""压力测量技术""椎旁–硬膜外阻滞""X 线引导"和" 胸廓切开术直视下椎旁放置导管"[3]。目前还不清楚从横突上方或下方进行 TPVB 会对整体效果产生怎样的影响[3]。

超声引导的胸椎椎旁阻滞(TPVB)

TPVB 的传统方法是借助体表解剖标记进行定位，

尽管是一种盲探技术,简单[3]却有很高的成功率[3,5,19,20],整体的并发症发生率很低[3,5,19-21]。近来,虽然人们对于使用超声进行外周[22-24]和中枢神经阻滞[25-27]产生浓厚兴趣,然而使用超声进行 TPVB 的资料很有限,至今只有少数公开发表的资料[17,28-32]。

Pusch 等人[32]对计划在 T4 水平进行单次胸椎旁阻滞的择期乳腺手术患者使用超声测量了从体表到横突和胸膜的距离,发现针从体表进到横突的深度与超声测量的结果之间有很好的相关性[32]。他们还发现超声测量的体表至壁层胸膜间的距离与针置入后测量的体表到椎旁的实际距离间有很好的相关性[33]。Hara 等人首先报道了在超声引导下(USG)进行 TPVB(单次注射),他们成功在 25 位接受乳腺手术的女性患者身上实施了该治疗[31]。他们在 T4 水平的椎旁区域进行矢状位扫描,能够看到横突、韧带(横突间和肋横突韧带)和胸膜的轮廓,还可以在穿刺前测量从皮肤到这些结构的距离[31]。在超声引导下穿刺,从超声波束的短轴进针(平面外技术),直到穿刺针触及横突[31]。继续进针,在没有超声引导的情况下从横突上穿过,引出对盐水的阻力消失,实时超声下观察到局麻药的扩散情况[31]。Hara 等报道,在这个水平注射时所有病例(100%)中均可观察到药液的湍流,在 4 例(16%)病例中,可观察到壁层胸膜向前移位。因为所有注射都取得良好的阻滞效果,所以这些超声图像的改变可作为正确实施超声引导 FTPVB 的客观证据。Hara 等还有一个有意思的发现是,所有患者在 T4 水平均可观察到壁层胸膜,而在 T1 水平却看不到[31]。确切的原因尚不清楚,可能与上段胸椎椎旁间隙比中段胸椎更深有关[33],使用高频超声聚焦性差,无法探测到较深部的胸膜结构。对于能否使用穿透能力更强的低频超声解决高位胸椎旁探查的问题有待进一步研究。

Luyet 等人最近发表了一项尸体研究,探索了超声引导下和导管置入的可行性[17]。作者使用低频超声(2~5MHz)在中段胸椎(T4-T8)椎旁区域进行矢状位扫描[17],能够观察到横突、肋横突韧带和胸膜等椎旁解剖结构。他们发现使探头微微倾斜可以获得更加清晰的椎旁解剖图像。例如,将探头的上部朝向矢状位内侧稍倾斜[17]。用 18G 的 Tuohy 针从超声束所在平面(平面内技术)进行穿刺,并在超声引导下进针至胸椎旁区域[17]。通过注射盐水并观察椎旁间隙的扩张情况来判断针尖位置是否正确,这一点与 Hara 等人[31]报道相似。接着通过 Tuohy 针置入导管,并从导管注入 10mL 稀释的造影剂,然后进行轴位胸椎 CT 扫描。导管本身看不

到,CT 上可以显示不同类型的造影剂扩散情况:椎旁、硬膜外(仅限于硬膜外)、肋间、肺前以及胸膜[17]。超声引导下刺破的胸膜发生率(5%)[17]高于依靠解剖学标记进行定位(胸膜刺破率 1.1%)[21]。然而,在我们做出结论前一定谨记这是一项尸体研究,其研究结果不能等同于临床。由 Luyet 等[17]进行的评价超声引导下椎旁导管置入技术的临床研究更值得注意。

Shibata、Nishiwaki[30]和 BenAri 等[28]描述了一个从肋间到达椎旁的入路。它与上面叙述的两种入路有些区别[28,30],它使用一个高频线阵探头在目标节段进行椎旁区域的轴位扫描[28,30],采用平面内技术从外侧向内进针直到确认针尖达到胸椎椎旁区域顶端[28,30]。在轴位超声图像上胸椎椎旁区域顶部是这样辨认的:一个介于前方高回声的壁层胸膜和后方肋间内膜之间的,与外侧的后肋间隙相延续的楔形低回声区域[30]。因此,局麻药注入后肋间隙能够扩散至胸椎椎旁区域。观察到壁层胸膜向前移位以及胸椎椎旁区域顶端增宽就可以确认注射位置正确[28,30]。Shibata 和 Nishiwaki[30]认为这种技术在穿刺时沿胸膜的切线方向,所以会减少刺破胸膜的风险[30]。然而经验表明,这个方法在穿刺过程中患者会感到显著的疼痛和不适,特别是一个人在做乳腺手术前进行多节段穿刺,尽管我们使用了很细的阻滞针(22G)。原因可能是,与传统基于体表标志的穿刺法相比,此方法穿刺距离较长。所以,我们在使用这个方法进行阻滞或置入导管时,应该考虑镇静和镇痛,使患者舒适一些。另外,由于是向着椎间孔进针,就需要进一步试验来确定并发症的发生,因为内侧方向进针行 TPVB 后中枢神经系统的并发症更多[3]。

最近 O'Riain 等人[29]在尸体和临床研究中描述了一种超声引导下行 TPVB 的平面内技术,使用一种高频线阵探头(5~10MHz)放于棘突尖端旁开 2.5cm 沿长轴扫描获得胸椎椎旁区域的旁正中矢状面像[29]。作者描述相邻的两个横突在图像中为两条黑色线条[29]。壁层胸膜(PP)在横突深面,也呈强回声结构且随呼吸移动[29]。肋横突上韧带(SCL)很难确定,但是在两个相邻的横突间可以看见一线性回声带,其内散布着强回声区域[29]。TPVS 为 PP 和 SCL 之间的一个强回声区域[29]。在阻滞时,探头的中点置于相邻两个横突中间,使用 Tuohy 针(18G)在平面内进针,朝向头侧穿刺,直至跨越 SCL[29]。注入生理盐水通过前方壁层胸膜的移位来确认针尖位置,并减轻置管难度[29]。作者指出,要追踪针尖的移动很困难,他们归因于穿刺针的进针角度太小[29]。尽管这样,他们还是成功的在 8 具尸体(共 10 具)和

所有临床患者(共 9 人)身上完成了置管,并且这些临床病例都获得了良好的胸部麻醉及术后镇痛效果[29]。

　　除了上述的这些报道,笔者未发现其他公开发表的有关 TPVB 相关解剖以及临床实时超声引导下 TPVB 技术的资料。下面是笔者在实时超声引导下行 TPVB 的经验总结。

TPVB 的超声解剖

基本观点

　　TPVB 的超声扫描可以是横向(轴位扫描)也可以是纵向(矢状位扫描),患者可以取坐位(笔者偏好)、侧卧位或俯卧位。俯卧位对于接受慢性疼痛治疗的患者很有用,它可以联合应用 X 线透视和超声影像。目前,没有研究表明何种体位最适合扫描或介入治疗。它更多是依赖于个人偏好和经验。超声探头的选择依赖于患者体型。高频超声可以提供更高的分辨率但是穿透能力差。另外,如果不得不使用高频超声扫描一定深度,那么视野会显著变窄。这种情况下,最好选择发射扇形波束拥有较宽视野的低频超声探头 (2~5MHz)。笔者喜欢使用高频线阵探头(6~13MHz)扫描胸椎椎旁区域,因为笔者在临床上治疗的患者,其横突、肋横突韧带以及胸膜在中段胸椎的深度都相对表浅。笔者还偏爱在实施超声介入之前进行一次探查性

扫描,其目的是预览患者的解剖结构,明确有无症状的异常或变异,优化图像,测量到横突、胸膜的距离,确定穿刺针的最佳位置和穿刺路径。为了达到好的成像效果,扫描前要在注射节段的胸椎椎旁区域皮肤表面使用大量的凝胶,在超声引导介入治疗中也必须使用无菌的超声耦合凝胶。可通过调整以下设置来优化超声图像:①选择适当的预设值(小器官或肌肉骨骼预设值);②设置恰当的扫描深度(4~6cm);③选择宽频探头的"通用"最优化频段(中频);④根据扫描区域调整超声汇聚位置;⑤手动调整"增益""动态范围"以及"压缩"等参数以便获得最佳图像。有时复合成像或组织背波成像也有助于改善图像质量。

胸椎椎旁区域的横向扫描

　　为进行胸椎椎旁区域的横向扫描,用记号笔标记患侧,超声探头置于患侧棘突一侧(图 9.4)。在短轴超声图像中,脊柱旁的肌肉边界清晰地显示出来,位于横突的浅面(图 9.5 和图 9.6)。横突呈高回声,它的前方是一个黑色声影,将胸椎椎旁区域完全遮蔽(图 9.5)。横突外侧高回声胸膜随呼吸运动,出现典型的"肺滑动征"[34],回声像表现为胸膜表面在胸内的相对移动。彗星尾状的伪影(为声波反射形成),位于肺内,胸膜的深部,经常与呼吸同步[34]。我们可以看到在壁层胸膜与肋间内膜之间也有一个高回声区(图 9.5 和图 9.6),是肋间内肌向内侧延伸,内侧与 SCL 相延续为肋横突

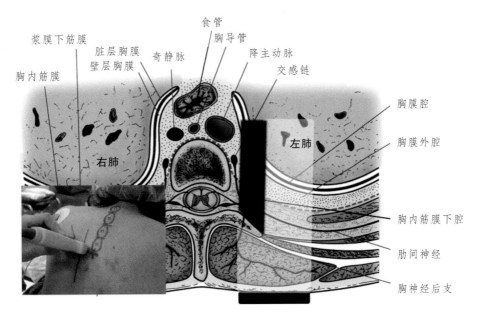

图 9.4　超声探头的放置以及胸椎椎旁区横向扫描时超声波束是如何受影响的。横突 CTP 下总有一个声影(黑色代表),它降低了胸椎椎旁间隙的超声可视性。插图显示了超声探头相对于脊椎的位置。

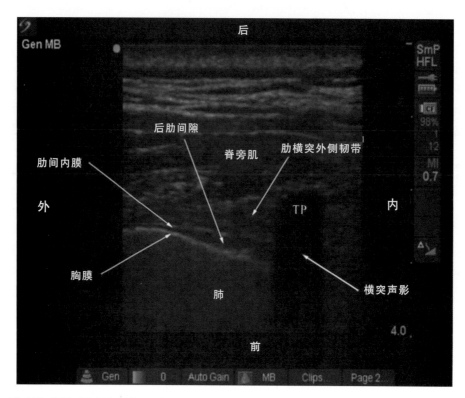

图 9.5 胸椎椎旁区短轴扫描得到的超声图像,超声波束被横突遮挡。注意横突的声影是怎样掩盖 TPVS 的。在壁层胸膜、肋横突外侧韧带与肋间内膜之间的高回声区代表 TPVS 的顶部或者后肋间隙的内侧界。

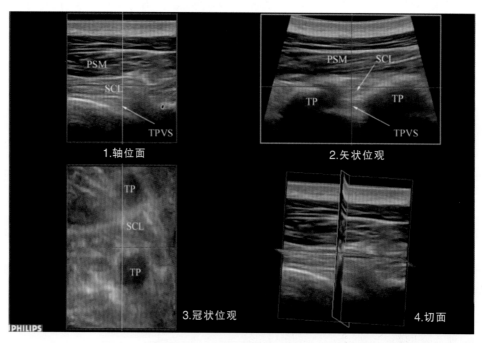

图 9.6 TPVS 的 3D 平面观。注意这三个切面是如何获得的(红色:轴位面;绿色:矢状位;蓝色:冠状位)。PSM:脊旁肌;SCL:肋横突上韧带;TPVS:胸椎椎旁间隙;TP:横突。

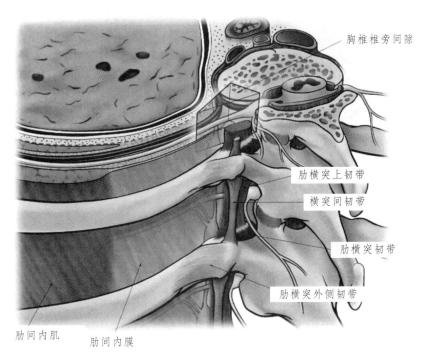

胸椎椎旁间隙

肋横突上韧带

横突间韧带

肋横突韧带

肋横突外侧韧带

肋间内肌　肋间内膜

图9.7　胸椎椎旁区的解剖显示了不同的椎旁韧带结构以及它们与 TPVS 的解剖关系。

韧带的表面(SCL)(图9.7)。这个高回声区代表后肋间隙的内侧界或胸椎椎旁区域的顶端,这两个区域互相连通(图9.5至图9.7)。所以从内侧将局麻药注射到胸椎椎旁后,经常可以看到药液向外扩散将后肋间隙撑起;反之也将局麻药注入这个区域也可以向内侧扩散进入椎旁;这是肋间穿刺进行超声引导下 TPVB 的基础[28,30],使用这个方法时,针与超声束位于同一个平面内,由外侧向内侧穿刺(见下文,方法3)。在上面描述的扫描位置上(横突上),轻轻将探头向头侧或尾侧滑动,就会得到一个超声束受两侧横突约束的椎旁区短轴扫描图像来源于两个横突间。这时超声波不受横突或肋(椎骨)横突关节的阻碍,可以模糊地看见壁层胸膜和"真"胸椎椎旁间隙(图9.6和图9.8)。构成胸椎椎旁间隙后界的 SCL 也可以看见,它向外侧与肋间内膜混合,肋间内膜构成后肋间隙的后界(见图9.8)。胸椎椎旁间隙与后肋间隙的交通清晰可见(见图9.8)。

胸椎椎旁区域的矢状位扫描

在胸椎椎旁区域进行矢状位扫描,超声探头放于中线旁开 2~3cm,探头方向标记指向头侧(图9.9)。矢状位回声图上显示高回声的棘旁肌深面的圆形结构以及横突向前方投射的声影(图9.10和图9.11)。在两个相邻的横突声影之间有肋横突韧带(SCTL)、横突间韧带、椎旁间隙及其内容物、壁层胸膜和肺组织反射

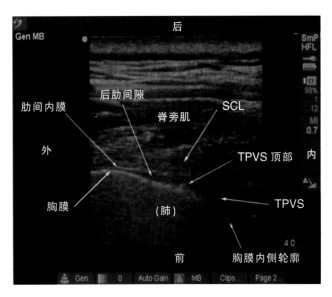

图9.8　胸椎椎旁区短轴扫描得到的超声图像,超声波束位于相邻两横突之间的超声束接收像。注意横突的声影不明显,TPVS 的一部分以及胸膜前内侧可见。构成 TPVS 后界的肋横突上韧带(SCL)也可见,它与外侧的肋间内膜相延续,后者构成后肋间隙的后界。后肋间隙与 TPVS 之间的通道清晰可见。

形成的声窗(图9.10和图9.11)。作者观察到在一个真正的矢状扫描图上胸膜和椎旁间隙不能清晰显示(图9.9),可能是因为这个深度空间分辨率的缺失,或者因为"多向异性",因为发射到胸膜的超声束不能在正确

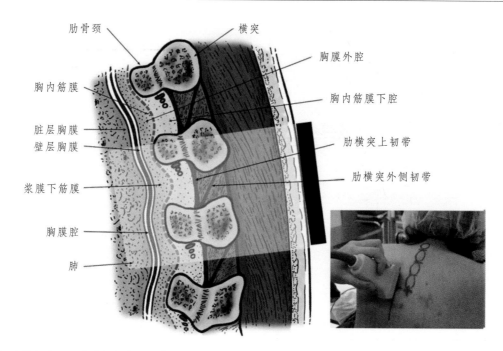

图 9.9　超声探头的朝向以及在胸椎椎旁区域旁正中矢状面上超声束是如何被反射和接收的。插图显示超声探头在扫描时与脊柱的相对位置。

角度被接收到,它会向前内侧反射到椎体。在最近的一项研究中,我们的研究小组已经客观证实了当超声束以一个稍微倾斜的角度被接收到时,肋横突上韧带、椎旁间隙、胸膜回声较好,可视性也较好,比如让探头稍微向外倾斜(数据已发表)(图 9.12)。作者相信这样做会减少横突等骨性结构对声束的干扰,并且声束可以以一个正确的角度到达胸膜,解释了椎旁间隙和壁层胸膜可以更好显示的原因(图 9.12)。因此,作者认为"旁正中倾斜矢状轴位"是 TPVS 超声影像的最佳扫描位。然而,这样只能够观察椎旁间隙的顶部。另

外,以目前的超声技术作者还不能观察到椎旁间隙内的肋间神经,但是使用多普勒超声可以很好地观察到肋间血管(图 9.13)。

超声引导下的 TPVB 技术

目前,尚没有数据一致表明哪个是进行超声引导下 TPVB 的最好或最安全路径。使用下面三种不同方法都可以完成实时超声引导下 TPVB 椎旁阻滞。

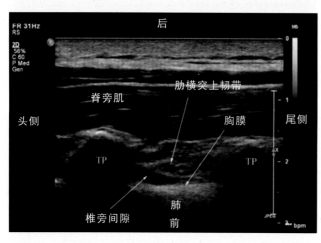

图 9.10　胸椎椎旁区域的旁正中矢状位超声图像。注意尽管胸膜和 TPVS 可见但不够清晰描绘。TP:横突。

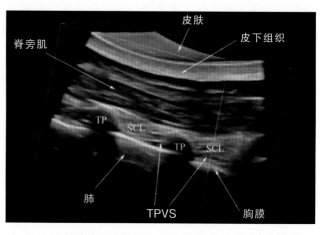

图 9.11　渲染的 TPVS 的三维立体图像(3D)。获得的 3D 图像经过渲染,可以从外侧见到 TPVS 的矢状位解剖。注意肋横突上韧带(SCL)与壁层胸膜之间的 TPVS 顶部清晰可见。

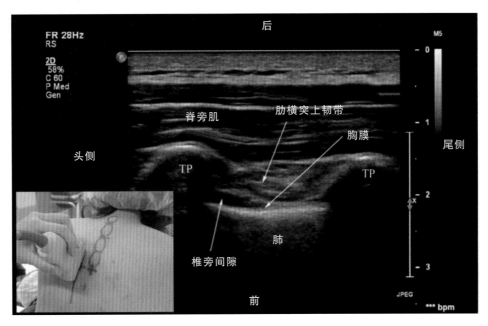

图9.12 胸椎椎旁区域旁正中倾斜矢状位超声图像。插图显示探头扫描时稍微向外侧倾斜。注意胸膜、SCL和TPVS清晰看见(与图9.10为同一名患者)。TP:横突。

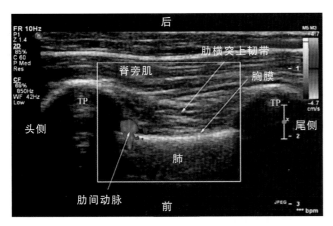

图9.13 胸椎椎旁区域旁正中倾斜矢状位超声图像,显示来自椎旁间隙内肋间动脉的彩色多普勒信号。TP:横突。

横向扫描沿短轴穿刺(方法1)

使用该方法,按照上面描述在目标节段胸椎椎旁区进行横向扫描,穿刺针沿超声束的短轴穿刺(图9.14)。在预扫描时测量皮肤到横突和胸膜的深度。使用这种方法时针的穿刺方向与体表标记法进行TPVB时相似。由于针是否从平面外穿刺,仅可看见一个亮点,这个方法的目标是引导针刺向横突。针一旦触及横突,稍退针再调整方向继续进针约1.5cm(取决于预扫描时的测量值),从横突下进入椎旁间

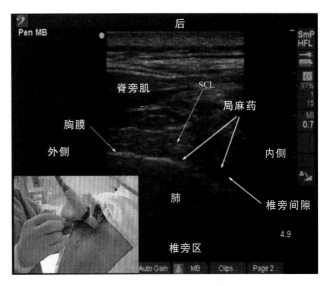

图9.14 超声引导下的TPVB,在横向扫描前针沿短轴穿刺(方法1)。注意椎旁间隙的顶部增宽,胸膜因为局麻药推挤而前移,局麻药也会扩散到外侧的后肋间隙。插图显示探头扫描时的放置和穿刺针的穿刺方向。SCL:肋横突上韧带。

隙。回吸无血及脑脊液后,分次注入事先计算好剂量的局麻药。注射后常看见TPVS的顶部增宽,胸膜因为局麻药的推挤而前移(见图9.14)。局麻药也会扩散到外侧的后肋间隙。在矢状位扫描时也可以看见由于注入局麻药导致的椎旁间隙增宽。

旁正中倾斜矢状位扫描沿平面内穿刺(方法2)

使用该方法,按照前文描述进行旁正中倾斜矢状位扫描(图9.12),针沿超声束所在平面穿刺(图9.15)。作者的实践经验表明:尽管穿刺针在超声束的平面内穿刺,使用这个方法要看到穿刺针经常很有挑战性。这与O'Riain等人的报道一致。这可能是因为针穿刺时角度小,以及为使胸椎椎旁区可视性最好而倾斜探头(向外)对超声束产生的影响。因此,作者习惯在超声引导下进针触及横突的下缘,然后稍退针再进针从横突底部穿过。注入试验量的生理盐水(2~3mL),依据超声图像的变化(见上文)确保针尖进入TPVS。分次注入事先计算好剂量的局麻药。注射后常见到胸膜因为局麻药而前移,椎旁间隙的顶部增宽以及胸膜回声增强(图9.16),这是正确注入胸椎椎旁的客观证据。作者也观察到,实时的,注入的局麻药会扩散到相邻的椎旁间隙(图9.16),证实前面报道的相邻的TPVS间互相联通[3]。

横向扫描在平面内沿肋间穿刺进行TPVS (方法3)

使用这个方法,如上所述进行横向扫描(见图9.5),针在超声束所在平面内从外侧向内侧穿刺(图9.17),直到看见针尖位于后肋间隙或者TPVS区的顶部。接着注入试验剂量生理盐水(2~3mL),依据超声图像的

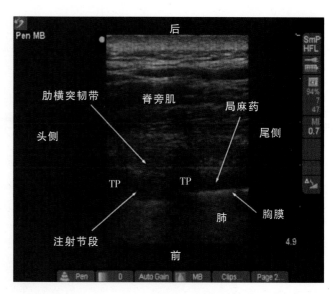

图9.16 局麻药注入TPVS的旁正中倾斜矢状位扫描图像(方法2)。注意注射后胸椎椎旁间隙的增宽和胸膜前移,局麻药也会扩散到相邻的椎旁间隙。TP:横突。

变化(见上文)确保针尖位于TPVS的顶部。然后缓慢分次注入事先计算好剂量的局麻药。注射期间常能看到椎旁间隙增宽和壁层胸膜前移(图9.17)。因为在平面内进针,所以与上面描述的其他方法相比,针看得最清楚。然而,因为针从外侧向内侧穿刺,即向着椎间

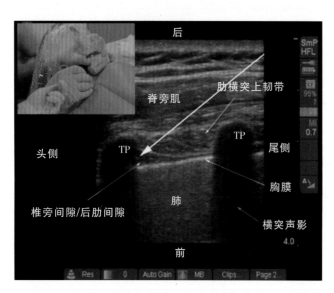

图9.15 采用旁正中倾斜矢状位扫描进行超声引导下TPVB(方法2)。白色长箭头代表穿刺针的方向,插图显示针沿超声平面长轴穿刺。用这个方法观察穿刺针很有挑战性。TP:横突。

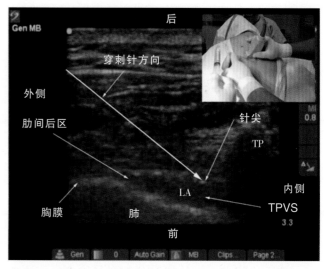

图9.17 局麻药注入胸椎椎旁区后TPVS的横向扫描图像(方法3)。注意注射后胸椎椎旁间隙的增宽,胸膜前移以及局麻药(LA)向外侧的后肋间隙的扩散。白色长箭头代表穿刺针的方向,插图显示针在超声波平面内从外侧向内进行穿刺。TP:横突;TPVS:胸椎椎旁间隙。

孔方向药液就很容易向硬膜外扩散或者意外地注入鞘内。需要进一步的研究以确保该技术在临床上应用的安全性和有效性。另外,因为穿刺要穿过大量软组织,在穿刺时患者会感到不适和疼痛,在多节段椎旁阻滞时需要大量静脉镇静和镇痛药物。

小 结

最近,超声技术和超声机器图像处理能力的进步使 TPVB 部分显像成为可能。在进行 TPVB 之前以及阻滞中实时显示 TPVS 的解剖有几个益处。超声无创、安全、使用简单、没有射线,与传统基于体表标记穿刺相比是更好的选择。使用超声可以在穿刺前看到椎旁解剖,测量横突和胸膜的深度。后者限定了安全穿刺的最大深度,从而减少刺破胸膜的概率。超声引导下 TPVB 能够使针精确地进入 TPVS,实时显示注药时局麻药的扩散分布。这会提高疗效和成功率,减少与穿刺相关的并发症。然而,因为超声引导下行 TPVB 时阻滞针的观察有一定难度,所以在超声检查以及穿刺时需要寻找一个最佳的扫描轴位。超声也是一个展示 TPVB 相关解剖的非常好的教学工具,对于提高该技术的学习曲线有潜在作用。现在关于使用超声进行 TPVB 的资料很有限,需要在临床上进一步研究。

感 谢

这篇文章的所有数据都得到 http://www.aic.cuhk.edu.hk/usgraweb 的许可。

参考文献

1. Cheema SP, Ilsley D, Richardson J, Sabanathan S. A thermographic study of paravertebral analgesia. *Anaesthesia*. 1995;50:118–121.
2. Karmakar MK, Critchley LA, Ho AM, Gin T, Lee TW, Yim AP. Continuous thoracic paravertebral infusion of bupivacaine for pain management in patients with multiple fractured ribs. *Chest*. 2003;123:424–431.
3. Karmakar MK. Thoracic paravertebral block. *Anesthesiology*. 2001;95:771–780.
4. Wassef MR, Randazzo T, Ward W. The paravertebral nerve root block for inguinal herniorrhaphy – a comparison with the field block approach. *Reg Anesth Pain Med*. 1998;23:451–456.
5. Coveney E, Weltz CR, Greengrass R, et al. Use of paravertebral block anesthesia in the surgical management of breast cancer: experience in 156 cases. *Ann Surg*. 1998;227:496–501.
6. Klein SM, Bergh A, Steele SM, Georgiade GS, Greengrass RA. Thoracic paravertebral block for breast surgery. *Anesth Analg*. 2000;90:1402–1405.
7. Karmakar MK, Chung DC. Variability of a thoracic paravertebral block. Are we ignoring the endothoracic fascia? *Reg Anesth Pain Med*. 2000;25(3):325–327.
8. Karmakar MK, Kwok WH, Kew J. Thoracic paravertebral block: radiological evidence of contralateral spread anterior to the vertebral bodies. *Br J Anaesth*. 2000;84(2):263–265.
9. Karmakar MK, Gin T, Ho AM. Ipsilateral thoraco-lumbar anaesthesia and paravertebral spread after low thoracic paravertebral injection. *Br J Anaesth*. 2001;87:312–316.
10. MacIntosh RR, Mushin WW. Observations on the epidural space. *Anaesthesia*. 1947;2:100–104.
11. Conacher ID, Kokri M. Postoperative paravertebral blocks for thoracic surgery. A radiological appraisal. *Br J Anaesth*. 1987;59:155–161.
12. Conacher ID. Resin injection of thoracic paravertebral spaces. *Br J Anaesth*. 1988;61:657–661.
13. Purcell-Jones G, Pither CE, Justins DM. Paravertebral somatic nerve block: a clinical, radiographic, and computed tomography study in chronic pain patients. *Anesth Analg*. 1989;68:32–39.
14. Eason MJ, Wyatt R. Paravertebral thoracic block-a reappraisal. *Anaesthesia*. 1979;34:638–642.
15. Richardson J, Cheema SP, Hawkins J, Sabanathan S. Thoracic paravertebral space location. A new method using pressure measurement. *Anaesthesia*. 1996;51:137–139.
16. Richardson J, Lonnqvist PA. Thoracic paravertebral block. *Br J Anaesth*. 1998;81:230–238.
17. Luyet C, Eichenberger U, Greif R, Vogt A, Szucs FZ, Moriggl B. Ultrasound-guided paravertebral puncture and placement of catheters in human cadavers: an imaging study. *Br J Anaesth*. 2009;102:534–539.
18. Greengrass R, O'Brien F, Lyerly K, et al. Paravertebral block for breast cancer surgery. *Can J Anaesth*. 1996;43:858–861.
19. Kirvela O, Antila H. Thoracic paravertebral block in chronic postoperative pain. *Reg Anesth*.

1992;17:348–350.

20. Tenicela R, Pollan SB. Paravertebral-peridural block technique: a unilateral thoracic block. *Clin J Pain*. 1990;6:227–234.

21. Lonnqvist PA, MacKenzie J, Soni AK, Conacher ID. Paravertebral blockade. Failure rate and complications. *Anaesthesia*. 1995;50:813–815.

22. Abrahams MS, Aziz MF, Fu RF, Horn JL. Ultrasound guidance compared with electrical neurostimulation for peripheral nerve block: a systematic review and meta-analysis of randomized controlled trials. *Br J Anaesth*. 2009;102:408–417.

23. Chin KJ, Chan V. Ultrasound-guided peripheral nerve blockade. *Curr Opin Anaesthesiol*. 2008;21:624–631.

24. Marhofer P, Greher M, Kapral S. Ultrasound guidance in regional anaesthesia. *Br J Anaesth*. 2005;94:7–17.

25. Grau T, Leipold RW, Conradi R, Martin E, Motsch J. Ultrasound imaging facilitates localization of the epidural space during combined spinal and epidural anesthesia. *Reg Anesth Pain Med*. 2001;26:64–67.

26. Grau T, Leipold RW, Fatehi S, Martin E, Motsch J. Real-time ultrasonic observation of combined spinal-epidural anaesthesia. *Eur J Anaesthesiol*. 2004;21:25–31.

27. Karmakar MK, Li X, Ho AM, Kwok WH, Chui PT. Real-time ultrasound-guided paramedian epidural access: evaluation of a novel in-plane technique. *Br J Anaesth*. 2009;102:845–854.

28. Ben-Ari A, Moreno M, Chelly JE, Bigeleisen PE. Ultrasound-guided paravertebral block using an intercostal approach. *Anesth Analg*. 2009;109:1691–1694.

29. O'Riain SC, Donnell BO, Cuffe T, Harmon DC, Fraher JP, Shorten G. Thoracic paravertebral block using real-time ultrasound guidance. *Anesth Analg*. 2010;110:248–251.

30. Shibata Y, Nishiwaki K. Ultrasound-guided intercostal approach to thoracic paravertebral block. *Anesth Analg*. 2009;109:996–997.

31. Hara K, Sakura S, Nomura T, Saito Y. Ultrasound guided thoracic paravertebral block in breast surgery. *Anaesthesia*. 2009;64:223–225.

32. Pusch F, Wildling E, Klimscha W, Weinstabl C. Sonographic measurement of needle insertion depth in paravertebral blocks in women. *Br J Anaesth*. 2000;85(6):841–843.

33. Naja MZ, Gustafsson AC, Ziade MF, et al. Distance between the skin and the thoracic paravertebral space. *Anaesthesia*. 2005;60:680–684.

34. Lichtenstein DA, Menu Y. A bedside ultrasound sign ruling out pneumothorax in the critically ill. Lung sliding. *Chest*. 1995;108:1345–1348.

第 10 章

超声引导下腰椎关节突(小关节)的神经阻滞

David M. Irwin and Michael Gofeld

概述 101
解剖 101
文献回顾 101
扫描技术 102
注射技术 104

腰椎(L1-L4)关节突关节内侧支、L5后支的
  神经阻滞 104
超声引导关节突神经和关节注射的局限性 ... 106
参考文献 106

概述

理论上，可以通过脊神经阻滞观察疼痛缓解情况，确定传导疼痛神经。同样，阻断传导疼痛的结构(如炎性关节)应至少暂时缓解疼痛。诊断性和治疗性腰椎关节突周围(小关节)神经和小关节注射是对疼痛治疗最常执行的操作。传统上，X线指导用于确保针的位置，并排除血管内注射。因为本操作被认为是一种低风险的介入，所以超声引导被认为是影像的一种好的替代选择，主要是因为它对患者和医疗人员没有电离辐射，并有助于识别软组织靶点。此外，超声引导是基本操作，不需要放射室或操作间。

解剖

在腰椎中，L3-L5容易发生多发病变，因为这段椎体承担大部分体重并经受沿脊柱传导的巨大压力。在腰椎前方，椎体通过椎间盘与相邻椎体连接，腰椎后方则由椎体关节突关节连接。椎体本身一薄层致密的骨皮质包裹骨小梁形成。双侧椎弓根短而圆，沿椎体背侧缘向后方延伸。双侧椎弓根逐渐延伸成为规则的扁平椎弓板，形成后椎孔后壁。黄韧带附着在椎骨后壁。脊神经根在穿出椎间孔处分为腹和背侧支以及后支。后支发出三个分支:外侧支、内侧支和中间支。椎体小关节受同水平或上一节段的脊神经内侧支支配。内侧分支走行在上关节突和横突形成的凹槽卧于上关节突基底头侧。L5内侧支是一个支配关节的神经网络，其路径多变，因此L5后支可作为定位神经。这个神经位于S1上关节突和骶骨翼根部。腰椎的解剖学变异对关节突周围神经定位和小关节注射构成挑战。变异，包括脊柱侧凸，第6腰椎、第5腰椎骶化和假关节，会导致错误的进针位置。因此，治疗前有必要回顾以前的影像图片。

文献回顾

在过去的十年中，超声已经用于局域麻醉以显示脊柱旁和神经轴结构。Grua和Arzola证明，在产科麻醉中可以用超声测出硬膜外腔的距离[1,2]。2008年，Lee得出结论，预先的脊柱超声检查可能显示出腰椎和韧带解剖学异常以防止硬膜刺破意外[3]。2009年，Luyet发表了他在超声引导下对人尸体椎旁穿刺和留置导管技术[4]，首次发表超声引导下的腰椎关节突关节注射

的疼痛治疗程序[5]。2007年Galiano等得出结论,在大多数患者腰椎小关节注射是可行的、低风险的,与CT引导比较超声明显缩短操作时间[6]。

　　腰椎关节突关节疼痛常用感觉神经阻滞诊断[7]。在健康志愿者,超声指导研究这类注射[8],并得到CT证实[6,9]。在近期发表的X线临床研究中[10],所有101个穿刺针被放置在正确的腰椎节段,其中96例(95%)在正确的位置。两例注射出现造影剂反应内扩散。平均疼痛视觉模拟评分由阻滞前52降到阻滞后16[10]。这项研究有几个限制性,特别是体重指数(BMI)较低的患者可能有较好的脊柱成像,并最终提高了技术成功率。另外,腰骶椎关节变异的疼痛患者被排除在这项研究外[10]。因此,没有对L5脊神经后支阻滞进行评估。然而,Greher等[9]在BMI为36kg/m² 患者获得有效的超声成像,因此肥胖不是一个绝对禁忌证。最近,Rauch等得出结论,超声引导下脊神经内侧分支阻滞不能用于肥胖患者[11]。超声引导在慢性脊椎源性疼痛成像和引导才刚刚应用。在诊断和注射治疗领域尚未建立标准。

扫描技术

　　患者俯卧位,腹部垫薄枕以减少腰椎前凸。使用频率3~8MHz典型超声探头用来执行检查。超声扫描脊柱需要遵循特定的图像采集程序从而获得来自软组织(肌肉、韧带、硬膜)和椎体的最优视图。凝胶涂于皮肤后,从骶骨中线开始纵向扫描。在脊柱侧凸患者,内侧或侧倾斜可获得理想视图(图10.1)。可以用记号笔在传感器旁边来帮助定位脊柱节段并提供解剖"参考点"。一旦获得纵向图像,将传感器横向缓慢移动直到看到高回声的"锯齿"超声线(图10.2),这些骨结构就是上、下关节突。然而,关节间隙不能在图像上看到。向侧方进一步移动探头出现了一个高回声横向虚线。横突之间即为低回声的软组织(图10.3)。尾部最宽的骨骼图像就是骶骨。

　　纵向扫描完成后,第二次从骶骨进行轴向(短轴)超声。第一个明显的位于中间的骨性突起就是骶骨脊(图10.4)。传感器接着向头部移动,直到看到一个深部高回声结构。这通常对应于L5/S1轴内空间(图10.5)。当超声通过脑脊液一个高回声增强的信号被发现,反射出腹侧硬脑膜和后纵韧带。有时,尤其是在年轻患者,可以看到两个高回声线,这些代表后硬膜和腹侧硬膜。

　　下一个中线上高回声信号,头侧鞘内空间是L5棘突。在任何腰椎水平可以得到两个轴向图像:"层间窗"(图10.5)和"棘突/板窗"(图10.6)。(注意:在"棘突/板"定位图像不能看到关节突图像。相反,腹侧支偶尔可见。)较好的做法是,继续向头侧扫描和识别所有腰椎棘突,与做好的皮肤标记联合,有助于防止注射在一个错误的阶段。当探头固定于目标位,水平时即可见到一个腰部椎体的三层影,最表浅的为高亮的棘间韧带或棘突,底部外侧为关节突关节,在底外侧为横突(图10.7)。细调探头有助于"关节开放"并可见上关节突关节和横突之间的夹角。后方是内侧支解剖学定位目标(L1~L4)。在L5/S1水平,S1上关节突和骶骨角连接处即为靶点。骶骨角外侧则可看到髂嵴(图10.8)。

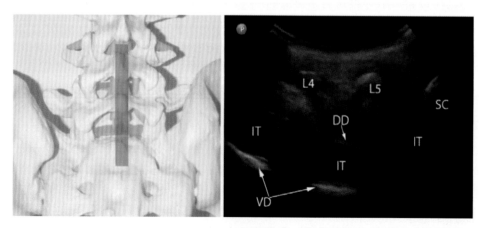

图10.1　左:中线位置为传感器(半透明红色矩形)。右:超声长轴的视图显示了腰椎L4(L4)和L5(L5)棘突,中间S1嵴(SC),高回声为背侧(DD)和腹侧(VD)硬膜,以及低回声的硬膜外空间(IT)。

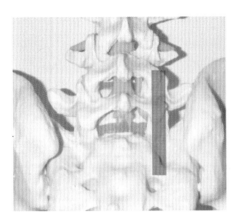
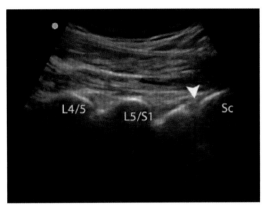

图 10.2　左:靠近中央位置的传感器(半透明的红色矩形)。右:超声长轴的视图为 L4/L5(L4/L5)和 L5 / S1(L5 / S1)关节突关节和 S1(三角箭头所示)背侧孔。关节间隙在这个视图不可见。

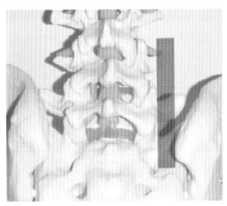
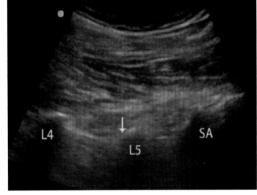

图 10.3　左:侧方位置的传感器(半透明的红色矩形)。右:超声长轴视图显示了 L5 和 L4 横突和骶骨角(SA)。横突或骶骨角边缘,上关节突侧方(箭头所示)是正确的解剖学目标。

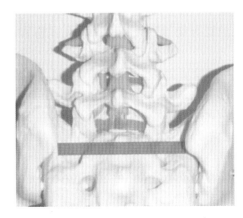
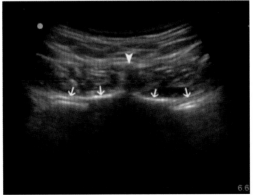

图 10.4　左:轴向位置的传感器(半透明的红色矩形)。右:超声短轴的视图显示了 S1 嵴(三角箭头所示)和高回声的骶骨表面(箭头所示)。

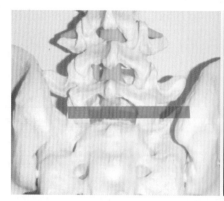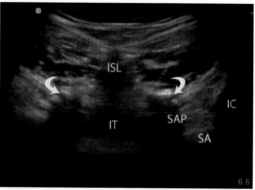

图 10.5　左:轴向位置的传感器(半透明红色矩形)。右:超声短轴视图显示低回声腰骶段:L5 / S1 棘间韧带、L5 / S1 关节突关节(弯箭头所示)、鞘内空间(IT)、S1 上关节突(SAP)、骶骨角(SA)和髂嵴(IC)。

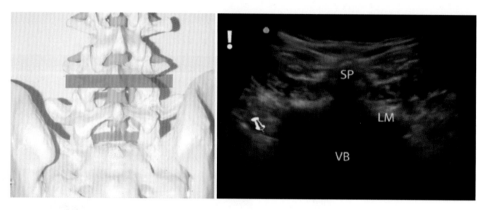

图 10.6　左:轴向位置的传感器(半透明的红色矩形)。右:超声短轴的视图(骨窗)显示 L4 脊椎:L4(SP)棘突和 L4 板(LM)完全遮蔽了 L4 椎体(VB)。该图中鞘内空间和横向过程是不可见的。左侧可见 L4 神经根时(针箭头所示)。

注射技术

腰椎(L1−L4)关节突关节内侧支、L5 后支的神经阻滞

阻滞前准备好皮肤并消毒。把超声探头套上无菌套。患者俯卧位下腹部垫薄枕减少腰椎前凸。应使用无菌超声凝胶。

这个过程始于中线纵向扫描,从骶骨开始。该传感器随后旋转以获得短轴视图,如前所述可以获得所需的腰椎水平的三步阴影。测量深度,估计嵌入角(图 10.9)。神经阻滞针沿传感器外缘迅速扎入,并沿平面内深入,直到接触到相应上关节突根部骨面(图 10.10),L5 背根神经阻滞由于高大的髂嵴具有高技术挑战性。如果髂嵴掩盖了这个视野,可用平面外方法完成(见下文)。一旦接触到骨,该传感器即失向旋转得到

纵向视图,左横突平面内定位椎旁。横突和(或)骶骨角应该被定位。活动的针尖务必出现在横突或骶骨角上部 (图 10.11)。如果针在预定的深度未接触骨面,应该用纵向视图明确针尖位置与横突的关系。在这种情况下, 会看到针尖稍高于或低于骨影。未能识别针尖位置可能导致针进入椎间孔并伤害出口处的神经根。

确定了针的位置,注入 0.5mL 局部麻醉剂。在注射过程中,针尖可视化是至关重要的。高分辨率超声可以观测到注射后低回声区域扩大。未能识别这个现象表明针位置不当或在血管内注射。

当用平面外方法行 L5 后支阻滞时,该传感器是定位在 L5/S1 短轴水平。S1 上关节突的神经根(S1 上关节突和骶骨角)在图像的中间。阻滞针立即向尾部刺向传感器的中点和进入尾头,直到靶点 S1/骶骨角结节 (图 10.8)。纵向视图用于验证针尖未超越骶骨角进入 L5/S1 的椎间孔。

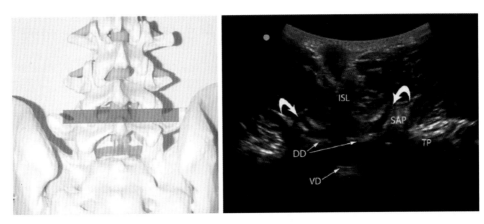

图 10.7　左:轴向位置的传感器(半透明的红色矩形)。右:超声短轴视图显示低回声、L4/L5 棘间的韧带(ISL),L4/L5 关节突关节(弯箭头所示),背侧(DD)和腹侧(VD)硬膜,L5 的上关节突和 L4 横突(TP)。

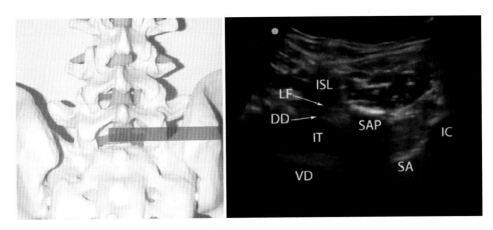

图 10.8　左:轴向位置的传感器(半透明的红色矩形)。右:超声短轴右侧的视图显示低回声、腰骶段 L5 / S1 棘间韧带(ISL),黄韧带(LF),背侧(DD)和腹侧(VD)硬膜,鞘内空间(IT),右侧的 S1 上关节突(SAP),骶骨角(SA),髂嵴(IC)。

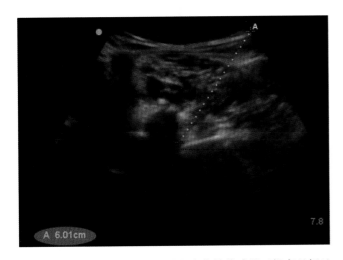

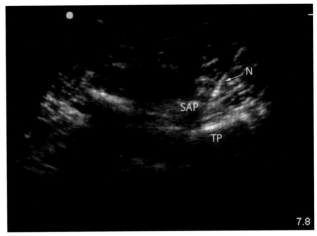

图 10.9　腰椎的短轴视图:由外向中线的传感器可提高目标显影,减少注射角度,皮肤到目标的距离是 6cm(虚线)。

图 10.10　于横突(TP)和上关节突(SAP)形成角的短轴平面内成像可定位穿刺针(N)。

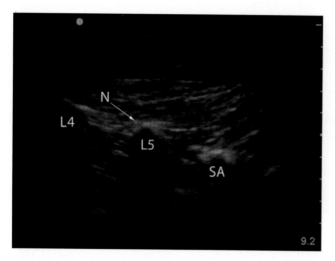

图 10.11　最后一次检查的针尖(N)定位在 L5 横突上部,长轴平面外视图。

超声引导关节突神经和关节注射的局限性

　　超声引导提供了一种可行的替代放射引导腰椎关节突(小关节)神经和关节治疗。然而,对于解剖特征变异的患者,超声引导构成特别的挑战,可能不能提供清晰的图像(例如肥胖、严重的退行性变化、畸形)。此外,超声引导不能清楚地检测到一个血管内注射或意外的椎间孔扩散。最后,其中一个最大的限制因素是专业技术水平和超声医师的培训。

参考文献

1. Grau T, Leipold RW, Horter J, et al. The lumbar epidural space in pregnancy: visualization by ultrasonography. *Br J Anaesth.* 2001;86:798–804.
2. Arzola C, Davies S, Rofaeel A, et al. Ultrasound using the transverse approach to the lumbar spine provides reliable landmarks for labor epidurals. *Anesth Analg.* 2007;104:1188–1192.
3. Lee Y, Tanaka M, Carvalho JC. Sonoanatomy of the lumbar spine in patients with previous unintentional dural punctures during labor epidurals. *Reg Anesth Pain Med.* 2008;33:266–270.
4. Luyet C, Eichenberger U, Greif R, et al. Ultrasound-guided paravertebral puncture and placement of catheters in human cadavers: an imaging study. *Br J Anaesth.* 2009;102:534–539.
5. Küllmer K, Rompe JD, Löwe A, et al. Ultrasound image of the lumbar spine and the lumbosacral transition. Ultrasound anatomy and possibilities for ultrasonically-controlled facet joint infiltration. *Z Orthop Ihre Grenzgeb.* 1997;135:310–314.
6. Galiano K, Obwegeser AA, Walch C, et al. Ultrasound-guided versus computed tomography-controlled facet joint injections in the lumbar spine: a prospective randomized clinical trial. *Reg Anesth Pain Med.* 2007;32:317–322.
7. Boswell MV, Shah RV, Everett CR, et al. Interventional techniques in the management of chronic spinal pain: evidence-based practice guidelines. *Pain Physician.* 2005;8:1–47.
8. Greher M, Scharbert G, Kamolz LP, et al. Ultrasound-guided lumbar facet nerve block: a sono-anatomic study of a new methodologic approach. *Anesthesiology.* 2004;100:1242–1248.
9. Greher M, Kirchmair L, Enna B, et al. Ultrasound-guided lumbar facet nerve block: accuracy of a new technique confirmed by computed tomography. *Anesthesiology.* 2004;101:1195–1200.
10. Shim JK, Moon JC, Yoon KB, et al. Ultrasound-guided lumbar medial-branch block: a clinical study with fluoroscopy control. *Reg Anesth Pain Med.* 2006;31:451–454.
11. Rauch S, Kasuya Y, Turan A, et al. Ultrasound-guided lumbar medial-branch block in obese patients: a fluoroscopically confirmed clinical feasibility study. *Reg Anesth Pain Med.* 2009;34:340–342.

第 11 章

超声引导下腰神经根注射技术

Klaus Galiano and Hannes Gruber

概述 …………………………………… 107
超声引导技术 ………………………… 107
超声引导技术的局限性 ……………………… 108
参考文献 ……………………………………… 108

概 述

腰椎神经的浸润阻滞（神经根阻滞）用于腰椎神经根病的诊断与治疗[1]。腰椎神经根注射最好用 X 线透视或计算机断层扫描(CT)介入治疗[2,3]。然而,这两种昂贵的设备都有明显的辐射暴露。作为一种替代引导方法,超声成像(US)也适用于椎体浸润[4-8]和腰椎神经注射[9]。

超声引导技术

2~5MHz 宽频弯曲的传感器为标准的超声设备。患者取俯卧位,减少腰椎前凸,腹部垫薄枕。为了有效显影前面,必须应用图像增益获得最大的穿透值。一个后脊椎旁矢状位声波图用于鉴别不同椎体水平(图 11.1)。然后在理想的水平获得一个横向超声波(见第 10 章)。图 11.2 清晰显示棘突及附属结构(椎弓板、椎骨关节突关节——上下方的小关节、横突和椎体峡部)。

一旦在矢状面确定正确阶段,旋转探头在相应的棘突追踪到椎板。这个椎板应该展示出整个长度并确定其最下缘。临近的侧方狭缝是脊柱小关节间隙。从这个成像开始,可以追踪到椎间孔和相应的脊髓神经[9](见图 11.2)。

神经根在横突之间的韧带下方离开神经孔。针

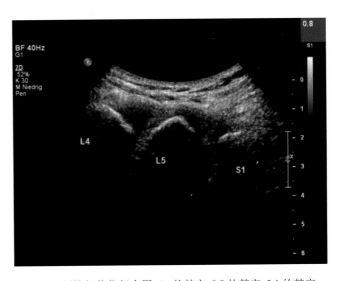

图 11.1 腰椎矢状位超声图。S1 的棘突,L5 的棘突,L4 的棘突。

在接近神经孔时在横突下走行时应非常缓慢进入,因为可以诱发神经根痛。有时,神经孔处的神经根不能被清楚地显示。这种情况下,在针尖缓慢到达神经孔之前我们试图显示两个相邻的横突。在接近神经根时,患者会在相应的神经根支配范围感到轻微的感觉异常(临床控制),此时稍微退针,注射药物。

我们推荐用"平面技术",这个方法使整个针的路径随时在控制之内,没有针之间的任何不匹配,针尖和靶点都可以观测到(图 11.3)。

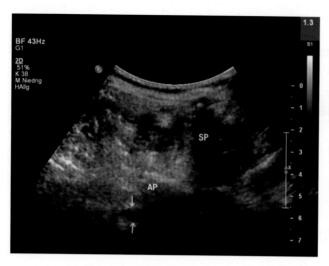

图 11.2　L4–L5 水平椎间孔轴位横断超声图。　箭头指向神经根出口。SP：脊突；AP：关节突。

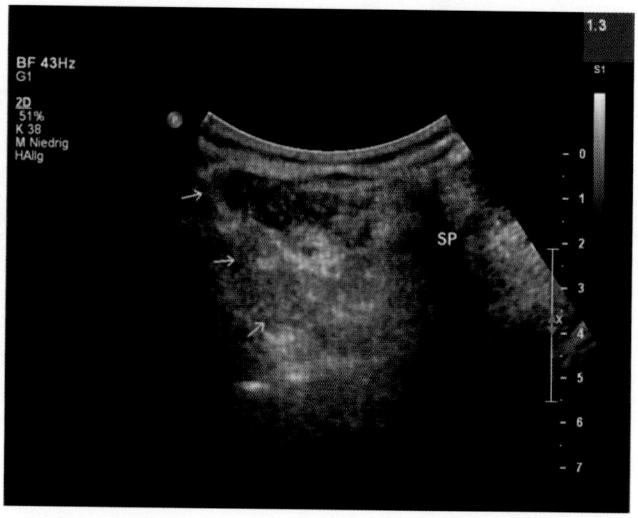

图 11.3　L4–L5 椎间孔水平轴位横断超声显示针在靶点水平位的神经孔。

超声引导技术的局限性

　　一个成功的浸润阻滞需要两个条件：清晰的目标成像和清晰的刺向靶点的针的成像（针尖）。因此，第一步是调节到腰椎超声模式，显示骨表面，捕获一个高亮图像（最大穿透值获得），必须使用一个适当的设置修改增益和持久性。否则，患者的组织会出现差异，折中了超声解剖和获得清晰超声图像的可能性。

　　在我们的操作经验中，需要靶点的成像，尤其对脂肪转变的患者。这样的组织就像泡沫塑料，超声波信号不能穿透，结果得到一个劣质的图像。显然，在肥胖患者或有腰椎手术史（瘢痕形成、植入物、椎板切除术），到目前为止仍不推荐使用超声。在进针过程中，保持针尖在可视范围内，需要一些实践。在训练住院

医生进行周围神经阻滞中，最常见的失误是操作时不能显示针尖。即使操作过 100 例以上的医生的超声引导周围神经阻滞也会出现不能显示针尖的情况。经验丰富的操作者也面临同样的困难。针在穿刺过程中和（或）注射药物时，如没有足够好的针尖显像可能导致血管内注射或神经损伤。

　　使用其他方法提示针尖位置，如组织运动（轻微抖动针、可控、轻退或轻进）和水声定位（快速注入少量的液体，0.5~1mL），经常可帮助成像[10]。一个有效的针尖可视化的方法是在针尖上装一个传感器。这种传感器将被超声波识别并在超声图像中实时显示。然而，这种技术及其可行性仍需评估。

　　据我们的经验，腰椎神经根阻滞在大多数患者中是可行的。然而，对于大多数患者来说，血管内注射还不能被有效地识别，因为超声在这种深度缺乏足够的分辨率。

参考文献

1. Ng L, Chaudhary N, Sell P. The efficacy of corticosteroids in periradicular infiltration for chronic radicular pain: a randomized, double blind, controlled trial. *Spine*. 2005;30:857–862.
2. Gangi A, Dietemann JL, Mortazavi R, et al. CT-guided interventional procedures for pain management in the lumbosacral spine. *Radiographics*. 1998;18:621–633.
3. Derby R, Kine G, Saal JA, et al. Response to steroid and duration of radicular pain as predictors of surgical outcome. *Spine*. 1992;17:S176–S183.

4. Galiano K, Obwegeser AA, Bodner G, et al. Ultrasound guidance for facet joint injections in the lumbar spine: a computed tomography-controlled feasibility study. *Anesth Analg.* 2005; 101:579–583.

5. Galiano K, Obwegeser AA, Bodner G, et al. Ultrasound-guided periradicular injections in the middle to lower cervical spine: an imaging study of a new approach. *Reg Anesth Pain Med.* 2005;30:391–396.

6. Galiano K, Obwegeser AA, Bodner G, et al. Ultrasound-guided facet joint injections in the middle to lower cervical spine: a CT-controlled sonoanatomic study. *Clin J Pain.* 2006;22: 538–543.

7. Galiano K, Obwegeser AA, Bale R, et al. Ultrasound-guided and CT-navigation assisted periradicular and facet joint injections in the lumbar and cervical spine: a new teaching tool to recognize the sonoanatomic pattern. *Reg Anesth Pain Med.* 2007;32:254–257.

8. Galiano K, Obwegeser AA, Walch C, et al. Ultrasound-guided versus computed tomography-controlled facet joint injections in the lumbar spine: a prospective randomized clinical trial. *Reg Anesth Pain Med.* 2007;32:317–322.

9. Galiano K, Obwegeser AA, Bodner G, et al. Real-time sonographic imaging for periradicular injections in the lumbar spine: a sonographic anatomic study of a new technique. *J Ultrasound Med.* 2005;24:33–38.

10. Chin KJ, Perlas A, Chan VW, et al. Needle visualization in ultrasound guided regional anesthesia: challenges and solutions. *Reg Anesth Pain Med.* 2008;33:532–544.

第 12 章

超声引导下中枢神经阻滞

Manoj Kumar Karmakar

概述 ··· 110
历史 ··· 110
脊椎的超声影像 ·································· 111
　基本注意事项 ································· 111
　扫描的轴向 ····································· 111
　水媒脊柱仿真模型 ·························· 112
　骶骨的超声成像 ····························· 112
　腰椎的超声成像 ····························· 114
　胸椎的超声成像 ····························· 116

超声引导中枢神经阻滞 ····················· 116
　骶尾部硬膜外注射 ·························· 116
　腰椎硬膜外注射 ····························· 117
　胸段硬膜外注射 ····························· 117
　蛛网膜下腔注射 ····························· 118
证据 ··· 118
教育和培训 ·· 119
小结 ··· 119
参考文献 ··· 119

概　述

中枢神经阻滞(CNB)鞘内和硬膜外是麻醉与镇痛的常用技术,也用于慢性疼痛患者的治疗。成功的操作依赖于操作者对硬膜外或鞘内间隙定位的准确性。传统操作技术依赖体表结构、突破感、阻力消失及脑脊液流出等辅助穿刺技术。但在过度肥胖、解剖结构异常、行脊柱手术等患者中,穿刺常遇到困难。

大量的影像学方法(CT扫描、MRI和X线透视等)被用于提高外周神经阻滞、慢性疼痛治疗和腰椎穿刺的精确性和准确性。但是,这在手术室的环境内是不现实的,因为需要将患者转移到放射的房间内,需要经过训练的放射学家分析影像,并且患者必须暴露在射线和造影剂的危险之中。近年来,B超在区域麻醉和疼痛治疗中的应用逐渐受到人们重视。有证据证明,相比于神经刺激下的外周神经阻滞,B超引导下的外周神经阻滞用更少的时间,针通过的距离更短,需要的麻醉剂量更小,起效更快,提供更好的感觉神经阻滞,作用的时间更长,成功率高,减少无意中的血管损伤。当B超

用于慢性疼痛治疗时可以避免或者减少在射线下的暴露,该方法受到了疼痛学家的欢迎。B超逐渐成为麻醉学家医疗设备中重要的组成部分, 越来越多的外周神经阻滞或者是实时引导技术由B超完成。对B超的应用及在B超引导下的疼痛治疗或影像的结合在疼痛领域同样受到疼痛患者的欢迎。B超在椎管内麻醉时显示出更多的好处。它无创,安全,应用简单、方便,无射线,提供实时的引导,无副作用,并且在脊柱解剖异常或者变异的患者中更有益处。在本章,作者回顾了人体脊髓的B超影像及对椎管内阻滞的帮助。

历　史

据文献报道,Bogin和Stulin首次将超声用于中枢神经阻滞[17]。他们将超声用于腰椎穿刺并于1971年在俄国的杂志上介绍了经验[17]。Porter等于1978年应用超声对腰椎进行成像,能够在诊断影像学测量椎管的直径。Cork等是第一个应用超声定位体表标志进行硬膜外镇痛的麻醉学组。尽管在1980年时,超声的影像质量很差,Cork等的报道了椎板、黄韧带、横突、椎管

和椎体[19]。此后,超声经常用于观察脊髓的解剖并在硬膜外穿刺前测量皮肤到椎板和硬膜外腔的距离[20,21]。德国海德堡大学的 Grau 等在 2001~2004 年进行了大量的研究[22-28],用于评价超声对硬膜外穿刺的应用,提高了我们对脊柱超声影像的认识。Grau 同样报道了超声实时检测双人操作,通过矢状位旁正中的成像技术进行腰椎硬膜外联合麻醉[29]。这说明超声成像技术已经被广泛接受并需要进一步的研究。目前超声的技术发展使得我们可以对脊椎和中枢神经进行成像,来自中国香港大学的研究者发表了实时超声引导下单人操作进行硬膜外穿刺的经验[30]。

脊椎的超声影像

基本注意事项

中枢神经位于深部,因此需要低频超声(2~5MHz)和带弧面的超声探头。低频超声提供了很好地穿透组织的能力,但是缺少对深部中枢空间结构的辨别。高频超声同样用于脊柱的成像[31,32]。尽管高频超声有很好的辨别能力,但是缺乏穿透力,由于只能显示脊椎的浅表结构而限制了它的应用[31,32]。同时,线形的高频超声相比于弧形探头的低频超声视野更小而限制了

其应用。后者在超声引导下的操作中更实用。脊椎的骨性结构也影响了超声对中枢结构的成像,因为在接近椎体前反射了大部分超声的能量。脊椎骨性结构的回声阴影使得回声影像变窄。这些问题出现在超声影像中。然而,最近超声及探测技术的发展,提高了超声对脊椎成像的能力。今天我们可以精确地辨认中枢神经的解剖[30,33]。同时要提出的是,以前只能在高端超声引导下才能进行的脊髓成像和 B 超引导下中枢神经阻滞,如今在便携超声下也可以进行。

扫描的轴向

对脊椎进行超声扫描可以在横轴[33,34]和纵轴[30]两个方向进行,患者的体位可以是坐位[24,25,29,33]、侧卧位[30]或者俯卧位。纵轴扫描可以通过中线或者旁正中线。俯卧位治疗慢性疼痛时,患者可以将超声和 X 线结合应用。由于骨性结构包绕着中枢神经,只有超声波通过最宽的回声时才能够在椎体最佳显影[16]。Grau 等认为旁正中进行纵轴扫描优于正中的横轴和纵轴扫描[22],同样也有人支持横轴扫描[34]。其实这两种方法是互补的[34]。最近有学者观察了旁正中的纵轴和旁正中纵轴斜位(图12.1)。向内倾斜的目的是确定超声波是通过椎间隙最宽的部位进入椎管而不是侧面沟。中枢神经在旁正中斜位上很好成像,因此旁正中斜位是进行超声引导下

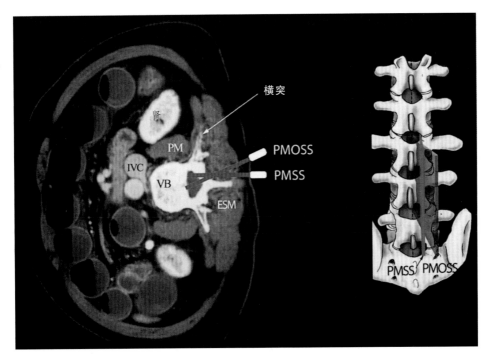

图 12.1　腰椎矢状位旁正中线成像。旁正中轴(PMSS)为图中红线所示,旁正中斜面(PMOSS)为蓝色区域。蓝色平面与红线稍倾斜,这样可保证声波穿过骨间隙进行成像。

中枢神经阻滞的最佳方法。

大量的耦合剂涂抹在皮肤表面用于耦合。扫描的目的是明确解剖,优化影像,辨认异常结构,测量到腰椎、黄韧带或者硬膜外腔的距离,并且制定最佳的穿刺路线。超声可进行以下设置:①选择合适设置;②合适的扫描深度;③中频宽探头;④调整聚焦深度;⑤调整"增益""动态范围"和"补程"。合成的影像和选择一个好的"地图"对提供高质量的成像很有帮助。当获得最佳影像后,操作者要在相应的患者皮肤上进行标记,以避免重复的扫描来辨认椎间隙。

水媒脊柱仿真模型

脊柱是由骨和软组织组成的。如果可以准确地确认脊柱的骨性结构,就可以找出骨框架中的间隙,例如,椎板间隙或者棘突间隙,通过间隙,超声束可以在超声波下得到可视化的椎管管内的神经结构并在超声引导下进行穿刺操作。作者及其团队最近描述了使用"水媒脊柱仿真模型"研究脊椎的骨解剖(图 12.2a)[37]。这是基于 Greher 等人先前对超声图像腰椎小关节神经阻滞相关骨性解剖的一项研究[15]。"水媒脊柱仿真模型"是市售的腰骶部脊柱模型(Sawbones, Pacific Research Laboratories, Inc., Vashon WA)(图 12.2a),在水中行横向及矢状轴扫描。我们发现,每个脊柱骨性结构都有其影像特点(图 12.2 至图 12.4)。

作者认为,要能够识别这些模式,第一步是学习超声脊柱图像。棘突的代表性图像(图 12.2b,c)、L5/S1 椎间隙(图 12.3a,b)、椎板(图 12.3c,d)、小关节的关节突(图 12.2d 和图 12.3a)及横突(图 12.4c)。横突的另一个重要特点是通过水介质被看到,因此可以通过扫描一个标记(例如,一根针)验证目标骨性结构的超声表现。

骶骨的超声成像

骶骨的超声成像通常用来确定与骶尾部硬膜外

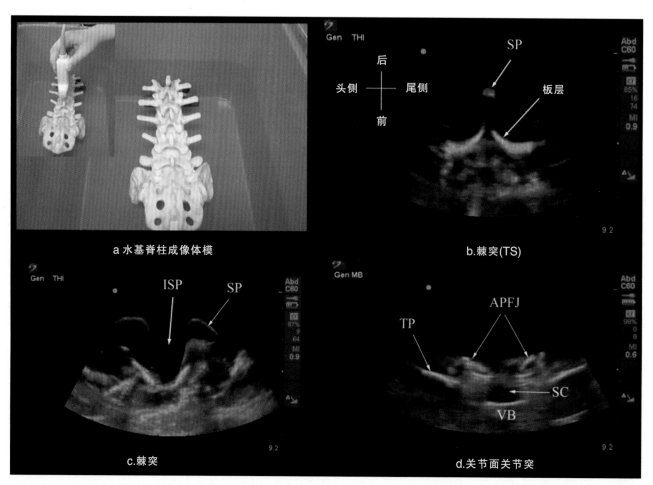

图 12.2　(a)水媒脊柱成像,(b)棘突水平位、(c)矢状位成像,(d)棘突间隙成像。SP:棘突;ISP:棘突间隙;TP:横突;APFJ:关节突关节;SC:椎管;VB:椎体;TS:水平扫描;SS:矢状位扫描。

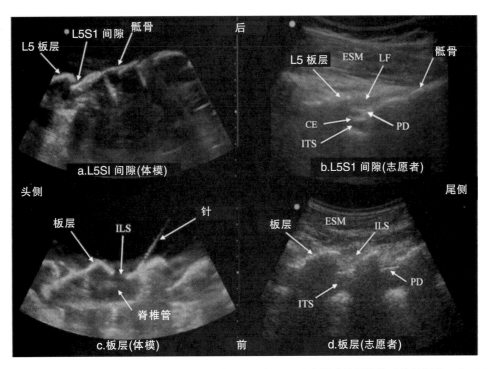

图 12.3　(a)示 L5/S1 矢状位旁正中线超声图像,可见 L5/S1 椎板间隙。(c)示水媒脊柱腰椎体及椎板图像。(b,d)示志愿者相应部位超声图像。ESM:竖脊肌;LF:黄韧带;PD:后硬膜;CE:马尾神经;ITS:鞘内;ILS:板层间空隙。

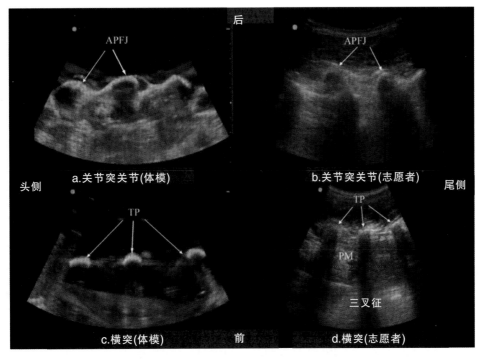

图 12.4　(a)关节突关节矢状位旁正中线超声图像。(c)横突水基成像。(b,d)志愿者相应部位超声图像。骨性结构在水媒成像中更清晰。APFJ:关节突;TP:横突;PM:腰大肌。

注射相关的超声解剖结构[16]。由于骶骨是表面结构,用高频线阵探头来扫描[16]。患者采取侧卧或俯卧位并在腹部下放一枕头使腰骶部脊柱处于弯曲位置。在骶管裂孔水平的骶骨横切面超声扫描图里,骶角呈两个高回声的倒 U 型结构[16],位于中线两侧(图 12.5)。连接两骶角和深层皮肤及皮下组织的是一个强回声带——骶尾韧带(见图 12.5)。骶尾韧带前是另一个高回声的线性结构,它代表的是骶骨后表面 (见图 12.5)。在骶尾韧带及骶骨后表面之间的超声低回声空间是骶管裂孔(见图 12.5)[16]。两骶角和骶骨后表面产生的声像图由于与青蛙的眼睛相似,我们称之为"蛙眼征"。在骶角水平的骶骨的矢状切面超声图中,骶尾韧带、骶基与骶管裂孔都清晰可见(图 12.6)。

在骶管裂孔矢状切面超声图中,骶骨被确定为一个平坦高回声结构并带有大的前声影(图 12.6)[3]。如果向头侧滑动传感器头,在骶骨和 L5 椎板之间将看见一个凹或间隙(PMSS),这是 L5/S1 椎间空间[3,30],也被称为 L5/S1 间隙(见图 12.3a,b 和图 12.7)[30]。这是超声图的标志,经常被用来计数和确定腰椎间隙(L4/L5、L3/L4 等)[3,30]。US 在确定一个给定的腰椎间隙时,比触诊更加准确[3]。然而,由于超声的腰椎定位依赖于某一个人在超声图上定位 L5/S1 间隙的能力,这种方法具有局限性,当存在一个 L5 椎体或 S1 腰椎体时,在 L4/L5 空间可能会被误解为 L5/S1 间隙。因为没有其他成像(X 线、CT 或 MRI),无法预测上述情况,当超声引导中枢神经阻滞时,L5/S1 间隙仍然是一个有用的超声图标志,然而必须牢记,偶尔会发现椎间水平可能错

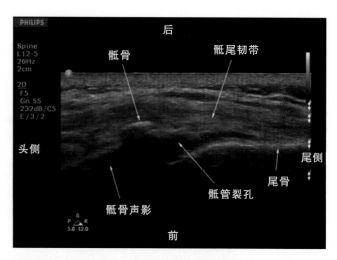

图 12.6　骶管裂孔水平骶骨矢状位超声图像。高回声为骶尾韧带,其由骶骨延伸至尾骨。骶骨回声遮盖了骶管。

位一或两个水平。

腰椎的超声成像

行腰椎横断扫描时,超声转换器要放置在坐位或卧位患者的棘突部位。横切面超声图中棘突在皮肤和皮下组织下显示为一个强回声反射,此前有一个黑暗声影完全掩盖了潜在的椎管和椎管内结构(图 12.8)[34]。因此,此图像不能显影椎管内结构,但可用于识别不能触及的棘突中线(如肥胖及背部水肿)。如果将换能器稍微向头端或尾端滑动,超声束就有可能通过棘突间隙对腰椎进行横向扫描(棘突间视图)(图 12.9)。由于超声信号现在没有被棘突、黄韧带、后硬脑膜、硬膜

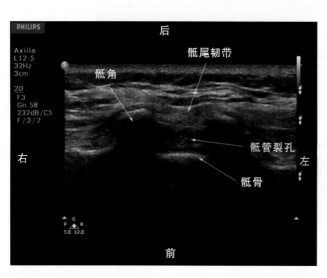

图 12.5　骶管裂孔水平骶骨水平位扫描。注意两骶角及其间高回声骶尾韧带,其围成区域为骶管裂孔。

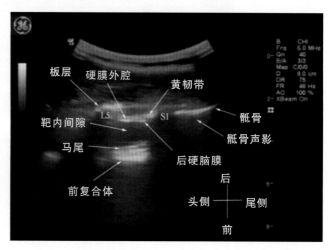

图 12.7　腰骶关节旁正中线矢状位超声图像。骶骨后面为一平滑高回声影,其前方在一大面积声影。L5/S1 椎间隙为骶骨与椎板间隙。ESM:竖脊肌。

囊等阻挡,并且在椎管内中线上,故是可视的,横向的关节突(APFJ)和横突也可见(见图12.9)。超声图结果显示形成一个被 Carvalho 比喻为"飞蝙蝠"征的影像[34]。棘突间视图也可以用来确定脊柱是否有任何旋转,比如侧凸椎体。通常,APFJ 在脊柱两侧处于对称的位置(见图12.9)。然而,如果它们是非对称分布的或任何一个关节突是不可见的,就应该怀疑脊柱的旋转(探头应正确定位和准确对焦)像脊柱侧弯,并预测一个潜在的脊髓或硬膜外困难。

对于矢状面扫描的腰椎,作者更倾向于患者采取

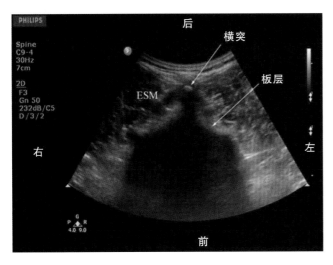

图12.8 腰椎棘突水平位超声图像。棘突声影完全遮盖了椎管及其中结构。ESM:肾背肌。

左侧卧位,并且膝盖和髋关节稍弯曲(图12.10)。传感器位于棘突外侧(中线)较低的背面1~2cm,指向头侧。该传感器在扫描过程中的稍微内侧倾斜[30],可使超声束照射到 PMOS 平面(见图12.10)。在扫描 L3/L4 和 L4/L5 间隙时,传感器位于上述位置。在腰椎的 PMOS 声像图中,竖脊肌被明确界定并位于椎板表面。椎板呈高回声区并且是第一可见的骨结构(见图12.10)。由于骨阻碍了超声,在各层椎板前出现一个声影。超声图使椎板呈现出一个类似于马头和马脖子的图像,我们称之为"马头征"(见图12.3c,d 和图12.10)。相邻椎板间的空间是椎板间隙。相反,小关节的关节突形成一个连续的高回声波浪线,在椎板水平面没有间隙(见图12.4a,b),通常用于区别关节突和椎板。APFJ 在矢状面超声图中表现为一个类似于多个驼峰的图像,我们称之为"驼峰征"(图12.4a,b)。在相邻的黑暗声影之间有一个矩形区域的声像图可以见到神经结构(见图12.10)[30]。这是从脊柱椎管内结构的反射"声窗",此结果来自超声信号形成的"窗"。黄韧带也表现为强回声,并且往往被视为连接相邻椎板的厚带(见图12.10)。后部的硬膜在黄韧带前形成高回声区,硬膜外间隙则为低回声区(几毫米宽)(见图12.10)[30]。包含 CFS 的硬膜囊是位于后硬膜前的可回声空间。马尾位于硬膜囊内,往往是囊内多重回声影(见图12.10)[30],并且它们的位置可随体位而变。马尾动脉也可在一些患者中被识别。前硬脑膜也是高回声,但它常常难以从后纵韧带及椎体或者椎间盘中区分,它们呈现相同的回

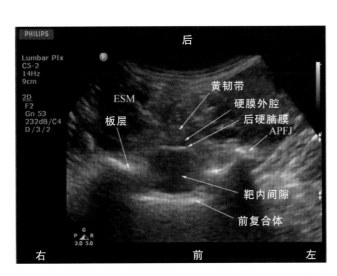

图12.9 探头位于棘突间水平位超声图像。中间依次可见黄韧带、硬膜外腔、后硬膜、鞘内结构,侧方可见关节突关节及横突。关节突关节(APFJ)对称位于两侧。ESM:竖脊肌。

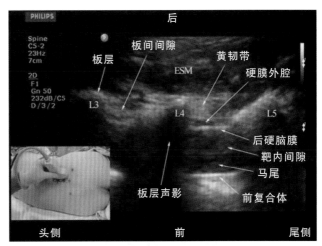

图12.10 L3/L4、L4/L5 矢状位旁正中斜面超声成像。硬膜外腔为低回声(仅数毫米),位于高回声的黄韧带及后硬膜之间。鞘内无回声,位于高回声的后硬膜和前硬膜之间。马尾神经亦为高回声,纵行于蛛网膜下腔内。

声(等频)并且彼此挨得很近。这往往导致一个单一的、复合的高回声反射前区,被称为"前复合体"(见图12.10)。

胸椎的超声成像

由于棘突的锐角及棘突间的狭窄空间,胸椎的超声成像要求更高。狭窄的声窗限制了椎管内结构的超声成像能见度(图12.11)[25]。患者采取坐位或侧卧位,胸椎的超声成像可以通过横向(中线横向扫描)[25]或旁正中[25]进行扫描。Grau等人完成了青年志愿者T5/T6位置的胸椎超声成像,并且把这些图像与同一位置的MRI图像进行了对比[25]。他们观察到,超声扫描在横向轴产生了最好的椎管内结构图[25]以及在正中扫描中最高可视度的硬膜外空间[25]。然而,相比于MRI图像,这更容易解释,超声图像对划定硬膜外空间或脊髓的能力有限,但在显示硬膜方面优于MRI。如同腰部,胸部椎板也表现为高回声,但显示椎管内结构的声窗非常窄(见图12.11)。通过狭窄的椎板间隙可见高回声的后硬膜,但硬膜外空间难以界定(见图12.11)。

超声引导中枢神经阻滞

在应用"阻力消失"对传统硬膜外穿刺前,通常应用超声预览脊柱解剖[19,24,26,29,23]。实时超声引导硬膜外成像,作为一个双操纵员[29]或作为一个单操纵技术[30]都已在文献中进行描述。在超声引导中枢神经阻滞过程中,采取坐位、侧卧位或俯卧位。作者认为,为了使手灵巧度达到最大,患者采取的姿势应该利于操作者应用优势手进行调节,并且用一只手握住超声转换器进行扫描。虽然大量超声凝胶是用于声耦合,但作者应用超声引导行中枢神经阻滞时,不在扫描区应用超声凝胶[30]。用无菌棉签蘸取生理盐水溶液替代的耦合剂以保持探头覆盖区域的潮湿[30]。这样做是因为没有数据提示超声凝胶对脑膜或中枢神经结构是安全的。因此,从一次性袋中取出的无菌超声凝胶,涂于超声转换器薄薄一层后,直接应用于探头的覆盖区域,然后用无菌透明辅料覆盖,并确定覆盖区和辅料之间气体排净。传感器和电滤线用无菌辅料套覆盖。由于皮肤上没有超声凝胶,超声扫描获得图像的质量稍差,但是这可以通过手动调节总增益和挤压来改善[30]。所有这些额外的步骤将给日常实践带来改变,这会在设备的准备过程中增加感染的机会。因此,在任何超声图像引导行中枢神经阻滞必须严格执行无菌操作。

骶尾部硬膜外注射

骶尾部硬膜外注射(类固醇或局部麻药剂)是经常应用的疼痛治疗方法。在超声引导下骶尾部硬膜外注射,需要在骶管裂孔水平行横向或矢状位扫描。由于骶管裂孔是一种表浅的结构,通常选择高频(6~13MHz)线性陈列换能器进行上述操作(见图12.5和图12.6)。穿刺针可以插入短轴(平面外)或长轴(平面内)的超声平面。在长轴插入针(作者偏爱)由矢状位扫描完成(见图12.6),在穿刺针通过骶尾韧带到骶管实时可视化(图12.12)。然而,由于骶骨妨碍了超声束,出现了一大片声影(见图12.6和图12.12),这使得针尖或注射剂在骶管内无法形成超声图像。另外,在超声引导操作中,5%~9%发生了血管内注射。因此,在临床实践中仍然依靠引导针穿过骶尾韧带,易于注射,无皮下肿胀,神经刺激,或者注射的药物来确定正确的穿刺。Chen等人报道了超声引导注射对比剂后用透视确认尾针的位置,100%的成功率[16]。这是令人鼓舞的,即使有经验的操作者也只有25%的成功率[16,38]。最近,Chen等人[39]报道将超声作为骶尾部硬膜外注射的一种筛选工具[39]。在他们的研究中,骶管裂孔的骶管平均直径为2~5.3mm,距离骶角(双边)之间为9.7±1.9mm[39]。Chen等人还发现了超声图像特征,封闭的骶管裂孔和直径约1.5mm的骶管将会使骶尾部硬膜外注射时失败率增大[39]。根据现有的数据,尽管超声具有局限性,仍可以用作硬膜外穿刺的辅助工具,它可提高技

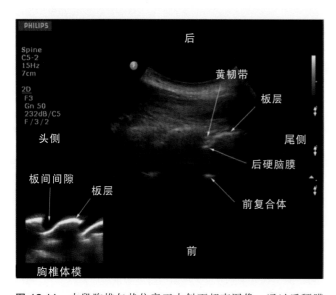

图12.11　中段胸椎矢状位旁正中斜面超声图像,通过后硬膜及前复合体的窄声窗。左下图像矢状位水媒胸椎超声图像。

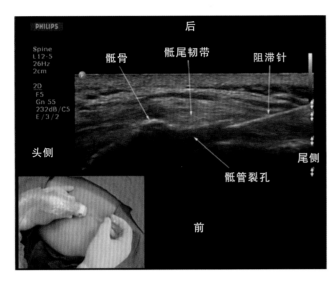

图 12.12　图为骶管注射时,骶管裂孔水平矢状位实时图像。可见高回声骶尾韧带、穿刺针。左下图为超声探头方向及位置。

术,降低失败率和辐射危险性,因此值得进一步的研究。

腰椎硬膜外注射

在腰椎硬膜外使用超声成像,可以用于预览脊柱解剖[24,26,29]为穿刺作实时指导[30]。如上所述,超声实时指导硬膜外穿刺可以单人[30]/双人[29]操作。这前一个技术是由 Grau 等人描述的腰椎硬膜外联合麻醉,第一执行者应通过旁中线进行超声扫描,第二人用传统的"阻力损失"技术穿刺[29]。Grau 等人能够将针的推进可视化,尽管超声扫描轴和针插入的轴不同[29]。此外,他们还能够可视化所有患者的硬脊膜穿刺,以及可见硬脊膜隆起证实针内针行腰椎穿刺的案例。最近,我们已经描述了实时超声指导在结合旁正中硬膜外入路盐水阻力消失的成功应用, 由一名操作者进行操作,将硬膜外针嵌入到超声束平面中[30]。实时可见进针直到进入黄韧带(图 12.13)。Episure™ AutoDetect™ 注射器(Indigo Orb, Inc., Irvine,CA)的应用使我们可以避免对第二个操作者的需要(额外的人手)来操控 LOR,这是一个给柱塞提供恒定压力的内部带有压缩弹簧的新型注射器(图 12.14)[30]。我们还可以证明椎管内的变化,在针插入位置,大多数(>50%)患者盐水注射阻力消失[30]。后硬脑膜前移和后硬脑膜外间隙的加宽是最常见的椎管内变化,但是也有少数出现硬膜囊受压(图 12.14)[30]。这是一个常见的硬膜外注射体征,并且已经在之前描述过[41]。在椎管内发生的轴索式变化较盐水"阻力损失"更有临床意义,我们将进行详细地

讨论[30]。尽管可用超声引导硬膜外穿刺,但我们却无法确定硬膜外导管。然而,我们可偶尔观察到椎管内的变化,例如,在通过硬膜外导管注射后,后硬脑膜前移和后硬脑膜外间隙的加宽。这些是导管尖端位置的替代标志并有临床价值。我们的发现与 Grau[27]的经验相符,可能与现在使用的小直径的、回声小的硬膜外导管有关。因此,有必要开发新硬膜外导管,以提高回声。

胸段硬膜外注射

目前尚无超声影像下胸段硬膜外阻滞的相关数据。这可能是由于胸段椎管内结构(上文提到的)的超声显影不佳和相关的技术困难。然而,尽管声窗狭窄,但该节段椎板层间空间和后硬脑膜用旁轴正中轴仍是可视的(见图 12.11)[25]。硬膜外空间更是难以界定,但在旁正中扫描中也可见(见图 12.11)。笔者已经完成使用超声辅助技术通过旁正中窗口进行胸段硬膜外导管植入术。操作过程中,患者采取坐位, 在目标胸椎位置, 使用旁斜矢状位扫描(PMOS)做定向方向标记(图 12.15)。在严格无菌操作下(如上所述),Yuohy 针在实时超声引导下,由旁轴平面内嵌入(见图 12.15)。穿刺针稳步推进,直到看到、接触到了椎板或进入到了椎板间空间。由于椎板在胸段区域是比较表浅的,它可实现实时可见 Tuohy 针推进过程(见图 12.15)。一旦 Tuohy 针的尖

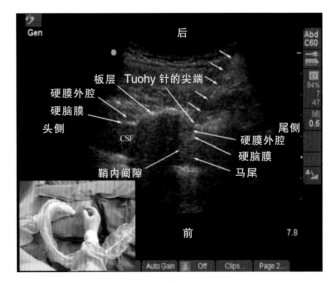

图 12.13　腰椎椎管旁正中入路,腰椎矢状斜面实时成像。可见 Tuohy 针头位于黄韧带表面(箭头所示)。左下图为超声探头及 Tuohy 针的位置和方向。

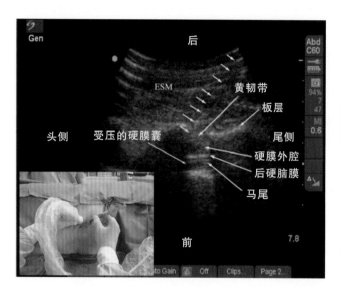

图 12.14　硬膜外注射生理盐水突然阻力消失时腰椎矢状斜面实时超声图像。可见后硬膜前移，蛛网膜腔受压。鞘内可见马尾神经。左下图为操作时超声探头与穿刺针关系。

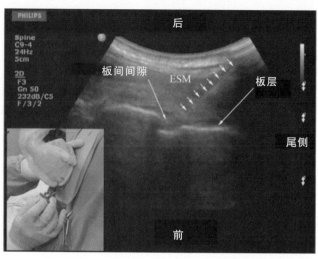

图 12.15　超声引导下胸椎旁正中入路时矢状斜面实时超声图像。平面内可见 Tuohy 针（短直箭头示）穿入硬膜外腔。ESM：竖脊肌。

端与椎板或板层间空间接触，把超声传感器放下，并使用传统盐水阻力消失技术进入硬膜外腔。初步经验表明，超声可以提高胸段硬膜外穿刺的一次成功的可能性。比较超声辅助技术结合传统方法是作者所在机构的研究项目。

蛛网膜下腔注射

对于使用超声进行麻醉或镇痛药进行蛛网膜下腔（鞘内）注射的文献非常有限[42,43]，该技术已经被证明在腰椎穿刺过程中对放射科医生[44]和急诊医生[32]是有帮助的。大多数数据是病案报告[42,43,45,46]。Yeo 和 French 在 1999 年第一次报道了在超声辅助下对一个脊柱解剖异常的患者成功进行蛛网膜下腔注射[46]。他们使用超声给一个重度脊柱侧弯产妇进行椎体中线定位[46]。Yamauchi 等人描述在导入由 X 射线指导鞘内注射前，使用超声预览椎管内结构，并测量椎板切除术后患者从皮肤到硬膜的距离[45]。Costello 和 Balki 使用超声辅助蛛网膜下腔注射，在一个有脊髓灰质炎的植入哈氏棒固定术后产妇的 L5/S1 空间[42]。Prasad 等人报告了在肥胖、脊柱侧弯及曾有多次背部手术的患者中使用超声辅助蛛网膜下腔注射[43]。最近，Chin 等[47]人描述了实时超声指导下为两位脊柱异常解剖患者进行蛛网膜下腔麻醉（一个是腰椎侧凸，另一个是在 L2-L3 脊柱融合手术）。

证　据

目前使用超声进行中枢神经阻滞的结果数据有限，而大多数数据来自用脾部区域和有限腰部区域。多数研究已经评估了穿刺前使用超声扫描的实用性。侦查扫描允许医师确认中线[34]及准确定位间隙并插入针[3,30]，这在解剖标志难以触摸的患者中十分有用，例如肥胖[1-3]、背部水肿，或解剖结构异常（脊柱侧凸[23,48]、椎板切除术[45]或脊柱内固定器[42,43,46]）。它还允许操作员观察椎管内结构[24,26,29,30,33]，确定无症状的脊柱畸形（例如脊柱裂）[49]，预测硬膜外空间的深度[19,29,24,26]包括肥胖患者[50]，辨别韧带缺失[51]，并确定最佳位置及针插入的轨迹[26,27]。

累积的证据表明，在硬膜外穿刺前进行超声检查将会提高第一次硬膜外穿刺的成功率[24]，减少穿刺尝试数[23,24,26,29]或多节段穿刺[24,26,29]，并在操作过程中改善患者的舒适度[26]。初步数据显示，对曾经有过硬膜外穿刺困难的患者、肥胖、后凸畸形或是腰椎侧凸也是可行的[23]。当用于产科硬膜外麻醉时，它也提高了镇痛的质量，改进了患者的满意度[23,28]。也有数据表明，超声改进了产妇硬膜外阻滞的学习曲线[28]。目前，非常有限的数据评估了硬膜外穿刺的实时超声指导[29,30]，但初步结果表明，这仍改善了技术结果[29]。作者所在机构正在进行这方面的研究。

阻滞的医生。必须进一步研究。

教育和培训

　　学习超声指导下中枢神经阻滞需要时间和耐心。从作者的经验来看，除所使用的技术，超声指导下中枢神经阻滞，特别是实时超声指导下中枢神经阻滞是先进的技术，尤其是最难的超声干预。他还需要灵巧度高的手法，手眼协调，并且具有将二维信息转化为三维图像的能力。因此，在试图执行超声指导下中枢神经阻滞操作者应该具备超声基本的声学知识，熟悉脊柱超声图像和超声解剖，并掌握必要的干预技术。明智的做法是先参加一个专门为此设定的课程或研讨会，学习基础扫描技术，脊柱超声解剖，以及需要的介入技术。进一步的脊柱超声图像经验也可以来自之后的志愿者。没有相关经验的麻醉师在应用超声进行中枢神经阻滞时需要具备至少以下条件：阅读出版的教材，参加讲座和示范课程，执行 20 项监督检查，通过腰椎超声评价[52]。今天，很少有模型(仿真模型)施行中枢神经介入超声练习。作者团队一直在使用麻醉的猪作为模型，最近更多的是使用猪的骨架模型来练习超声图像的中央神经介入的必要技能。掌握基本技能后，在进行硬膜外麻醉之前，最好在监督下先从超声蛛网膜下腔注射开始。实时超声图像即使是对有经验的操作者也是一项高技术。如果没有相关的超声指导下中枢神经阻滞的经验，应该到有相关技术的中心实践练习。如今，我们仍然不知道有多少干预需要进行，才能成为一个可以熟练进行实时超声指导中枢神经

小 结

　　USG CNB 是一种很有前途的替代传统基础标记的技术。它无创、安全、使用简单，并能快速进行。它也无辐射，提供实时图像，而无不良影响。近年来，随着超声设备的超声技术和图像处理能力的改善，应用超声可以实现椎管内结构可视化，这大大提高了我们对脊柱声像解剖的理解。超声成像已经被用来指导在腰、骶及胸部的 CNB。绝大多数结果数据来自腰部区域的应用，少部分数据来自胸部区域。穿刺前(侦查)扫描可以使操作者预览脊柱解剖，确认中线，准确地预测硬膜外空间的深度，识别任何脊柱畸形，确定最佳的针插入位置及轨迹。超声成像被使用在 CNB 中，同样改进了硬膜外穿刺一次操作的成功率，减少穿刺次数或穿刺节段数，也提高了操作中患者的舒适度。该技术也一样应用于硬膜外操作困难及有脊柱问题的患者。证明超声是脊柱解剖极好的教学工具，改进产妇硬膜外阻滞的学习曲线。超声也协助曾被认为不适合进行 CNB 的患者，例如，脊柱解剖结构异常。然而，超声对 CNB 的指导仍然是处于起步阶段，并且相关的支持证据是稀少的，也缺乏疼痛医学对超声 CNB 使用的数据。作者设想，如果超声技术继续发展，会有更多的麻醉医生和疼痛医生学习掌握此技术进行超声成像干预，USG CNB 将毫无疑问的更加普及，并且成为未来的治疗标准。

参考文献

1. Stiffler KA, Jwayyed S, Wilber ST, Robinson A. The use of ultrasound to identify pertinent landmarks for lumbar puncture. *Am J Emerg Med.* 2007;25:331–334.
2. Broadbent CR, Maxwell WB, Ferrie R, Wilson DJ, Gawne-Cain M, Russell R. Ability of anaesthetists to identify a marked lumbar interspace. *Anaesthesia.* 2000;55:1122–1126.
3. Furness G, Reilly MP, Kuchi S. An evaluation of ultrasound imaging for identification of lumbar intervertebral level. *Anaesthesia.* 2002;57:277–280.
4. Holmaas G, Frederiksen D, Ulvik A, Vingsnes SO, Ostgaard G, Nordli H. Identification of thoracic intervertebral spaces by means of surface anatomy: a magnetic resonance imaging study. *Acta Anaesthesiol Scand.* 2006;50:368–373.
5. Reynolds F. Damage to the conus medullaris following spinal anaesthesia. *Anaesthesia.* 2001;56:238–247.
6. Hamandi K, Mottershead J, Lewis T, Ormerod IC, Ferguson IT. Irreversible damage to the spinal cord following spinal anesthesia. *Neurology.* 2002;59:624–626.
7. Tarkkila P, Huhtala J, Salminen U. Difficulties in spinal needle use. Insertion characteristics and failure rates associated with 25-, 27- and 29-gauge Quincke-type spinal needles. *Anaesthesia.* 1994;49:723–725.
8. Seeberger MD, Lang ML, Drewe J, Schneider M, Hauser E, Hruby J. Comparison of spinal and

epidural anesthesia for patients younger than 50 years of age. *Anesth Analg.* 1994;78:667–673.

9. Klaastad O, Lilleas FG, Rotnes JS, Breivik H, Fosse E. Magnetic resonance imaging demonstrates lack of precision in needle placement by the infraclavicular brachial plexus block described by Raj et al. *Anesth Analg.* 1999;88:593–598.

10. Perello A, Ashford NS, Dolin SJ. Coeliac plexus block using computed tomography guidance. *Palliat Med.* 1999;13:419–425.

11. Eskey CJ, Ogilvy CS. Fluoroscopy-guided lumbar puncture: decreased frequency of traumatic tap and implications for the assessment of CT-negative acute subarachnoid hemorrhage. *AJNR Am J Neuroradiol.* 2001;22:571–576.

12. Marhofer P, Greher M, Kapral S. Ultrasound guidance in regional anaesthesia. *Br J Anaesth.* 2005;94:7–17.

13. Abrahams MS, Aziz MF, Fu RF, Horn JL. Ultrasound guidance compared with electrical neurostimulation for peripheral nerve block: a systematic review and meta-analysis of randomized controlled trials. *Br J Anaesth.* 2009;102:408–417.

14. Gofeld M, Christakis M. Sonographically guided ilioinguinal nerve block. *J Ultrasound Med.* 2006;25:1571–1575.

15. Greher M, Scharbert G, Kamolz LP, et al. Ultrasound-guided lumbar facet nerve block: a sono-anatomic study of a new methodologic approach. *Anesthesiology.* 2004;100:1242–1248.

16. Chen CP, Tang SF, Hsu TC, et al. Ultrasound guidance in caudal epidural needle placement. *Anesthesiology.* 2004;101:181–184.

17. Bogin IN, Stulin ID. Application of the method of 2-dimensional echospondylography for determining landmarks in lumbar punctures. *Zh Nevropatol Psikhiatr Im S S Korsakova.* 1971;71: 1810–1811.

18. Porter RW, Wicks M, Ottewell D. Measurement of the spinal canal by diagnostic ultrasound. *J Bone Joint Surg Br.* 1978;60-B:481–484.

19. Cork RC, Kryc JJ, Vaughan RW. Ultrasonic localization of the lumbar epidural space. *Anesthesiology.* 1980;52:513–516.

20. Currie JM. Measurement of the depth to the extradural space using ultrasound. *Br J Anaesth.* 1984;56:345–347.

21. Wallace DH, Currie JM, Gilstrap LC, Santos R. Indirect sonographic guidance for epidural anesthesia in obese pregnant patients. *Reg Anesth.* 1992;17:233–236.

22. Grau T, Leipold RW, Horter J, Conradi R, Martin EO, Motsch J. Paramedian access to the epidural space: the optimum window for ultrasound imaging. *J Clin Anesth.* 2001;13:213–217.

23. Grau T, Leipold RW, Conradi R, Martin E. Ultrasound control for presumed difficult epidural puncture. *Acta Anaesthesiol Scand.* 2001;45:766–771.

24. Grau T, Leipold RW, Conradi R, Martin E, Motsch J. Ultrasound imaging facilitates localization of the epidural space during combined spinal and epidural anesthesia. *Reg Anesth Pain Med.* 2001;26:64–67.

25. Grau T, Leipold RW, Delorme S, Martin E, Motsch J. Ultrasound imaging of the thoracic epidural space. *Reg Anesth Pain Med.* 2002;27:200–206.

26. Grau T, Leipold RW, Conradi R, Martin E, Motsch J. Efficacy of ultrasound imaging in obstetric epidural anesthesia. *J Clin Anesth.* 2002;14:169–175.

27. Grau T. The evaluation of ultrasound imaging for neuraxial anesthesia. *Can J Anaesth.* 2003;50: R1–R8.

28. Grau T, Bartusseck E, Conradi R, Martin E, Motsch J. Ultrasound imaging improves learning curves in obstetric epidural anesthesia: a preliminary study. *Can J Anaesth.* 2003;50:1047–1050.

29. Grau T, Leipold RW, Fatehi S, Martin E, Motsch J. Real-time ultrasonic observation of combined spinal-epidural anaesthesia. *Eur J Anaesthesiol.* 2004;21:25–31.

30. Karmakar MK, Li X, Ho AM, Kwok WH, Chui PT. Real-time ultrasound-guided paramedian epidural access: evaluation of a novel in-plane technique. *Br J Anaesth.* 2009;102:845–854.

31. Ferre RM, Sweeney TW. Emergency physicians can easily obtain ultrasound images of anatomical landmarks relevant to lumbar puncture. *Am J Emerg Med.* 2007;25:291–296.

32. Peterson MA, Abele J. Bedside ultrasound for difficult lumbar puncture. *J Emerg Med.* 2005;28: 197–200.

33. Arzola C, Davies S, Rofaeel A, Carvalho JC. Ultrasound using the transverse approach to the lumbar spine provides reliable landmarks for labor epidurals. *Anesth Analg.* 2007;104:1188–1192.

34. Carvalho JC. Ultrasound-facilitated epidurals and spinals in obstetrics. *Anesthesiol Clin.* 2008;26:145–158.

35. Mathieu S, Dalgleish DJ. A survey of local opinion of NICE guidance on the use of ultrasound in the insertion of epidural catheters. *Anaesthesia.* 2008;63:1146-1147.

36. National Institute for Clinical Excellence. Guidance on ultrasound guided catheterisation of

the epidural space. Interventional Procedure Guidance No 249, January 2008. http://www.nice.org.uk.

37. Karmakar MK, Li X, Kwok WH, Ho AM, Ngan Kee WD. The "water-based-spine-phantom" – a small step towards learning the basics of spinal sonography. *Brit J Anaesth*. 2009;E-letters. http://bja.oxfordjournals.org/cgi/qa-display/short/brjana_el;4114.

38. Tsui BC, Tarkkila P, Gupta S, Kearney R. Confirmation of caudal needle placement using nerve stimulation. *Anesthesiology*. 1999;91:374–378.

39. Chen CP, Wong AM, Hsu CC, et al. Ultrasound as a screening tool for proceeding with caudal epidural injections. *Arch Phys Med Rehabil*. 2010;91:358–363.

40. Habib AS, George RB, Allen TK, Olufolabi AJ. A pilot study to compare the Episure Autodetect syringe with the glass syringe for identification of the epidural space in parturients. *Anesth Analg*. 2008;106:541–543.

41. Rapp HJ, Folger A, Grau T. Ultrasound-guided epidural catheter insertion in children. *Anesth Analg*. 2005;101:333–339.

42. Costello JF, Balki M. Cesarean delivery under ultrasound-guided spinal anesthesia [corrected] in a parturient with poliomyelitis and Harrington instrumentation. *Can J Anaesth*. 2008;55:606–611.

43. Prasad GA, Tumber PS, Lupu CM. Ultrasound guided spinal anesthesia. *Can J Anaesth*. 2008;55:716–717.

44. Coley BD, Shiels WE, Hogan MJ. Diagnostic and interventional ultrasonography in neonatal and infant lumbar puncture. *Pediatr Radiol*. 2001;31:399-402.

45. Yamauchi M, Honma E, Mimura M, Yamamoto H, Takahashi E, Namiki A. Identification of the lumbar intervertebral level using ultrasound imaging in a post-laminectomy patient. *J Anesth*. 2006;20:231–233.

46. Yeo ST, French R. Combined spinal-epidural in the obstetric patient with Harrington rods assisted by ultrasonography. *Br J Anaesth*. 1999;83:670–672.

47. Chin KJ, Chan VW, Ramlogan R, Perlas A. Real-time ultrasound-guided spinal anesthesia in patients with a challenging spinal anatomy: two case reports. *Acta Anaesthesiol Scand*. 2010;54:252–255.

48. McLeod A, Roche A, Fennelly M. Case series: ultrasonography may assist epidural insertion in scoliosis patients. *Can J Anaesth*. 2005;52:717–720.

49. Asakura Y, Kandatsu N, Hashimoto A, Kamiya M, Akashi M, Komatsu T. Ultrasound-guided neuroaxial anesthesia: accurate diagnosis of spina bifida occulta by ultrasonography. *J Anesth*. 2009;23:312–313.

50. Balki M, Lee Y, Halpern S, Carvalho JC. Ultrasound imaging of the lumbar spine in the transverse plane: the correlation between estimated and actual depth to the epidural space in obese parturients. *Anesth Analg*. 2009;108:1876–1881.

51. Lee Y, Tanaka M, Carvalho JC. Sonoanatomy of the lumbar spine in patients with previous unintentional dural punctures during labor epidurals. *Reg Anesth Pain Med*. 2008;33:266–270.

52. Margarido CB, Arzola C, Balki M, Carvalho JC. Anesthesiologists' learning curves for ultrasound assessment of the lumbar spine. *Can J Anaesth*. 2010;57:120-126.

第 13 章

超声引导下骶管、奇神经节、骶髂关节注射

Amaresh Vydyanathan, Samer N. Narouze

超声引导下骶管注射 ·············· 122

　　解剖 ·························· 122

　　骶管注射适应证 ················· 122

　　根据体表标志行骶管"盲穿"的局限性 ······· 122

　　超声引导下行骶管注射的文献回顾 ······· 123

　　超声引导下骶管穿刺技术优于"盲穿"技术 ··· 123

　　超声引导下骶管穿刺技术 ············· 123

　　超声引导下穿刺技术的局限性 ········· 123

超声引导下奇神经节阻滞 ··········· 124

　　解剖 ·························· 124

　　适应证 ························ 124

奇神经节阻滞的局限性 ············· 124

超声引导下奇神经节阻滞的文献回顾 ······· 124

超声引导下奇神经节阻滞技术 ········· 124

超声引导下穿刺技术的局限性 ········· 125

超声引导下骶髂关节注射 ··········· 125

　　解剖 ·························· 125

　　骶髂关节注射的适应证 ············· 125

　　超声引导下骶髂关节阻滞的文献回顾 ········ 125

　　超声引导下骶髂关节注射技术 ········· 126

　　超声引导下骶髂关节穿刺技术的局限性 ······ 126

参考文献 ······················ 127

超声引导下骶管注射

解剖

　　骶骨和尾骨由 8 节椎体融合组成(5 节骶椎,3 节尾椎)。由于 S4(下段)与 S5(全部)椎板未完全融合,在后正中部形成生理缺陷,称为骶管裂孔。骶管裂孔上方有骶尾部韧带附着。骶管裂孔外侧为骶骨角,下方为骶骨[1,2]。硬膜外腔上端起自枕骨大孔高度,下端终于骶管裂孔。硬膜外腔位于硬脊膜与黄韧带之间,包绕硬膜囊。硬膜外腔前方为后纵韧带,外侧为神经根及神经孔,后方为黄韧带。硬膜外腔内包含脊神经根、动脉(由神经孔穿出)及静脉丛。硬脊膜终止于第 2 骶骨(S2),而硬膜外腔包括骶部硬膜外腔,终止于骶孔,骶孔上方覆盖骶尾韧带。骶管内包含骶神经和尾神经、静脉丛、终丝。骶部硬膜外腔的静脉丛主要集中于骶管腹侧[1,3,4]。

骶管注射适应证

　　骶管注射主要用于腰骶部疼痛的诊断及治疗,特别是当腰椎椎管狭窄或腰椎椎板切除后,腰部不适于行硬膜外阻滞时,可采用骶管阻滞。

根据体表标志行骶管"盲穿"的局限性

　　由于骶骨解剖变异较大,所以行骶管阻滞时容易出现偏差。据报道,10%[5]的骶管存在变异。由于变异,在非影像学引导下行经验性骶管穿刺时,发生的穿刺失败率高达 25.9%[6]。

　　穿刺过程中,误入血管的发生率为 2.5%~9%[5-7],并且当误入血管后有可能回吸无血[7,8]。由于老年患者在 S4 以下仍有静脉丛,所以穿刺过程中更容易误

入血管[9]。因此,行骶管阻滞时,在实时影像引导下操作可以提高穿刺的成功率,减少并发症的发生[10]。

超声引导下行骶管注射的文献回顾

Klocke 等[11]首先报道在超声引导下行骶管处类固醇药物注射,他们发现在中度肥胖或无法取俯卧位的患者中,其优势更为明显。中度肥胖患者行超声引导下骶孔阻滞时,采用低频探头(2~5MHz)可以获得满意的效果。Chen 等[12]评估了 70 例患者行超声引导下腰骶神经根阻滞的效果。采用高频探头(5~12MHz)来确定骶管位置并行穿刺后,注射造影剂观察,其成功率达 100%。他们发现,当穿刺针针尖经过骨影后看不到穿刺针时,即进入骶管腔。除回吸外,此种方法也可排除穿刺针穿破硬膜或穿刺针位于血管内。Yoon 等[10]使用彩色多普勒来验证穿刺针是否在血管内。他们注射 5mL 注射液,并观察彩色多普勒光谱内血液频谱情况。他们认为,如果穿刺针位于血管内,则多普勒显示为单一方向(只能看到单一颜色),而不是多方向(多种颜色)。注射后通过造影剂证实针的位置正确。他们发现 3 例患者中 2 例多普勒显示为阳性,造影剂在硬膜腔外。

超声引导下骶管穿刺技术优于"盲穿"技术

一项对 83 例儿科患者行超声引导下的精确穿刺回顾性研究并与阻力消失试验对比发现,穿刺成功后注药时,如果彩色多普勒确认超声影像上出现骶管内湍流样表现,说明穿刺针位于骶管内,且其穿刺成功率高于阻力消失试验穿刺的成功率[13]。如果在注药时骶管内有湍流样表现,其阻滞的成功率较高。

超声引导下骶管穿刺技术

患者取俯卧位,触诊确定骶管裂孔后,将线性高频探头(肥胖患者使用低频探头)横放于中线附近,以观察骶裂孔横断面[12]。骶角的骨性突起在超声影像中表现为两个 U 型的高信号图像。在骶角中间有两个高信号的带状图像,分别为骶尾部浅韧带和骶骨下方,两个高信号带状区域之间的低信号区域为骶管裂孔(图 13.1)。使用 22 号穿刺针经两个骶角中间向骶管裂孔穿刺。在穿刺过程中,穿破骶尾部韧带时可有突破感。然后将探头旋转 90°,观察骶骨及骶骨裂孔的纵向影像。在超声引导下可以观察到穿刺针进入骶管的实时情况(图 13.2 和图 13.3)。

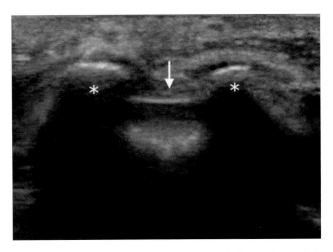

图 13.1 短轴位图像显示两个骶角为 U 型高信号图像(星号所示);箭头所指为骶管裂孔上方的骶尾部韧带。(Reprinted with permission from Ohio Pain and Headache Institute.)

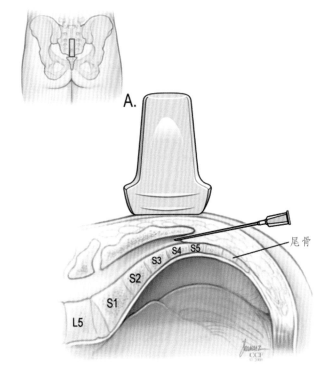

图 13.2 超声探头放在骶骨裂孔上获得的纵向视图放置。(Reprinted with permission, Cleveland Clinic Center for Medical Art & Photography © 2008–2010. All rights reserved.)

超声引导下穿刺技术的局限性

成人行超声引导下骶管阻滞时,穿刺针通过骶骨骨性标志后,很难判断是否穿破硬膜及是否位于血管内。当消极回吸不可靠时,我们建议测试剂量注射首

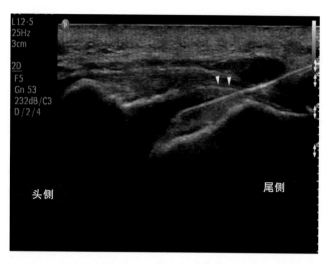

图 13.3　长轴位图像显示穿刺针位于骶管内。三角为骶尾部韧带。

先排除血管内或鞘内位置。要在实时超声引导下进行注射，并监测骶管内湍流以及注射液向头侧的扩散。可以用彩色多普勒超声来更好地完成此操作，如上文所述[10]，但是将注射液的湍流解释为多向流动是非常不可靠的，会将其误认为是血管内注射。最好通过注射造影剂来判断穿刺针的位置，以避免刺入血管（图13.4）。如果禁忌 X 线透视可以用超声引导，或者对疑难患者，用其辅助引导穿刺到骶管内。

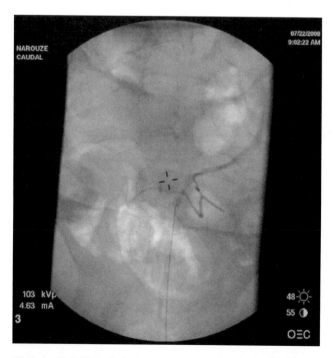

图 13.4　前后位 X 线片显示骶管阻滞时造影剂的血管内扩散。
(Reprinted with permission from Ohio Pain and Headache Institute.)

超声引导下奇神经节阻滞

解剖

双侧的交感神经链在骶尾关节前方融合，形成奇神经节。其支配会阴部、直肠远端、肛管、尿道远端、阴囊、远端 1/3 的阴道和外阴[14,15]。

适应证

奇神经节（Walther 或骶尾神经节）阻滞适用于会阴部和骶尾部的内脏疼痛或交感神经相关性疼痛的诊断及治疗。目前已经有文献报道，奇神经节松解适用于恶性肿瘤的姑息治疗[14,16]。

奇神经节阻滞的局限性

奇神经节阻滞穿刺有多种穿刺入路，目前较多采用的是影像引导下经骶尾关节穿刺[17,18]。

在 X 线前后位图像中，直肠内的粪便或气体很容易对显示骶尾关节造成影响。当骶尾部韧带钙化时，X 线侧位难以显示骶尾关节。

在 X 线引导下，穿刺针可能卡在骶尾关节无法进针。在超声引导下，可以很好地显示穿刺针在骶尾关节内的进针角度[19]。

超声引导下奇神经节阻滞的文献回顾

超声引导下经肛门尾骨穿刺路径已有报道（经肛尾韧带使用弯针穿刺）[20]。本文主要介绍经骶尾部穿刺，采用此路径时，患者感觉更为舒适，并可以减少对肛管及直肠的损伤。

Lin 等报道了 15 例患者超声引导下经骶尾部穿刺行奇神经节阻滞[19]。穿刺后，经 X 线确认 15 例均精确穿刺到奇神经节。与 X 线引导相比，超声引导更容易穿刺到位。其中 5 例由于直肠内的粪便和气体的影响，X 线无法观察到骶尾关节，但经超声引导可以很清楚地显示。

超声引导下奇神经节阻滞技术

患者取俯卧位，触及骶管裂孔后，将线性高频探头（肥胖患者使用曲线低频探头）横放于骶管裂孔上方（见图 13.1），以观察骶管裂孔横断面。然后将探头旋转 90°，观察骶管裂孔及尾骨矢状面（图 13.5）。骶管裂孔尾侧的第一个裂隙即为骶尾关节。

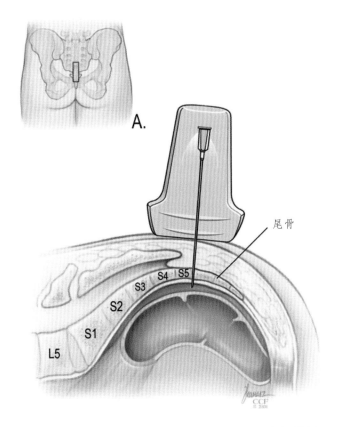

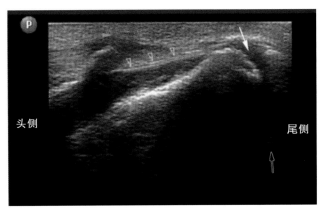

图 13.6　长轴位超声图像显示骶尾关节(实线箭头所示)、骶尾韧带(三角箭头所示)。注意可经骶裂(空心箭头所示)进行直肠超声。(Reprinted with permission from Ohio Pain and Headache Institute.)

图 13.5　超声探头放在骶尾关节上来显示纵向扫描图。(Reprinted with permission, Cleveland Clinic Center for Medical Art & Photography © 2008—2010. All rights reserved.)

皮肤及皮下组织局部浸润麻醉后，使用 22~25G 穿刺针在实时超声引导下向骶尾关节穿刺。采用平面外技术引导穿刺针向骶尾关节穿刺(图 13.6)。当穿刺针突破骶尾韧带时，通常有落空感。然后采用侧位影像来确定穿刺针位置及药液扩散情况。

超声引导下穿刺技术的局限性

由于骶骨与尾骨影响，超声图像对穿刺针深度及药液扩散情况显示不是十分精确。当由于其他原因 X 线无法引导穿刺时，可采用超声引导下穿刺。我们推荐使用矢状面图像观察穿刺针深度及药液注射情况[19]。

超声引导下骶髂关节注射

解剖

骶髂关节是滑膜关节，由骶骨及髂骨关节面构成，周围有韧带包绕形成关节囊[21]。其主要特点是，骶髂关节为滑膜关节，特别是在关节的前上方及内侧可以分泌滑液。骶髂关节的后上方无关节囊包绕，由骨间韧带连接。骶髂关节囊前方为骶髂韧带起始处；后方为骶髂关节后半部，由骶髂后韧带、骶结节韧带及骶棘韧带固定。随着年龄的增长，它会出现退行性改变，如关节变窄、纤维性关节强直[22,23]。

固定骶髂关节的筋膜及肌肉包括臀大肌、臀中肌、竖脊肌、背阔肌、胸腰部的筋膜、股二头肌、梨状肌、腹斜肌及腹横肌。臀大肌、股二头肌、梨状肌附着处为骶结节韧带，胸腰部筋膜与这些肌群相连。前后及上下呈楔形的骶骨及其肌群使骶髂关节的活动性减低，稳定性增加[22-25]。骶髂关节后方主要由 L4—S2 神经根外侧支、由 S3 分出的臀上神经支配，骶髂关节前方由 L2—S2 神经支配[26,27]。滑膜囊与韧带内无机械性刺激感受器，但可以通过骶髂关节的本体感受器感知疼痛[23]。

骶髂关节注射的适应证

诊断性骶髂关节注射：判断疼痛是否源自骶髂关节。诱发疼痛试验不能明确疼痛来源于骶髂关节，但骶髂关节注射可以作为诊断金标准。迄今为止，尚无影像学检查能够确认骶髂关节为疼痛的责任部位。

治疗性骶髂关节注射：抗炎、理疗等保守治疗无效后可采用骶髂关节注射。

超声引导下骶髂关节阻滞的文献回顾

Pekkafahli 等[28]研究了超声引导下骶髂关节注射的可行性。结果表明，76.7%(N=60)效果良好。其中，30

例首次注射后疼痛缓解率为 60%，另外 30 例两次注射后疼痛缓解率为 93.5%。Klauser 等[29]通过 10 具尸体的双侧骶髂关节注射，研究超声引导下骶髂关节注射的可行性。他们将第一骶后孔平面定为上位水平，第二骶后孔定平面为下位水平。然后对 10 具尸体的同侧骶髂关节进行穿刺。通过 CT 扫描判断穿刺结果，成功率为 80%（上位水平成功率为 70%，下位水平为 90%）。然后在超声引导下对 10 具尸体的另一侧骶髂关节进行穿刺，穿刺成功率为 100%（其中 2 例通过上位水平穿刺，8 例通过下位水平穿刺）。

超声引导下骶髂关节注射技术

　　患者取俯卧位，腹下垫一薄枕，以防止腰椎前凸。通常使用低频曲线探头，尤其是肥胖患者。探头横置于骶骨下方（骶管裂孔平面），确认骶骨外侧缘。向头侧移动探头，直到出现髂骨（图 13.7）。髂骨中部和骶骨外侧缘之间为骶髂关节[30]。用 22 号穿刺针由探头中部穿刺，在平面内通过超声图像进行实时监视，直至穿刺进入骶髂关节（图 13.8）。

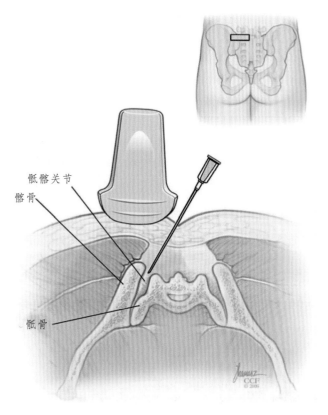

图 13.7 显示短轴位超声图像时超声探头在骶髂关节上的放置。(Reprinted with permission, Cleveland Clinic Center for Medical Art & Photogrephy © 2008-2010. All rights reserved.)

超声引导下骶髂关节穿刺技术的局限性

　　骶髂关节注射造影剂后显示，与 X 线、CT 引导下骶髂关节穿刺相比，超声引导下穿刺时，穿刺到骶髂关节周围而非穿刺到骶髂关节内的潜在可能性要高。另外，超声引导下骶髂关节注射时，发现穿刺针进入血管的可靠性不太高（图 13.9）。

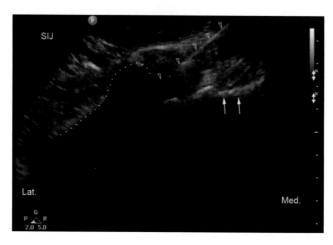

图 13.8 短轴位超声图像显示穿刺针（平面内）位于骶髂关节内（三角箭头所示）。点划线示出髂骨的骨表面，箭头所示为骶骨背侧面。(Reprinted with permission, Cleveland Clinic Center for Medical Art & Phohography © 2008-2010. All rights reserved.)

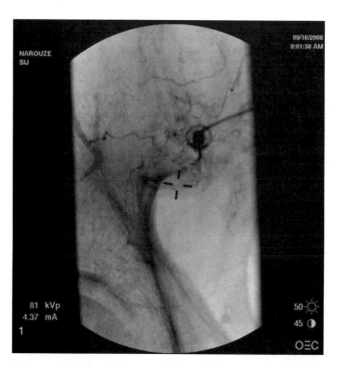

图 13.9 前后位 X 线片显示骶髂关节穿刺后造影剂的血管内扩散情况。(Reprinted with permission from Ohio Pain and Headache Institute.)

参考文献

1. Senoglu N, Senoglu M, Oksuz H, et al. Landmarks of the sacral hiatus for caudal epidural block: an anatomical study. *Br J Anaesth*. 2005;95(5):692–695.
2. Hession WG, Stanczak JD, Davis KW, Choi JJ. Epidural steroid injections. *Semin Roentgenol*. 2004;39(1):7–23.
3. Parkin IG, Harrison GR. The topographical anatomy of the lumbar epidural space. *J Anat*. 1985;141:211–217.
4. Sekiguchi M, Yabuki S, Satoh K, Kikuchi S. An anatomic study of the sacral hiatus: a basis for successful caudal epidural block. *Clin J Pain*. 2004;20(1):51–54.
5. White AH, Derby R, Wynne G. Epidural injections for the diagnosis and treatment of low-back pain. *Spine*. 1980;5:78–86.
6. Stitz MY, Sommer HM. Accuracy of blind versus fluoroscopically guided caudal epidural injection. *Spine*. 1999;24:1371–1376.
7. Renfrew DL, Moore TE, Kathol MH, el-Khoury GY, Lemke JH, Walker CW. Correct placement of epidural steroid injections: fluoroscopic guidance and contrast administration. *AJNR Am J Neuroradiol*. 1991;12:1003–1007.
8. Furman MB, O'Brien EM, Zgleszewski TM. Incidence of intravascular penetration in transforaminal lumbosacral epidural steroid injections. *Spine*. 2000;25:2628–2632.
9. Bogduk N, Cherry D. Epidural corticosteroid agents for sciatica. *Med J Aust*. 1985;143:402–406.
10. Yoon JS, Sim KH, Kim SJ, Kim WS, Koh SB, Kim BJ. The feasibility of color Doppler ultrasonography for caudal epidural steroid injection. *Pain*. 2005;118:210–214.
11. Klocke R, Jenkinson T, Glew D. Sonographically guided caudal epidural steroid injections. *J Ultrasound Med*. 2003;22:1229–1232.
12. Chen CP, Tang SF, Hsu TC, et al. Ultrasound guidance in caudal epidural needle placement. *Anesthesiology*. 2004;101:181–184.
13. Raghunathan K, Schwartz D, Connelly NR. Determining the accuracy of caudal needle placement in children: a comparison of the swoosh test and ultrasonography. *Paediatr Anaesth*. 2008;18:606–612.
14. Waldman SD. Hypogastric plexus block and impar ganglion block. In: Waldman SD, ed. *Pain Management*. Philadelphia, PA: Saunders/Elsevier; 2007:1354–1357.
15. Reig E, Abejon D, del Pozo C, Insausti J, Contreras R. Thermocoagulation of the ganglion impar or ganglion of Walther: description of a modified approach. Preliminary results in chronic, nononcological pain. *Pain Pract*. 2005;5:103–110.
16. de Leon-Casasola OA. Critical evaluation of chemical neurolysis of the sympathetic axis for cancer pain. *Cancer Control*. 2000;7(2):142–148.
17. Wemm K Jr, Saberski L. Modified approach to block the ganglion impar (ganglion of Walther). *Reg Anesth*. 1995;20:544–545.
18. Toshniwal GR, Dureja GP, Prashanth SM. Transsacrococcygeal approach to ganglion impar block for management of chronic perineal pain: a prospective observational study. *Pain Physician*. 2007;10:661–666.
19. Lin CS, Cheng JK, Hsu YW, et al. Ultrasound-guided ganglion impar block: a technical report. *Pain Med*. 2010;11:390–394.
20. Gupta D, Jain R, Mishra S, Kumar S, Thulkar S, Bhatnagar S. Ultrasonography reinvents the originally described technique for ganglion impar neurolysis in perianal cancer pain. *Anesth Analg*. 2008;107(4):1390–1392.
21. Forst SL, Wheeler MT, Fortin JD, Vilensky JA. The sacroiliac joint: anatomy, physiology and clinical significance. *Pain Physician*. 2006;9:61–67.
22. Calvillo O, Skaribas I, Turnipseed J. Anatomy and pathophysiology of the sacroiliac joint. *Curr Rev Pain*. 2000;4:356–361.
23. Dreyfuss P, Dreyer SJ, Cole A, Mayo K. Sacroiliac joint pain. *J Am Acad Orthop Surg*. 2004;12: 255–265.
24. Foley BS, Buschbacher RM. Sacroiliac joint pain: anatomy, biomechanics, diagnosis, and treatment. *Am J Phys Med Rehabil*. 2006;85:997–1006.
25. Tuite MJ. Facet joint and sacroiliac joint injection. *Semin Roentgenol*. 2004;39:37–51.
26. Ikeda R. Innervation of the sacroiliac joint. Macroscopical and histological studies. *Nippon Ika Daigaku Zasshi*. 1991;58:587–596.
27. Grob KR, Neuhuber WL, Kissling RO. Innervation of the sacroiliac joint of the human. *Z Rheumatol*. 1995;54:117–122.

28. Pekkafahli MZ, Kiralp MZ, Ba ekim CC, et al. Sacroiliac joint injections performed with sonographic guidance. *J Ultrasound Med.* 2003;22:553–559.
29. Klauser A, De Zordo T, Feuchtner G, et al. Feasibility of ultrasound-guided sacroiliac joint injection considering sonoanatomic landmarks at two different levels in cadavers and patients. *Arthritis Rheum.* 2008;59:1618–1624.
30. Harmon D, O'Sullivan M. Ultrasound-guided sacroiliac joint injection technique. *Pain Physician.* 2008;11:543–547.

第 3 部分

超声引导下腹部和盆腔阻滞

第 14 章

超声引导下腹横肌平面阻滞

Samer N. Narouze

概述 …………………………………… 131

解剖 …………………………………… 131

经典穿刺 ……………………………… 131

超声引导下穿刺技术 ………………… 132

小结 …………………………………… 133

参考文献 ……………………………… 133

概　述

腹横肌平面阻滞主要用于下胸部及上腰部感觉区域的阻滞。在超声图像下,肌层分为三层,由腹内斜肌、腹外斜肌、腹横肌组成腹部前壁及外侧壁。在这一区域实施神经阻滞可使前壁感觉缺失。通过连续置管,可用于下腹部术后镇痛或腹部前壁慢性疼痛的诊断或治疗。

腹横肌平面阻滞是腹壁手术围术期用于控制疼痛的新型周围神经阻滞方法。本节介绍超声引导下腹横肌平面神经阻滞,可提高其阻滞的成功率。该方法采用单次神经阻滞或置管连续神经阻滞,可满足下腹部开腹或腹腔镜检查手术[1]。

腹部疼痛是医生常见的疾病,每年约 250 万患者因腹部疼痛就诊,其中 50%无法查明原因[2]。

躯体感觉性疼痛(腹壁疼痛)常与内脏源性疼痛混淆,行硬膜外注射可辨别这两种疼痛[3]。但硬膜外注射存在争议:此操作费时(常需数小时);阻滞后数小时内影响患者运动。而采用腹横肌平面阻滞既可以区分躯体感觉性或内脏源性疼痛,又可以避免硬膜外阻滞的缺点[1]。

解　剖

腹壁主要包括三层肌肉:腹外斜肌、腹内斜肌、腹横肌及其肌腱。这些肌肉主要由同侧的 T7-L1 腹侧神经支配。神经出椎间孔后沿肋间隙穿腹横筋膜,在腹横肌与腹内斜肌之间(即腹横肌平面)与血管伴行向腹壁中线走行。在腹直肌外侧缘,腹外斜肌与腹内斜肌浅层筋膜共同构成腹直肌鞘前层。腹内斜肌深层肌筋膜与腹直肌肌筋膜构成腹直肌鞘后层。在此处,胸神经的腹侧支位于腹直肌与腹直肌鞘后层深面。在腹直肌鞘内侧传出肌肉前形成皮神经前支[4]。

T10 神经前支分布在脐水平,T12 神经位于下腹水平。髂腹下神经与髂腹股沟神经走行与其相似。但后两者在髂前上棘水平穿刺腹内斜肌,支配腹股沟区域皮肤(见第 16 章)。

经典穿刺

腹横肌平面阻滞最早由 Rafi 和 McDonell 采用盲穿"双落空感"穿刺,采用钝针头,在髂-腰椎三角穿过腹外斜肌、腹内斜肌筋膜[5,6]。此三角后方为背阔肌,前界为腹外斜肌,髂嵴构成该三角底部。超声引导下行腹横肌平面阻滞时,可以在腋前线后方、肋缘与髂嵴之间随操作者意愿进行阻滞。采用进针点较高的肋下肌阻滞入路时可以取得比进针点较低的髂嵴入路更好的胸腰段神经阻滞效果[7]。

超声引导下穿刺技术

患者取侧卧位,穿刺侧向上。腰部垫一薄枕,充分暴露穿刺部位。根据患者体型选择合适的探头。穿刺前沿腋中线扫描腹壁,以获得可以清晰观察到三层肌肉的图像。需要注意的是,扫描太靠近内侧时只能观察到两层肌肉,这是由于太靠近内侧时,腹外斜肌已经延伸为筋膜并加入腹直肌鞘。从浅至深,观察到的组织分别为:皮肤、皮下脂肪、腹外斜肌、腹内斜肌、腹横肌及其筋膜(图 14.1 和图 14.2)。腹横肌及其筋膜深面为一脂肪层,将腹膜与内脏隔开,通常可以看到内脏的蠕动。筋膜在超声图像上表现为高回声(较周围组织发亮),肌肉表现为相对较低回声的条纹状。神经在超声图像上较难辨别,但是快速向头侧扫描时,可看到髂腹下神经与髂腹股沟神经(见第 21章)。

采用平面内穿刺(穿刺针与超声波平行),穿刺针由探头后外侧进针,然后向前、内侧方向进针。为获得穿刺针的清晰图像,建议穿刺针离探头 2.54~5.08cm,

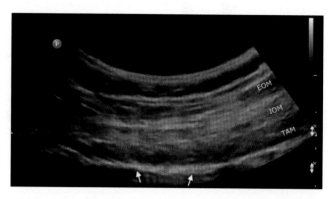

图 14.2 注射前短轴超声显示腹壁肌肉层次。EOM,腹外斜肌;IOM,腹内斜肌;TAM,腹横肌。(Reprinted with permission from Ohio Pain and Headache Institute.)

以免因穿刺针与探头形成角度太大而影响到对超声波的反射。在穿刺针进针过程中,突破筋膜时有突破感。轻抖穿刺针,可有助于观察到穿刺针针尖的位置。穿刺到位后,可注射几毫升生理盐水或局麻药来判断穿刺针位置是否精确。如位置正确,注入生理盐水或局麻药后可见到其位于腹内斜肌与腹横肌之间(图 14.3)。在注射过程中应注意判断是否为肌肉内注射,如为肌肉内注射可见肌肉的肿胀,而不表现为局麻药液在肌肉间的扩散。

在行腹横肌平面阻滞时,推荐使用尖端较钝的 Tuohy 穿刺针进行穿刺,突破不同层面时手感明显,可避免损失腹膜或其他内脏器官。单次阻滞时可使用 22

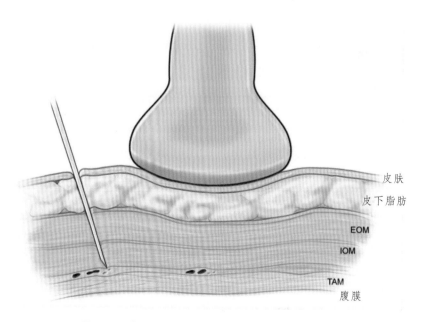

皮肤
皮下脂肪
EOM
IOM
TAM
腹膜

图 14.1 腹壁肌肉和 TAP 阻滞时的超声探头位置。

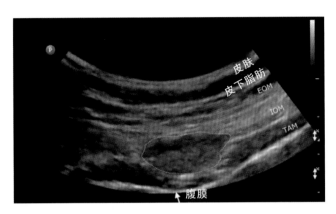

图 14.3　注射后短轴超声显示药液在腹内斜肌（IOM）和腹横肌（TAM）之间扩散。注意腹内斜肌和腹膜被药液挤压推开。（Reprinted with permission from Ohio Pain and Headache Institute.）

号穿刺针,需要连续置管时使用 Tuohy 针。当导管穿出针尖 5cm 时,可先注射 10mL 生理盐水扩充间隙。

小　结

超声引导下腹横肌平面阻滞是一种较为新型的阻滞方法，可广泛应用于下腹部手术后的疼痛治疗。也可用于腹部慢性疼痛综合征的诊断性治疗。TAP 阻滞主要是在 ASIS 水平阻滞髂腹下和髂腹沟神经。

参考文献

1. Soliman LM, Narouze S. Ultrasound-guided transversus abdominis plane block for the management of abdominal pain: an alternative to differential epidural block. *Tech Reg Anesth Pain Manag.* 2009;13(3):117–120.
2. Klinkman MS. Episodes of care for abdominal pain in a primary care practice. *Arch Fam Med.* 1996;5:279–285.
3. Conwell DL, Vargo JJ, Zuccaro G, et al. Role of differential neuroaxial blockade in the evaluation and management of pain in chronic pancreatitis. *Am J Gastroenterol.* 2001;96:431-436.
4. Rozen WM, Tran TM, Ashton MW, Barrington MJ, Ivanusic JJ, Taylor GI. Refining the course of the thoracolumbar nerves: a new understanding of the innervation of the anterior abdominal wall. *Clin Anat.* 2008;21(4):325–333.
5. Rafi AN. Abdominal field block: a new approach via the lumbar triangle. *Anaesthesia.* 2001;56:1024–1026.
6. McDonnell JG, O'Donnell BD, Curley G, et al. The analgesic efficacy of the transversus abdominis plane block after abdominal surgery: a prospective randomized controlled trial. *Anesth Analg.* 2007;104:193–197.
7. Hebbard P. Subcostal transversus abdominis plane block under ultrasound guidance. *Anesth Analg.* 2008;106:674–675.

第 15 章

超声引导下的腹腔神经丛
阻滞和神经松解术

Samer N. Narouze, Hannes Gruber

概述 ·········· 134

腹腔神经丛的解剖 ·········· 134

腹腔神经丛阻滞术现状 ·········· 134

经皮前入路 ·········· 136

经前路超声引导的优势 ·········· 136

经前路超声引导的局限性 ·········· 136

上腹部及相关结构的超声解剖 ·········· 136

超声引导下经皮腹腔神经丛穿刺技术 ·········· 137

参考文献 ·········· 139

概　述

腹腔神经丛阻滞已经被用于治疗各种上腹部恶性和良性的疼痛综合征并取得不同程度的疗效。疼痛信号源于受腹腔神经丛支配的内脏,腹腔神经丛阻滞或内脏神经阻滞可以消除这种疼痛。这些结构包括自食管下方至横结肠的胰脏、肝脏、胆囊、肠系膜、网膜和胃肠道。

腹腔神经丛阻滞最常应用于上腹部恶性肿瘤,特别是胰腺癌。Kappis 在 1914 年首次进行描述[1]。

腹腔神经丛的解剖

腹腔神经丛是一个密集的自主神经网络,位于主动脉和 L1 水平的膈角前方。神经丛发出几厘米延伸到前面的主动脉干和肠系膜上动脉 (superior mesenteric artery, SMA)。

神经丛的神经纤维源自交感神经节前的传出神经（内脏大神经起自 T5-T9,内脏小神经起自 T10-T11,内脏最小神经起自 T12）、副交感节前的神经（迷走神经、后干）,以及从隔膜和迷走神经发出的感觉神经和交感神经节后纤维。来自腹部脏器的传入性伤害感受纤维通过腹腔神经丛和伴随交感神经纤维广泛地传播。

腹腔神经丛包括三对神经节:腹腔神经节、肠系膜上神经节和主动脉肾节（图 15.1）。从这些神经节发出的节后交感神经伴随血管分布于上腹部内脏结构。这些纤维在交感介导的疼痛综合征中可能发挥重要作用[2]。

腹腔神经丛阻滞术现状

有两种基本腹腔神经丛阻滞方法,其不同点取决于最终针的位置相对于膈的关系:膈后或膈前。膈前方法也称为深部内脏神经阻滞,被认为是传统的方法。这种技术可以使注射剂向膈角的头侧或后方扩散（图 15.2）。另一方面,膈前技术多包括从后方入路插入针,最终至腹腔神经丛水平的主动脉前方。

1.膈后方法或传统的腹腔神经丛阻滞(深部内脏神经阻滞):一般在 X 线透视或 CT 引导下,患者取俯卧位,于 L1 水平进行操作[3]。然而,Kappis 的传统技术是取侧卧位,在体表解剖标记下进行操作。

2.横向入路方法或"真正"的腹腔神经丛阻滞: CT

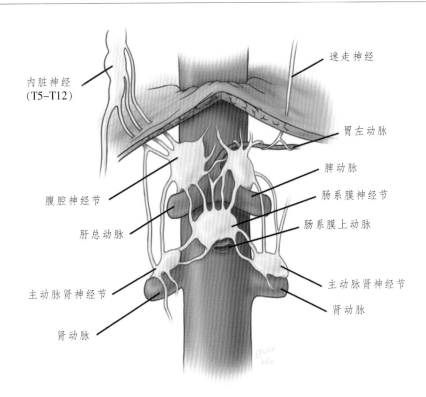

内脏神经
(T5–T12)

迷走神经

胃左动脉

脾动脉

肠系膜神经节

肠系膜上动脉

腹腔神经节

肝总动脉

主动脉肾神经节

肾动脉

主动脉肾神经节

肾动脉

图 15.1　腹腔神经丛解剖。前后观。(Reprinted with permission, Cleveland Clinic Center for Medical Art & Photography © 2010. All rights reserved.)

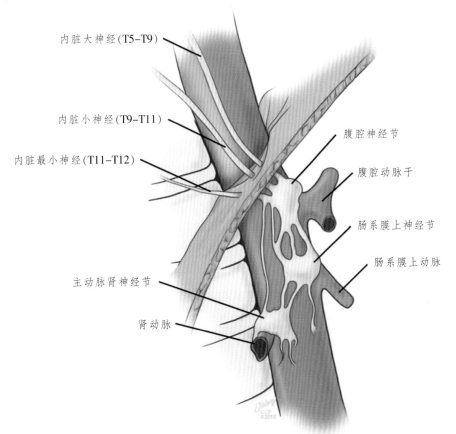

内脏大神经(T5–T9)

内脏小神经(T9–T11)

内脏最小神经(T11–T12)

腹腔神经节

腹腔动脉干

肠系膜上神经节

肠系膜上动脉

主动脉肾神经节

肾动脉

图 15.2　腹腔神经丛解剖。侧面观显示腹腔神经丛、隔膜和内脏神经。(Reprinted with permission, Cleveland Clinic Center for Medical Art & Photography © 2010. All rights reserved.)

引导下针进入并通过膈角到达主动脉前方[4]。或者针在 X 线引导下通过主动脉："穿主动脉法"[5]。

3.膈前方法或真正的"前"的方法。本方法最初采用解剖标志进行穿刺[6]，后来用 CT[7]和超声引导[8]。

经皮前入路

Wendling 最早报道了关于内脏神经的经皮前入路方法[6]。将一枚细针头于剑突的正下方稍偏左穿过腹壁。针垂直进入皮肤，穿过肝脏左叶和小网膜（偶尔穿肠）向 T12 椎体推进。

CT 引导[7]和超声引导[8]的引入已使这种方法又重新受到了人们的关注。

经前路超声引导的优势

1.这是真正的膈前方法。针尖位置在主动脉前方，恰好是在腹腔神经丛的位置。

2.更适合由于腹部疼痛或其他原因不能俯卧的患者。

3.相对于 CT 或透视无辐射暴露。

4.更适合不能移动到放射科的癌症晚期患者。超声机是便携式的，可在常规治疗室里，在超声引导下进行神经阻滞。

5.膈后路方法在针定位过程中可避免损伤神经根和神经轴结构。

6.笔者认为，前入路最重要的优势是减少甚至消除了腹腔神经丛阻滞引起截瘫的风险。腹腔神经松解术后导致的截瘫和严重的神经病学发病率已有报道[9]。除了经皮前入路阻滞方法以外，基本上每一种腹腔和内脏神经后路技术后出现截瘫现在均有报道[2]。

最广泛接受的神经损伤假设机制是脊髓局部缺血或梗死，均为痉挛、直接损伤或误入血管内注射引起的小营养血管破裂所致[2,10]。Adamkiewicz 动脉是最大的脊髓腹侧神经根动脉，它为下腹 2/3 的脊髓供血。从主动脉发出后，它们在外侧运行，约有 80% 的部分在左侧，通常运行到 T8 至 L4 之间的脊髓，所以在后入路腹腔阻滞中这根动脉容易受伤。而且后路方法可能把神经阻滞播散或泄漏到后方的神经轴结构。

经前路超声引导的局限性

1.对于肥胖患者在技术上有一定难度。

2.腹腔神经丛前方有较大胰腺肿瘤或腹内包块的患者，解剖结构会改变，从而对识别主动脉和腹腔主干造成困难。

3.如果神经丛前方的包块经前期的 CT 或 MRI 检测或经超声检查发现是血管性的，前路方法会很复杂。

上腹部及相关结构的超声解剖

腹腔神经丛是一个微小神经纤维和自主神经节，形成一个很不均匀的组织，目前尚不能通过高分辨率超声清晰显示。医生应该熟悉相关的超声解剖，以便安全、准确地进行操作。中上腹部的标记是腹主动脉，通常用超声即可很好地显示（最好用 2~5MHz 的宽频探针），因为管状搏动结构大多为血管结构（图 15.3a，b）。超声探头必须在主动脉进入腹部时倾斜向上，因为与它接壤的是肌肉隔膜穹隆（图 15.4a，b）。主动脉发出的第一分支是腹腔动脉干（CT），它为肝脏、胃、脾、胰头提供动脉血供。这是腹腔神经丛的"终极地标"。随着腹腔动脉干从主动脉中分出，它表现为一个典型的羊角状对称分支（图 15.5a，b）。从主动脉发出的第二个动脉是肠系膜上动脉（SMA），它为肠近端部

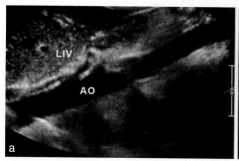
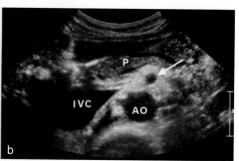

图 15.3 　(a)矢状位扫描显示主动脉(AO)的上腹部段，前面是肝脏组织（LIV）。(b)轴位扫描显示上腹部主动脉(AO)是一个无回声的圆盘，毗邻的无回声区域是下腔静脉(IVC)的横截面，前面是胰腺(P)。箭头指向肠系膜上动脉(SMA)。

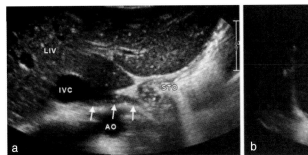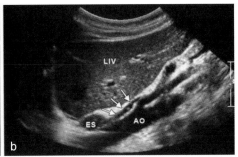

图 15.4　(a)轴位扫描显示横膈的主动脉裂孔肌肉性穹隆(3 个箭头所示),在下腔静脉(IVC)、肝(LIV)、胃(STO) 部位它与主动脉毗邻。(b)相应的矢状位扫描显示部分被主动脉裂孔肌肉性穹隆(箭头所示)覆盖的第一个主动脉(AO)分支。ES,食道。

分提供动脉血供,同腹腔动脉干(CT)一起为胰脏顶端和十二指肠供血。腹腔动脉干(CT)和肠系膜上动脉(SMA)的起点非常接近,因此轴位扫描中容易被错误定位。因此需行径向扫描以准确识别这两个动脉(图 15.6a,b)。在罕见的情况下, 可能会发现 CT 和 SMA 有一个共同干线,它是腹腔神经丛的独特标志。SMA 后面的动脉是左肾动脉(图 15.7)。

因此,腹腔神经丛与许多器官接近(图 15.8a,b):在肝左叶侧,它覆盖右腹部的所有区域;在胃部侧,从左腹部一直到食管远端的区域;在胰腺侧,它或多或少地贴近脾静脉。颅侧边缘是横膈, 此处它离开主动脉(主动脉裂孔的肌肉性穹隆)和食道(食道孔)。在下方,腹腔神经丛与肾神经丛继续围绕肾动脉起点周围。

超声引导下经皮腹腔神经丛穿刺技术

患者取仰卧位,将超声传感器放置在患者上腹部剑突的尾部(图 15.9)。先进行侦察扫描,以便操作者熟悉患者的解剖结构,尤其是恶性病例,解剖结构可能发生变异,从而相应地制订最安全、最快捷的治疗路径(因为针通常在平面外)。我们获得短轴视图和长轴视图来正确识别腹腔动脉干(CT)和肠系膜上动脉(SMA)(如前所述)。然后将 20 号或 22 号针在直视下插入短轴或长轴方向。最好从传感器侧面(短轴视图)进针,推进至腹腔动脉干(CT)的源头,而不是腹腔动脉干(CT)和肠系膜上动脉(SMA)之间,以免损伤血管或其分支。在实时超声检查引导下进行注射,之前要先进行负压吸引,以免因超声波不能在这样的深度下准确识别血管内注射。

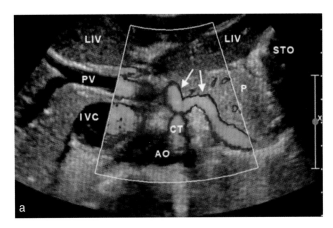

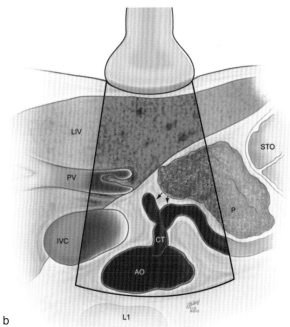

图 15.5　复式轴位扫描(a)和相应的插图(b)显示典型的羊角状的腹腔动脉干(CT)。AO,主动脉;IVC,下腔静脉;LIV,肝;PV,门静脉;P,胰腺;STO,胃。(Reprinted with permission, Cleveland Clinic Center for Medical Art & Photography © 2010. All rights reserved.)

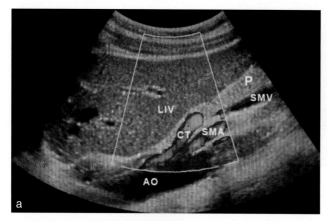

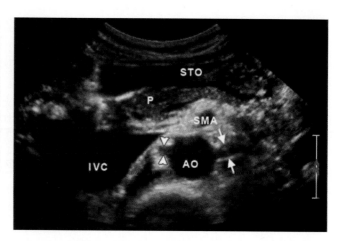

图 15.7　尾部轴位扫描显示主动脉(AO)以及左肾动脉(箭头所示)和右肾动脉(三角箭头所示)。IVC,下腔静脉;P,胰腺;STO,胃;SMA,肠系膜上动脉。

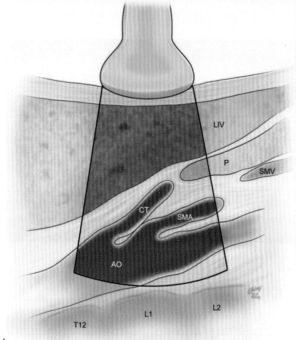

图 15.6　复式矢状位扫描 (a) 和相应的插图 (b) 显示主动脉(AO)与两个第一动脉分支:腹腔动脉干(CT)和肠系膜上动脉(SMA)。LIV,肝;P,胰腺;SMV,肠系膜上静脉。(Reprinted with permission, Cleveland Clinic Center for Medical Art & Photography © 2010. All rights reserved.)

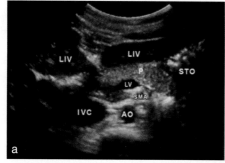
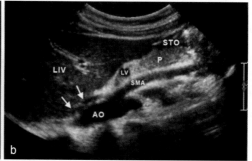

图 15.8　(a)轴位扫描显示肝左叶和右叶被镰状韧带 (LIV)、胰腺 (P)、胃(左侧)(STO)所隔开。脾静脉进入门静脉(LV)。SMA,肠系膜上动脉;IVC,下腔静脉;AO,主动脉。(b)相应的矢状位扫描显示所关注的结构。主动脉(AO)与发出的肠系膜上动脉(SMA),肝脏(LIV)。胰腺(P)被胃(STO)的远端部分覆盖。同时描述了脾静脉(LV)近端部分和主动脉裂孔肌肉性的穹隆 (箭头所示)。

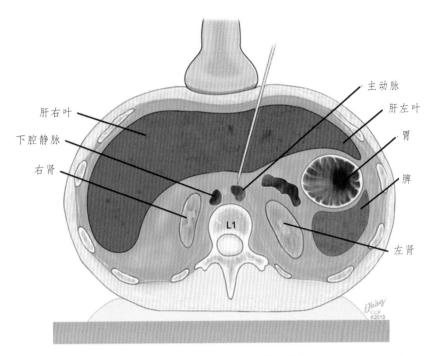

图 15.9　短轴位图像显示超声传感器和用于治疗腹腔神经丛阻滞的注射针的位置。(Reprinted with permission, Cleveland Clinic Center for Medical Art & Photography © 2010. All rights reserved.)

参考文献

1. Kappis M. Erfahrungen mit lokalanasthesie bei bauchoperationen. *Verh Dtsch Ges Chir.* 1914;43: 87–89.
2. Raj P. Celiac plexus/splanchnic nerve blocks. *Tech Reg Anesth Pain Manag.* 2001;5:102–115.
3. Moore DC, Bush WH, Burnett LL. Celiac plexus block: a roentgenographic, anatomic study of technique and spread of solution inpatients and corpses. *Anesth Analg.* 1981;60:369–379.
4. Singler RC. An improved technique for alcohol neurolysis of the celiac plexus. *Anesthesiology.* 1982;56:137–141.
5. Ischia S, Ischia A, Polati E, et al. Three posterior percutaneous celiac plexus block techniques. A prospective randomized study in 61 patients with pancreatic cancer pain. *Anesthesiology.* 1992;76:534–540.
6. Wendling H. Ausschaltung der nervi splanchnici durch leitungsanasthesie bei magenoperationen und anderen eingriffen in der oberen bauchhohle. *Brun's Beitr z Klin Chir.* 1918;110:517–550.
7. Matamala AM, Lopez FV, Martinez LI. The percutaneous approach to the celiac plexus using CT guidance. *Pain.* 1988;34:285–288.
8. Matamala AM, Lopez FV, Sanchez JLA, Bach LD. Percutaneous anterior approach to the celiac plexus using ultrasound. *Br J Anaesth.* 1989;62:637–640.
9. Cheshire WP, Santos CC, Massey EW, et al. Spinal cord infarction: etiology and outcome. *Neurology.* 1996;47:321–330.
10. Brown DL, Wright RM. Precautions against injection in the spinal artery during coeliac plexus block. *Anesthesia.* 1990;45:247–248.

第 16 章

超声引导神经阻滞治疗盆腔疼痛

Chin-Wern Chan, Philip W.H. Peng

概述 ················· 140

髂腹股沟、髂腹下和生殖股神经 ········· 140

　解剖 ················· 141

　髂腹股沟、髂腹下和生殖股神经阻滞技术的

　　文献回顾 ············· 141

　髂腹股沟、髂腹下和生殖股神经的超声引导

　　技术 ··············· 142

梨状肌综合征 ············· 144

　解剖 ················· 145

梨状肌注射的文献回顾 ········· 145

超声引导技术在梨状肌注射的应用 ····· 145

阴部神经痛 ··············· 147

　解剖 ················· 147

　阴部神经注射的文献回顾 ······· 147

　阴部神经注射的超声引导技术 ····· 147

小结 ················· 148

参考文献 ··············· 148

概　述

　　慢性盆腔疼痛是指持续疼痛时间超过 6 个月,可引起骨盆、脐周腹前壁、腰部或臀部疼痛,严重时可引起活动障碍[1]。慢性盆腔疼痛病理机制复杂,疼痛来源可能包括脏器(如膀胱、肠道)、神经肌肉系统(如阴部神经、梨状肌综合征)或妇科系统(如子宫内膜异位症)。病理生理进程、周围性和中枢性均与生理因素相关,共同引起临床症状。因此,建议多元化治疗[2]。其中盆腔神经阻滞和肌肉注射作为多元化治疗的一个重要部分,具有诊断和治疗双重作用[2]。

　　数十年前,神经阻滞技术无法实现神经可视化操作,仅能依靠解剖标志定位(盲打)、X 线透视技术或是观察电生理改变(如神经刺激或肌电图)。但后两种方法都具有共同的局限性:无法准确定位软组织结构。与之不同,超声技术可实现神经、血管、骨骼、肌肉和内脏结构的可视化操作,并实时观察进针情况,避免

损伤神经血管结构,准确放置穿刺针至靶神经部位,使更多药物可浸润在靶神经附近。因此,超声技术有助于准确实施血管与肌肉内注射治疗[3]。超声仪器便于携带、辐射小,成像效果清晰,适用于实施介入手术的疼痛科医生使用[4-8]。

　　本章节主要介绍解剖特点及在慢性盆腔疼痛治疗中超声引导下穿刺针行以下治疗时的进针路径及特点:①髂腹股沟神经、髂腹下神经和生殖股神经;②梨状肌;③阴部神经。

髂腹股沟、髂腹下和生殖股神经

　　髂腹股沟神经、髂腹下神经、生殖股神经共同支配大腿和腹部之间皮肤的感觉[9]。由于解剖位置及神经走行变异性大,在下腹部手术时容易受到损伤。阑尾切除术、后腹股沟疝修补术、低位横切口,以及腹部和盆腔腹腔镜手术置入腔镜,均是损伤神经的危险因素[10-14]。其中损伤神经的机制包括:直接神经损伤(或

伴有神经瘤的形成)、瘢痕组织或血肿的压迫、神经与筋膜缝合或与组织粘连等[15,16]。

　　患者常因刺激这些神经主诉腹股沟区疼痛并放射至大腿中部,男性可放射至睾丸,女性放射至会阴部[5]。文献报道腹股沟修补术后,慢性疼痛发生率高达54%[17],其中 1/3 的患者描述疼痛程度为中到重度。实施疝气手术时,髂腹下神经、髂腹股沟神经阻滞可用于术中和术后镇痛[18]。另外,上述神经阻滞也可用于慢性疼痛患者的诊断与治疗[5,6,8]。

解剖

　　髂腹下神经、髂腹股沟神经来源于 L1 脊神经前支以及 T12 脊神经前支的分支[9,19]。髂腹下神经由腰大肌外侧缘上方发出(图 16.1),经腰方肌前面走行至外侧下缘,在髂嵴与第 12 肋间中点处穿入腹横肌内[19]。之后继续下行穿入(高于髂前上棘)腹内斜肌,在腹内斜肌与腹外斜肌间走行,至腹股沟管浅环上 2.54cm 处穿出腹外斜肌腱膜[9]。随着神经在腹斜肌间走行,可分为髂腹下神经前皮支与髂腹下神经外侧皮支[12]。外侧皮支支配臀部皮肤感觉[19],而前皮支支配下腹部皮肤感觉,包括低位腹直肌皮肤感觉[19]。髂腹股沟神经由腰大肌外侧缘发出,低于髂腹下神经,两者平行走行(图16.1)[19]。与髂腹下神经相比,髂腹股沟神经在较低点穿入腹内斜肌,经腹股沟管,行于精索的前上方[9,19]。它

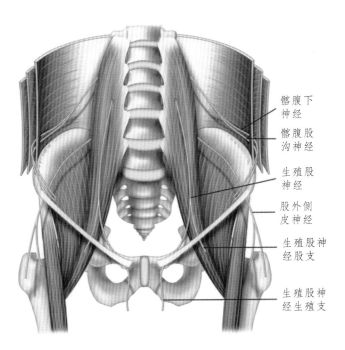

图 16.1　髂腹下神经、髂腹股沟神经、生殖股神经走行示意图。
[Reproduced with permission from USRA (www.usra.ca).]

支配阴茎和阴囊(阴阜和大阴唇)皮肤感觉以及大腿内上侧皮肤感觉[19]。

　　通过影像学与尸体解剖研究发现,90%的研究对象可在髂嵴与第 12 肋间中点处观察到髂腹下神经与髂腹股沟神经位于腹横肌与腹内斜肌之间[19,20]。

　　生殖股神经来自 L1 与 L2 脊神经[9],在 L3、L4 椎体水平走行于腰大肌前部[21],之后在腹膜下、输尿管后方走行[9]。生殖股神经在腹股沟韧带水平分为生殖股神经生殖支和生殖股神经股支(图 16.1)[21]。其分支点解剖位置变异较大。生殖股神经生殖支穿过腹股沟管深环支配提睾肌运动及阴囊皮肤感觉区域[9,21]。在腹股沟管内神经走行变异较大,可能在精索的腹侧、背侧或下方[9,22]或部分走行在提睾肌[21]。对于女性而言,生殖支沿圆韧带分布于阴阜和大阴唇[9]。股支沿着髂外动脉穿过阔筋膜支配股三角皮肤感觉区域[9]。

　　尚无可靠的盲探技术用于髂腹下神经、髂腹股沟神经、生殖股神经阻滞[23,24]。这主要与神经走行、分布模式和支配区域解剖变异度较大有关[8]。可能仅有41.8%的患者髂腹下神经、髂腹股沟神经的解剖分布一致[25]。并且,髂腹下神经、髂腹股沟神经经腹壁肌肉层的穿出点位置变异明显[14]。目前为止,在髂前上棘外侧及上方的腹横肌与腹内斜肌间观察到髂腹下神经、髂腹股沟神经的位置最固定、变异性最小[5,6,8,19]。

髂腹股沟、髂腹下和生殖股神经阻滞技术的文献回顾

　　大量文献报道髂腹下神经、髂腹股沟神经注射技术主要依靠体表解剖标志[26-28],即髂前上棘前部(图16.2),因部位神经变异度很大,导致神经阻滞失败率达 10%~45%[18,23,24,29]。此外,定位不准可能导致股神经阻滞、肠穿孔或盆腔血肿[31-33]。

　　两个关键的因素可提高穿刺成功率:①在髂前上棘头侧和后侧注射,此位置90%的患者可在腹横肌和腹内斜肌间观察到髂腹下神经、髂腹股沟神经[19]。②超声引导注射技术。研究报道超声可用于引导髂腹下神经、髂腹股沟神经[5,8,34,35]阻滞,其准确性已在尸体研究(穿刺点选择在髂前上棘上方)中得到验证,阻滞成功率达到95%[34]。超声技术可实现腹部肌肉、筋膜层及深部旋髂动脉的可视化操作,因此在临床工作中可成功阻滞髂腹下神经、髂腹股沟神经[35,36]。在超声定位神经之前,正确分辨腹部肌肉结构至关重要,而临床实践证明通过一定训练后均可掌握超声技术[37]。

　　生殖股神经阻滞临床操作较少,文献报道主要依

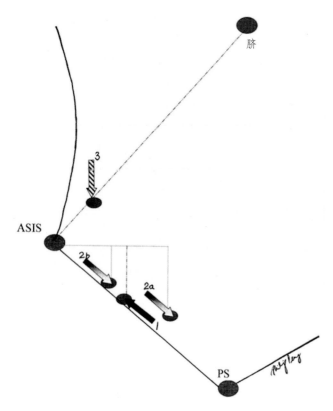

图 16.2　三种髂腹腹下神经、髂腹股沟神经阻滞注射方式示意图[26-28]。PS：耻骨联合，ASIS：髂前上棘。（Reproduced with permission from American Society Interventional Pain Physician.）

据以下解剖结构行盲打注射：耻骨结节、腹股沟韧带、腹股沟嵴与股动脉[38,39]。盲打的方法包括：①10mL 局麻药浸润阻滞耻骨结节侧方与腹股沟韧带的尾部[40]。②将穿刺针置入腹股沟管内阻滞生殖支，此方法仅适用于手术[39]。因此，盲打技术主要依靠麻醉药物容量的扩散渗透作用实现神经阻滞的效果[40]。

　　尽管文献报道超声技术已成功用于引导生殖股神经生殖支阻滞[5,6,8]。但通过辨认腹股沟管而实现生殖支神经的可视化成像和阻滞也存在困难[5,6,8]。对男性而言，生殖股神经可能在精索内或外走行。因此，局麻药物与类固醇应当浸润在精索内、外两侧[5,6,8]。

髂腹股沟、髂腹下和生殖股神经的超声引导技术

髂腹下神经、髂腹股沟神经

　　超声引导下行髂腹下、髂腹股沟神经阻滞时，准确分辨腹外斜肌、腹内斜肌与腹横肌组织结构至关重要。由于神经位置表浅，选择高频（6~13MHz）探头可

获得最佳图像。推荐起始扫描的部位：髂前上棘后侧与上方。患者取仰卧位，超声探头垂直放置于髂嵴顶端外侧缘的髂腹下、髂腹股沟神经方向上（通常与腹股沟韧带平行）（图 16.3）。髂嵴呈高回声结构，与之相邻处结构可见三层腹壁肌肉（图 16.4）。在腹横肌下方，可观察到肠道蠕动。探头可向头端或尾端移动，以获得最佳图像。一旦辨认清楚肌肉层，即可在腹横肌与腹内斜肌间的筋膜裂隙处找到髂腹下神经、髂腹股沟神经。两神经应在距离髂嵴 1.5cm 以内，髂腹股沟神经则更接近髂嵴[34]。两者神经解剖位置走行相邻[25]并靠近髂嵴。文献报道，部分患者的神经间相距约 1cm[8]。与神经相邻的深旋髂动脉可通过彩色多普勒超声技术确认（图 16.4）。筋膜裂隙内神经结构在腹横肌与腹内斜肌间成"扁平样"图像。如果未准确辨认即行神经阻滞，可致麻醉药物异常扩散。

　　一旦获得满意的神经成像，即可在超声下引导 22 号腰麻针穿刺至靶神经附近。平面外技术与平面内技术均适用，而作者推荐平面内技术。穿刺针尖端置入

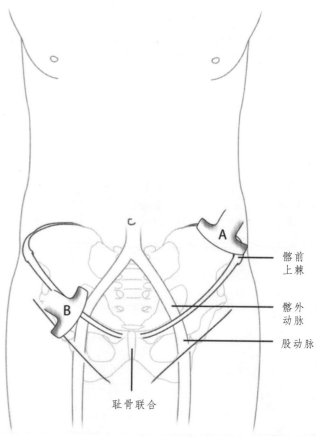

图 16.3　超声探头放置示意图。A 表示探头放置于髂前上棘的上方与后方；B 表示探头放置于髂外动脉和股动脉长轴的腹股沟管上。[Reproduced with permission from USRA（www.usra.ca）.]

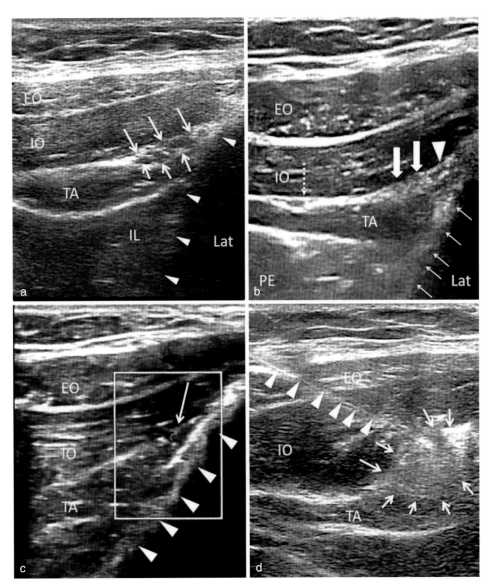

图16.4 (a)显示腹外斜肌、腹内斜肌、腹横肌以及腹内斜肌与腹横肌间筋膜裂隙(髂腹下神经、髂腹股沟神经在其内走行)。实心三角指示髂嵴。(b)外侧实心箭头指示髂腹股沟神经,内侧实心箭头指示髂腹下神经。实心三角指示深旋髂动脉。虚线箭头指示筋膜裂隙及其中T12肋下神经。如果此筋膜裂隙远离髂嵴(如图所示),应考虑肋下神经可能。实线箭头指示髂嵴。(c)彩色多普勒显示深旋髂动脉为红色。直线箭头指示髂嵴。(d)平面内技术:实心三角指示穿刺针,直线箭头指示局麻药物和类固醇扩散情况。EO,腹外斜肌;IO,腹内斜肌;TA,腹横肌;IL,髂嵴;PE,腹膜;Lat,外侧。[Reproduced with permission from USRA (www.usra.ca).]

腹横肌与腹内斜肌间的筋膜裂隙内可达髂腹下神经、髂腹股沟神经附近(图16.4)。固定穿刺针位置后,注射生理盐水以确定穿刺针尖端位置是否准确以及药物是否在筋膜裂隙内扩散。对于部分神经成像困难的患者,应将药物注射至腹横肌与腹内斜肌间的筋膜层,以确保药物向中间及两侧扩散[36]。注射6~8mL局麻药物(0.5%丁哌卡因)+类固醇(甲基泼尼松龙40mg)后,最好可以观察到药物在筋膜裂隙内扩散以充分浸润神经。

生殖股神经生殖支

生殖股神经生殖支在超声下不能直接成像,主要依据腹股沟管及内容物(男性精索或女性子宫圆韧带)组织结构引导穿刺注射。

患者取仰卧位,选择高频(6~13MHz)探头。首先,探头以横切面位置放于腹股沟韧带下方,可辨认股动脉并移动探头使之成像到屏幕中央。之后,旋转探头保持股动脉长轴位成像(图16.3)。之后,沿股动脉走行向头部移行探头直至股动脉进入腹部髂外动脉(图16.5)。在此解剖成像位置,在股动脉上方可见卵圆形或圆形结构,此结构为腹股沟管及其内容物(男性精索或女性子宫圆韧带)。对于男性,可在精索内看到动脉搏动(睾丸动脉与输精管动脉),彩色多普勒技术可确认。嘱患者堵鼻鼓气后,可观察到蔓状静脉丛血流增加,有助于辨别组织结构。除外动脉,精索内输精管也可在此获得成像。对于女性,圆韧带较难成像而以腹股沟管成像为主。

运用平面外技术将穿刺针从探头侧方穿入深腹膜进入腹股沟管内(图16.5)。穿刺针进入腹股沟管后,注射生理盐水以确定是否在其内扩散。确定在腹股沟管内之后,将4mL药物注射至精索外,4mL药物注射至精索内,以确保生殖支被充分阻滞(解剖变异:可能分布于精索内或外)。局麻药物不能加入肾上腺

素以防睾丸动脉缺血。对于慢性疼痛患者,可在局麻药物外加入类固醇。对于女性患者,使用8mL药液直接注射在腹股沟管内即可。

梨状肌综合征

梨状肌综合征并不是引起背痛、臀部或髋部疼痛的常见原因[41-44]。典型症状包括:骶髂关节区域疼痛、坐骨大切迹疼痛及自梨状肌向下肢的放射痛(与坐骨神经痛相似)[45]。行走、弯腰或抬腿可加重疼痛[46]。体格检查发现触诊压痛、臀部肌肉萎缩、牵拉梨状肌可诱发疼痛及直腿抬高试验阳性[45,46]。在确诊前,通常先排除腰椎、髋部与骶髂关节的病变[46,47]。

梨状肌综合征通常通过物理治疗等保守方式及

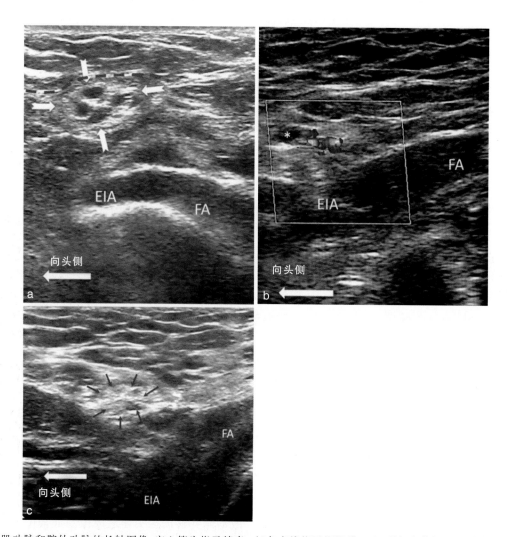

图16.5 (a)股动脉和髂外动脉的长轴图像,实心箭头指示精索。红色虚线指示深腹膜。(b)彩色多普勒显示精索内血管。(c)直线箭头指示子宫圆韧带(女性)。EIA,髂外动脉;FA,股动脉。[Reproduced with permission from USRA (www.usra.ca).]

简单的局麻药物治疗后可明显好转。对于上述治疗无效的患者,则需进一步介入注射或手术治疗[48]。梨状肌注射局麻药物与类固醇兼有诊断与治疗效果[49]。证据表明注射肉毒杆菌霉素可获得更长时间的镇痛效果[50,51]。如果行三次注射治疗后无缓解,则应考虑行梨状肌松解术[41]。

解剖

梨状肌起自 S2~S4 椎体腹侧面(图 16.6)[44],走行于骶髂关节前外侧,经坐骨大孔出骨盆[45],移行为肌腱至大转子上缘[47]。梨状肌功能包括:直立位时支配下肢外旋、仰卧位时外展、行走时轻微屈曲髋部[47]。

盆腔内神经血管结构均经坐骨大孔至臀部[47]。臀上皮神经和动脉经梨状肌上方穿出,臀下皮神经和动脉、阴部神经、阴部内动脉、股后皮神经、闭孔内肌神经、腰方肌神经及坐骨神经均经梨状肌下方穿出[47]。坐骨神经与梨状肌间的解剖关系存在变异。大多数情况下(78%~84%),坐骨神经位于梨状肌下方[52,53];少数情况下(12%~21%),坐骨神经分两支,其中一支经梨状肌穿出,另一支经其下方穿出[53]。少见情况下,坐骨神经经梨状肌及其上方穿出;或经梨状肌上方及下方穿出;或是仅在梨状肌上方穿出;或是仅从梨状肌内穿出[52,53]。梨状肌与坐骨神经解剖学的紧密关系解释了为什么梨状肌综合征患者常伴有坐骨神经痛症状[43]。

梨状肌注射的文献回顾

目前已有多种方法用于梨状肌注射治疗,包括 X 线[49]、CT[54]、MRI[55]等影像学技术协助梨状肌注射治疗。此外,电生理监测也已被单独或联合影像学手段用于梨状肌注射治疗[51,56,57]。X 线主要依据向梨状肌注射造影剂辨别穿刺是否在梨状肌内(图 16.7)[49],但此方法可靠性较差[58],尸体研究显示仅获得 30% 的成功率[58]。穿刺针常常置入臀大肌而非梨状肌内。

相反,超声影像技术可提供清晰的软组织与神经血管结构,并在穿刺过程中提供实时的动态成像过程,确保穿刺针成功置入靶神经部位[59]。多个研究报道超声引导技术用于梨状肌注射治疗[4,5,58,60,61]。其中尸体研究证明超声引导穿刺成功率达到 95%[58]。

超声引导技术在梨状肌注射的应用

患者俯卧位,低频(2~5MHz)探头取横断面置于髂后上棘上方,移动探查髂骨成像,髂骨的辨认图像特

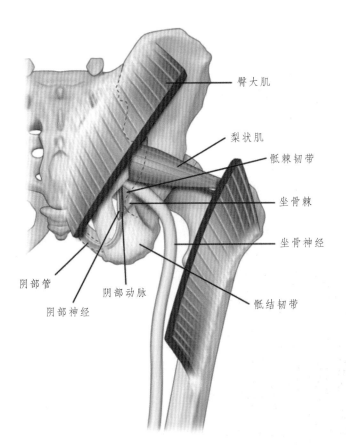

图 16.6　阴部神经血管梨状肌示意图(骨盆后面观)。已切除臀大肌,以便显示深部结构。阴部神经及血管出骶棘韧带与骶结节韧带间隙后入阴部管。[Reproduced with permission from USRA (www.usra.ca).]

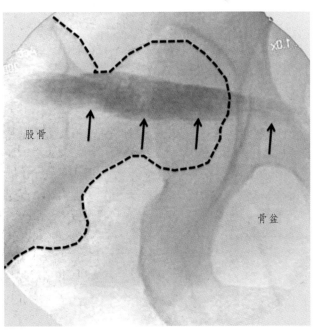

图 16.7　箭头指示梨状肌内造影剂。[Reproduced with permission from USRA (www.usra.ca).]

征:高回声线,自上内侧至对侧下角沿对角线下降贯穿整个图像(图16.8)。髂骨显像后,探头向尾侧梨状肌方向移动直至探查到坐骨切迹(图16.8)。在坐骨切迹水平,骨性高回声阴影消失而出现两层肌肉组织结构:臀大肌与梨状肌(图16.8)。屈膝外旋或内旋髋关

节,超声下可显示梨状肌来回滑动以协助确认其位置。如无法确认坐骨切迹,可能会将其他肌肉(如孖肌)误认为梨状肌。

考虑到肌肉深度,选择22号、120mm神经刺激针行梨状肌穿刺注射。由于坐骨神经走行范围变异性较

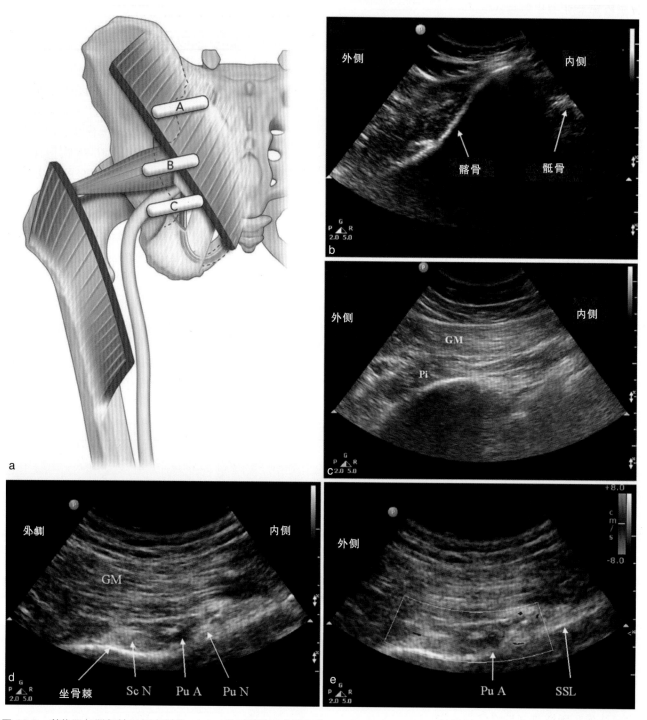

图16.8 梨状肌与阴部神经超声图像。(a)三种不同的探头放置位置。(b)A探头位置超声图像。[Reproduced with permission from USRA (www.usra.ca).](c)B探头位置超声图像。(d)C探头位置超声图像。(e)彩色多普勒显示阴部动脉图像。Pu A,阴部内动脉;Pu N,阴部神经;SSL,骶棘韧带;Sc N,坐骨神经;GM,臀大肌。(b~e)来自Rofaeel等人[7]。(Reproduced with permission from Lippincott Williams & Wilkins.)

大,神经刺激仪可协助避开坐骨神经。另外,神经刺激仪可刺激梨状肌,观察其是否颤动以协助辨别穿刺针位置。

运用平面内技术,穿刺针自探头侧方在坐骨切迹水平插入梨状肌,如果肌肉内注射准确,可见梨状肌强烈收缩。注射小容量(0.5mL)生理盐水可协助辨认是否在梨状肌内。确认穿刺成功后,注射小容量(1~2mL)药液(0.5%丁哌卡因+40mg甲基泼尼松龙或50单位肉毒菌毒素稀释至1mL生理盐水)至肌肉内。

阴部神经痛

阴部神经支配泌尿生殖区域的前部与后部(阴蒂、阴茎、外阴与肛周区域)[62-64]。阴部神经痛的典型症状:坐位加重,站位、非痛点侧卧位、蹲位可缓解[65]。体格检查可见会阴区感觉减退、痛觉过敏或痛觉超敏[65]。在阴道或直肠检查时,压迫坐骨棘疼痛可被复制或加重。阴部神经阻滞是一个重要的鉴别诊断方法[66]。

阴部神经痛的患者通常不易确诊病因。骑自行车[67]、阴道分娩[68,69]、矫形外科中的牵引装置[70,71]、盆腔肿瘤[70]以及剧烈的体育运动[72]可能导致阴部神经痛。阴部神经走行的两个解剖部位容易受到卡压:①韧带间隙在坐骨棘水平上的骶结节韧带与骶棘韧带之间[73];②阴部管[74]。

解剖

阴部神经包括运动和感觉纤维[75]。与四肢神经相比,阴部神经细小(0.6~6.8mm),位于躯体深部并被脂肪组织包裹[76]。阴部神经[75]自S2、S3、S4前支发出,经坐骨大切迹穿出[76]。出骨盆后,阴部神经沿腹前侧走行,在坐骨棘水平处进入骶结节韧带与骶棘韧带之间(图16.6)[62,77]。在此水平,30%~40%的阴部神经分为2~3个分支[62,78,79]。在上述韧带之间,90%的阴部动脉位于阴部神经的外侧[76],此区域受到韧带间压迫,可出现临床症状[73]。另外,坐骨棘过长可使肌肉反复牵拉导致阴部神经损伤[72]。

在骶结节韧带与骶棘韧带之间,阴部神经回旋入阴部管进盆腔[78-80],阴部管是由闭孔内肌筋膜形成的鞘筋膜,在肛提肌下方[78]。因此,阴部神经容易受到闭孔内筋膜和骶结节韧带镰状突的卡压[74]。

阴部神经穿过坐骨直肠窝后分成三支终末神经:阴茎背神经、直肠下神经和会阴神经。阴茎背神经沿阴茎背动脉和阴茎背深静脉外侧走行,终止于阴

茎头[71,81,82]。由于在耻骨下弓下方走行,容易受到自行车坐垫突出前端压迫[83]。直肠下神经支配肛门外括约肌[71,81,82]。会阴神经支配阴茎(或阴蒂)、肛周和阴囊背侧或大阴唇皮肤感觉区域[82]。同时尿生殖三角深部肌肉的运动受阴部神经支配[81,82]。

阴部神经注射的文献回顾

两个解剖区域可实施阴部神经阻滞:韧带间隙[73]和阴部管[74]。

文献报道有多种路径阻滞阴部神经,包括经阴道[84]、会阴[85,86]和臀[87]入路。经臀路径在坐骨棘和阴部管阻滞方法较普遍。传统定位方法是通过X线技术定位坐骨棘作为替代标记引导穿刺入路[62]。穿刺针尖端放置在坐骨棘中部(此处为阴部神经走行处)[87,88],而X线无法辨认韧带间隙限制了其在临床的应用[5,8]。在坐骨棘水平处,大多数病例(76%~100%)阴部动脉位于阴部神经与坐骨神经之间,影响麻醉药物扩散至阴部神经,同时可能阻滞坐骨神经。另外,X线无法准确评估进针深度。

超声与CT可辨认相关重要的解剖标记,是实现韧带间间隙可视化的理想技术。其中重要解剖标记包括:坐骨棘、骶结节韧带、骶棘韧带、阴部动脉、阴部神经[8]、坐骨神经和其他血管结构。超声技术最大的优势是无辐射,益于医生与患者。早期报道仅描述了超声引导下的阴部神经阻滞技术[5,7,8,76,89],主要通过辨认坐骨棘和其内侧面的骶棘韧带、骶结节韧带、阴部内动脉和阴部神经行超声引导下的阴部神经阻滞[5-8]。

在阴部管水平,超声技术无法准确辨认或指导穿刺针置入阴部管。而CT是唯一可准确引导穿刺针置入阴部管的影像学技术[90]。

阴部神经注射的超声引导技术

患者取俯卧位,超声引导下通常在坐骨棘水平经臀入路实施阴部神经阻滞。超声扫描关键是探查坐骨棘位置,而骶结节韧带与骶棘韧带间隙一般在坐骨棘内侧面。超声探头(2~5MHz)首先以横断面位于髂后上棘上方开始探查坐骨棘,此方法与探查梨状肌类似(图16.8)。探头向尾部移动,直至辨认出梨状肌,在此水平坐骨呈高回声曲线,之后探头继续向尾部移动直至辨认出坐骨棘。以下4个特征有助于辨认坐骨棘:

(1)坐骨棘呈高回声直线,而坐骨呈高回声曲线。

(2)骶棘韧带呈高回声线,位于坐骨棘内侧并与其相连。但是,骶棘韧带与骨性结构不同,并不在高回

声线深处呈现低回声区域。

(3)无梨状肌显像,仅显示臀大肌与骶结节韧带。尽管不易区别臀大肌筋膜层与骶结节韧带,但是穿刺时可较易体会出针刺入韧带时阻力增大。

(4)可见阴部内动脉,通常位于坐骨棘内侧,可通过彩色多普勒技术确定。

阴部神经位于阴部内动脉内侧。但是,阴部神经由于直径细小且位于体表深处而不易显影。清晰的超声影像可在坐骨棘顶端外侧观察到坐骨神经与阴部内动脉,有利于提高阴部神经阻滞成功率。

获得清晰的坐骨棘、阴部内动脉和骶棘韧带与骶结节韧带间隙显像后,将 22 号、120mm 绝缘外周神经刺激针经骶棘韧带与骶结节韧带间隙后置入探头内侧。当穿刺针进入骶结节韧带后阻力增大,一旦穿过则阻力消失。注射小容量的生理盐水可确定是否在韧带间隙内。阴部神经本身因其位于体表位置较深[7,76]、

直径较小[62,76,79]且有 2~3 个分支[62,78,79],不易在超声中成像。

穿刺位置确认后(韧带间隙内充分扩散而无血管内扩散),注射局麻药与类固醇混合药液 4mL(0.5%丁哌卡因+40mg 甲基泼尼松龙),阻滞效果可快速出现。注射药物期间,临床医生应在阴部内动脉内侧注射,注意观察注射药物扩散范围不应超过阴部内动脉外侧过远,以免阻滞坐骨神经。可使用针刺法或酒精棉球,评估会阴区域阻滞是否成功。

小 结

超声是周围结构成像,引导穿刺和药物在目标区扩散的有效工具,而且对医师和患者均无放射线辐射。在介入治疗过程中,超声可对患者目标结构有效成像。大部分超声引导操作均有效、准确。

参考文献

1. American College of Obstetricians and Gynecologists. Chronic pelvic pain: ACOG practice bulletin no. 51. *Obstet Gynecol.* 2004;103:589–605.
2. Fall M, Baranowski AP, Elniel S, et al. EAU guidelines on chronic pelvic pain. *Eur Urol.* 2010;57:35–48.
3. Chan VWS. *A Practical Guide to Ultrasound Imaging for Regional Anesthesia.* 2nd ed. Toronto, ON: Toronto Printing; 2009.
4. Smith J, Hurdle M-F, Locketz AJ, Wisniewski SJ. Ultrasound-guided piriformis injection: technique description and verification. *Arch Phys Med Rehabil.* 2006;87(12):1664–1667.
5. Peng PWH, Tumber PS. Ultrasound-guided interventional procedures for patients with chronic pelvic pain – a description of techniques and review of the literature. *Pain Physician.* 2008;11: 215–224.
6. Bellingham GA, Peng PWH. Ultrasound-guided interventional procedures for chronic pelvic pain. *Tech Reg Anesth Pain Manag.* 2009;13:171–178.
7. Rofaeel A, Peng P, Louis I, et al. Feasibility of real-time ultrasound for pudendal nerve block in patients with chronic perineal pain. *Reg Anesth Pain Med.* 2008;33(2):139–145.
8. Peng P, Narouze S. Ultrasound-guided interventional procedures in pain medicine: a review of anatomy, sonoanatomy, and procedures. Part I nonaxial structures. *Reg Anesth Pain Med.* 2009;34(5):458–474.
9. Rab M, Ebmer J, Dellon AL. Anatomic variability of the ilioinguinal and genitofemoral nerve: implications for the treatment of groin pain. *Plast Reconstr Surg.* 2001;108(6):1618–1623.
10. Cardosi RJ, Cox CS, Hoffman MS. Postoperative neuropathies after major pelvic surgery. *Obstet Gynecol.* 2002;100(2):240–244.
11. Luijendijk RW, Jekel J, Storm RK, et al. The low transverse Pfannenstiel incision and the prevalence of incisional hernia and nerve entrapment. *Ann Surg.* 1997;225(14):365–369.
12. Choi PD, Nath R, Mackinnon SE. Iatrogenic injury to the ilioinguinal and iliohypogastric nerves in the groin: case report, diagnosis, and management. *Ann Plast Surg.* 1996;37(1):60–65.
13. Sippo WC, Burghardt A, Gomez AC. Nerve entrapment after Pfannenstiel incision. *Am J Obstet Gynecol.* 1987;157(2):420–421.
14. Whiteside JL, Barber MD, Walters MD, Falcone T. Anatomy of the ilioinguinal and iliohypogastric nerves in relation to trocar placement and low transverse incisions. *Am J Obstet Gynecol.* 2003;189(16):1574–1578.
15. Grosz CR. Iliohypogastric nerve injury. *Am J Surg.* 1981;142(5):628.
16. Lantis JC II, Schwaitzberg SD. Tack entrapment of the ilioinguinal nerve during laparoscopic

hernia repair. *J Laparoendosc Adv Surg Tech A.* 1999;9(3):285–289.

17. Poobalan AS, Bruce J, Smith EC, King PM, Krukowski ZH, Chambers WA. A review of chronic pain after inguinal herniorrhaphy. *Clin J Pain.* 2003;19(1):48–54.

18. Lim SL, Ng Sb A, Tan GM. Ilioinguinal and iliohypogastric nerve block revisited: single shot versus double shot technique for hernia repair in children. *Paediatr Anaesth.* 2002;12(3):255–260.

19. Mandelkow H, Loeweneck H. The iliohypogastric and ilioinguinal nerves. Distribution in the abdominal wall, danger areas in surgical incisions in the inguinal and pubic regions and reflected visceral pain in their dermatomes. *Surg Radiol Anat.* 1988;10(2):145–149.

20. Jamieson RW, Swigart LL, Anson BJ. Points of parietal perforation of the ilioinguinal and iliohypogastric nerves in relation to optimal sites for local anaesthesia. *Q Bull Northwest Univ Med Sch.* 1952;26(1):22–26.

21. Liu WC, Chen TH, Shyu JF, et al. Applied anatomy of the genital branch of the genitofemoral nerve in open inguinal herniorrhaphy. *Eur J Surg.* 2002;168(3):145–149.

22. Ducic I, Dellon AL. Testicular pain after inguinal hernia repair: an approach to resection of the genital branch of genitofemoral nerve. *J Am Coll Surg.* 2004;198(2):181–184.

23. Thibaut D, de la Cuadra-Fontaine JC, Bravo MP, et al. Ilioinguinal/iliohypogastric blocks: where is the anesthetic injected? *Anesth Analg.* 2008;107(2):728–729.

24. Weintraud M, Marhofer P, Bosenberg A, et al. Ilioinguinal/iliohypogastric blocks in children: where do we administer the local anesthetic without direct visualization. *Anesth Analg.* 2008;106(1):89–93.

25. al-Dabbagh AK. Anatomical variations of the inguinal nerves and risks of injury in 110 hernia repairs. *Surg Radiol Anat.* 2002;24(2):102–107.

26. Brown DL. *Atlas of Regional Anesthesia.* Philadelphia, PA: WB Saunders; 1999.

27. Waldman SD. *Atlas of Interventional Pain Management.* Philadelphia, PA: Saunders; 2004.

28. Katz J. *Atlas of Regional Anesthesia.* Norwalk, CT: Appleton-Century-Crofts; 1985.

29. van Schoor AN, Boon JM, Bosenberg AT, Abrahams PH, Meiring JH. Anatomical considerations of the pediatric ilioinguinal/iliohypogastric nerve block. *Paediatr Anaesth.* 2005;15(5):371–377.

30. Lipp AK, Woodcock J, Hensman B, Wilkinson K. Leg weakness is a complication of ilio-inguinal nerve block in children. *Br J Anaesth.* 2004;92(2):273–274.

31. Johr M, Sossai R. Colonic puncture during ilioinguinal nerve block in a child. *Anesth Analg.* 1999;88(5):1051–1052.

32. Amory C, Mariscal A, Guyot E, Chauvet P, Leon A, Poli-Merol ML. Is ilioinguinal/iliohypogastric nerve block always totally safe in children? *Paediatr Anaesth.* 2003;13(2):164–166.

33. Vaisman J. Pelvic hematoma after an ilioinguinal nerve block for orchialgia. *Anesth Analg.* 2001;92(4):1048–1049.

34. Eichenberger U, Greher M, Kirchmair L, Curatolo M, Morigg B. Ultrasound-guided blocks of the ilioinguinal and iliohypogastric nerve: accuracy of a selective new technique confirmed by anatomical dissection. *Br J Anaesth.* 2006;97(2):238–243.

35. Gofeld M, Christakis M. Sonographically guided ilioinguinal nerve block. *J Ultrasound Med.* 2006;25(12):1571–1575.

36. Hu P, Harmon D, Frizelle H. Ultrasound-guided blocks of the ilioinguinal/iliohypogastric nerve block: a pilot study. *Ir J Med Sci.* 2007;176(2):111–115.

37. Ford S, Dosani M, Robinson AJ, et al. Defining the reliability of sonoanatomy identification by novices in ultrasound-guided pediatric ilioinguinal and iliohypogastric nerve blockade. *Anesth Analg.* 2009;109(6):1793–1798.

38. Broadman L. Ilioinguinal, iliohypogastric, and genitofemoral nerves. In: Gay SG, ed. *Regional Anesthesia. An Atlas of Anatomy and Techniques.* St Louis, MA: Mosby; 1996:247–254.

39. Conn D, Nicholls B. Regional anaesthesia. In: Wilson IH, Allman KG, eds. *Oxford Handbook of Anaesthesia.* 2nd ed. New York: Oxford University Press; 2006:1055–1104.

40. NYSORA. *Genitofemoral Nerve Block.* <http://nysora.com/peripheral_nerve_blocks/classic_block_techniques/3081-genitofemoral>; 2009. Accessed 11.12.09.

41. Parziale JR, Hudgins TH, Fishman LM. The piriformis syndrome. *Am J Orthop.* 1996;25(12):819–893.

42. Barton PM. Piriformis syndrome: a rational approach to management. *Pain.* 1991;47(3):345–352.

43. Durrani Z, Winnie AP. Piriformis muscle syndrome: an underdiagnosed cause of sciatica. *J Pain Symptom Manage.* 1991;6(6):374–379.

44. Hallin RP. Sciatic pain and the piriformis muscle. *Postgrad Med.* 1983;74(2):69–72.

45. Benzon HT, Katz JA, Enzon HA, Iqbal MS. Piriformis syndrome anatomic considerations, a new injection technique, and a review of the literature. *Anesthesiology.* 2003;98(6):1442–1448.

46. Robinson D. Piriformis syndrome in relations to sciatic pain. *Am J Surg.* 1947;73:335–358.

47. Papadopoulos EC, Khan SN. Piriformis syndrome and low back pain: a new classification and review of the literature. *Orthop Clin North Am.* 2004;35(1):65–71.

48. Benson ER, Schutzer SF. Posttraumatic piriformis syndrome: diagnosis and results of operative treatment. *J Bone Joint Surg Am.* 1999;81(7):941–949.

49. Fishman S, Caneris O, Bandman T, Audette J, Borsook D. Injection of the piriformis muscle by fluoroscopic and electromyographic guidance. *Reg Anesth Pain Med.* 1998;23(6):554–559.

50. Lang AM. Botulinum toxin type B in piriformis syndrome. *Am J Phys Med Rehabil.* 2004;83(3):198–202.

51. Fishman L, Konnoth C, Rozner B. Botulinum neurotoxin type B and physical therapy in the treatment of piriformis syndrome: a dose finding study. *Am J Phys Med Rehabil.* 2004;83(1):42–50.

52. Pecina M. Contribution to the etiological explanation of the piriformis syndrome. *Acta Anat.* 1979;105(2):181–187.

53. Beason LE, Anson BJ. The relation of the sciatic nerve and its subdivisions to the piriformis muscle. *Anat Rec.* 1937;70:1–5.

54. Fanucci E, Masala S, Sodani G, et al. CT-guided injection of botulinic toxin for percutaneous therapy of piriformis muscle syndrome with preliminary MRI results about denervative process. *Eur Radiol.* 2001;11(12):2543–2548.

55. Filler A, Haynes J, Jordan S, et al. Sciatic pain of non-disc origin and piriformis syndrome: diagnosis by magnetic resonance neurography and interventional magnetic resonance imaging with outcome of resulting treatment. *J Neurosurg Spine.* 2005;2(2):99–115.

56. Fishman LM, Dombi GW, Michaelson C, et al. Piriformis syndrome: diagnosis, treatment, and outcome – a 10 year study. *Arch Phys Med Rehabil.* 2002;83(3):295–301.

57. Fishman LM, Andersen C, Rosner B. Botox and physical therapy in the treatment of piriformis syndrome. *Am J Phys Med Rehabil.* 2002;81(12):936–942.

58. Finoff JT, Hurdle MFB, Smith J. Accuracy of ultrasound-guided versus fluoroscopically guided contrast controlled piriformis injections. A cadaveric study. *J Ultrasound Med.* 2008;27(8): 1157–1163.

59. Koski JM. Ultrasound-guided injections in rheumatology. *J Rheumatol.* 2000;27(9):2131–2138.

60. Broadhurst NA, Simmons ND, Bond MJ. Piriformis syndrome: correlation of muscle morphology with symptoms and signs. *Arch Phys Med Rehabil.* 2004;85(12):2036–2039.

61. Huerto AP, Yeo SN, Ho KY. Piriformis muscle injection using ultrasonography and motor stimulation – report of a technique. *Pain Physician.* 2007;10(5):687–690.

62. Robert R, Prat-Pradal D, Labat JJ, et al. Anatomic basis of chronic perineal pain: role of the pudendal nerve. *Surg Radiol Anat.* 1998;20(2):93–98.

63. Benson JT, Griffis K. Pudendal neuralgia, a severe pain syndrome. *Am J Obstet Gynecol.* 2005;192(5):1663–1668.

64. Amarenco G, Kerdraon J, Bouju P, et al. Treatments of perineal neuralgia caused by involvement of the pudendal nerve. *Rev Neurol.* 1997;153(5):331–334.

65. Peng PWH, Antolak SJ Jr, Gordon AS. Pudendal neuralgia. In: Pukall C, Goldstein GI, Goldstein A, eds. *Female Sexual Pain Disorders.* 1st ed. Hoboken, NJ: Wiley-Blackwell; 2009:112–118.

66. Labat JJ, Riant T, Robert R, et al. Diagnostic criteria for pudendal neuralgia by pudendal nerve entrapment (Nantes criteria). *Neurourol Urodyn.* 2008;27(4):306–310.

67. Leibovitch I, Mor Y. The vicious cycling: bicycling related urogenital disorders. *Eur Urol.* 2005;47(3):277–287.

68. Allen RE, Hosker GL, Smith AR, Warrell DW. Pelvic floor damage and childbirth: a neurophysiological study. *Br J Obstet Gynaecol.* 1990;97(9):770–779.

69. Lien KC, Morgan DM, Delancey JO, Ashton-Miller JA. Pudendal nerve stretch during vaginal birth: a 3D computer simulation. *Am J Obstet Gynecol.* 2005;192(5):1669–1676.

70. Soulie M, Vazzoler N, Seguin P, Chiron P, Plante P. Urological consequences of pudendal nerve trauma during orthopedic surgery: review and practical advice. *Prog Urol.* 2002;12(3):504–509.

71. Amarenco G, Ismael SS, Bayle B, Denys P, Kerdraon J. Electrophysiological analysis of pudendal neuropathy following traction. *Muscle Nerve.* 2001;24(1):116–119.

72. Antolak S, Hough D, Pawlina W, Spinner RJ. Anatomical basis of chronic pelvic pain syndrome: the ischial spine and pudendal nerve entrapment. *Med Hypotheses.* 2002;59(3):349–353.

73. Labat JJ, Robert R, Bensignor M, Buzelin JM. Neuralgia of the pudendal nerve. Anatomo-clinical considerations and therapeutical approach. *J Urol (Paris).* 1990;96(5):329–344.

74. Amarenco G, Lancoe Y, Ghnassia RT, Goudal H, Pernigot M. Alcock's canal syndrome and perineal neuralgia. *Rev Neurol (Paris).* 1988;144(8–9):523–526.

75. Juenemann K-P, Lue TF, Scmidt RA, Tanagho EA. Clinical significance of sacral and pudendal nerve anatomy. *J Urol.* 1988;139(1):74–80.

76. Gruber H, Kovacs P, Piegger J, Brenner E. New, simple, ultrasound-guided infiltration of the

pudendal nerve: topographic basics. *Dis Colon Rectum*. 2001;44(9):1376–1380.

77. Mahakkanukrauh P, Surin P, Vaidhayakarn P. Anatomical study of the pudendal nerve adjacent to the sacrospinous ligament. *Clin Anat*. 2005;18(3):200–205.

78. Shafik A, Doss SH. Pudendal canal: surgical anatomy and clinical implications. *Am Surg*. 1999;65(2):176–180.

79. O'Bichere A, Green C, Phillips RK. New, simple approach for maximal pudendal nerve exposure: anomalies and prospects for functional reconstruction. *Dis Colon Rectum*. 2000;43(7):956–960.

80. Thompson JR, Gibbs S, Genadry R, Burros L, Lambrou N, Buller JL. Anatomy of pelvic arteries adjacent to the sacrospinous ligament: importance of the coccygeal branch of the inferior gluteal artery. *Obstet Gynecol*. 1999;94(6):973–977.

81. Shafik A, el-Sherif M, Youssef A, Olfat ES. Surgical anatomy of the pudendal nerve and its clinical implications. *Clin Anat*. 1995;8(2):110–115.

82. Schraffordt SE, Tjandra JJ, Eizenberg N, Dwyer PL. Anatomy of the pudendal nerve and its terminal branches: a cadaver study. *ANZ J Surg*. 2004;74(1–2):23–26.

83. Sedy J, Nanka O, Belisova M, Walro JM, Jarolim L. Sulcus nervi dorsalis penis/clitoridis: anatomic structure and clinical significance. *Eur Urol*. 2006;50(5):1079–1085.

84. Bowes WA. Clinical aspects of normal and abnormal labour. In: Resnick R, Creasy RK, eds. *Maternal-Fetal Medicine: Principles and Practice*. 2nd ed. Philadelphia, PA: WB Saunders; 1989:510–546.

85. Naja Z, Ziade MF, Lonnqvist PA. Nerve stimulator-guided pudendal nerve block decreases posthemorrhoidectomy pain. *Can J Anaesth*. 2005;52(1):62–68.

86. Imbelloni LE, Viera EM, Gouveia MA, Netinho JG, Spirandelli LD, Cordeiro JA. Pudendal block with bupivacaine for postoperative pain relief. *Dis Colon Rectum*. 2007;50(10):1656–1661.

87. Prat-Pradal D, Metge L, Gagnard-Landra C, Mares P, Dauzat M, Godlewski G. Anatomical basis of transgluteal pudendal nerve block. *Surg Radiol Anat*. 2009;31(4):289–293.

88. Choi SS, Lee PB, Kim YC, Kim HJ, Lee SC. C-arm guided pudendal nerve block: a new technique. *Int J Clin Pract*. 2006;60(5):553–556.

89. Kovacs P, Gruber H, Piegger J, Bodner G. New, simple, ultrasound-guided infiltration of the pudendal nerve: ultrasonographic technique. *Dis Colon Rectum*. 2001;44(9):1381–1385.

90. Hough DM, Wittenberg KH, Pawlina W, et al. Chronic perineal pain caused by pudendal nerve entrapment: anatomy and CT-guided perineural injection technique. *AJR Am J Roentgenol*. 2003;181(2):561–567.

超声引导下外周神经阻滞和连续置管

第 17 章

超声引导下的上肢神经阻滞

Anahi Perlas, Sheila Riazi, Cyrus C.H. Tse

概述 …………………………………… 155
　臂丛解剖 ………………………………… 155
肌间沟阻滞 ………………………………… 156
　解剖 ……………………………………… 156
　适应证 …………………………………… 156
　操作 ……………………………………… 156
锁骨上阻滞 ………………………………… 157
　解剖 ……………………………………… 157
　适应证 …………………………………… 157
　操作 ……………………………………… 157
锁骨下阻滞 ………………………………… 158

解剖 ……………………………………… 158
　适应证 …………………………………… 158
　操作 ……………………………………… 158
腋路阻滞 …………………………………… 159
　解剖 ……………………………………… 159
　适应证 …………………………………… 159
　操作 ……………………………………… 159
上肢远端外周神经 ………………………… 159
小结 ………………………………………… 161
参考文献 …………………………………… 161

概　述

　　传统的外周神经阻滞操作没有影像学引导,主要依靠体表的解剖标志。由于个体的解剖差异,目标神经结构细小,且毗邻血管、肺及其他主要结构,致使外周神经阻滞有一定的难度,成功率不稳定,还时常发生严重的并发症。

　　超声是在区域神经阻滞中最先被应用的影像学方法。超声可提供实时图像来鉴别区域解剖结构,引导穿刺针前进,保证局麻药充分扩散,提高神经阻滞的准确性和安全性。臂丛及其分支由于位置表浅,非常适合超声引导下神经阻滞。可使用高频线性探头(10~15MHz)来扫描,图像分辨率高。

臂丛解剖

　　对臂丛神经解剖的认识可以易化阻滞定位技术及优化患者对专业阻滞的选择。

　　臂丛起源于C5-T1的神经根,从颈部出发到腋窝

顶部(图 17.1),变异也有的来源于 C4 和 T2 的神经根分支。C5、C6 的神经根在中斜角肌的中段结合形成臂丛的上干;C7 神经根组成中干;C8 和 T1 的神经根组成下干。C7 横突没有前结节,因此超声影像很容易辨认[1]。这些神经根及神经干穿过位于体表的可触及的前斜角肌和中斜角肌之间的肌间沟。三干在第一肋的侧缘分成前支和后支。上干和中干的前分支组成臂丛的外侧束;三干的后分支组成臂丛的后束;下干的前分支组成臂丛的内侧束。三束分支组成臂丛的终末支。每束都分成两个主要终末支和一定数量的中间支。外侧束分成肌皮神经和正中神经的内侧部分;后束形成桡神经和腋神经支配上臂的背侧外;内侧束形成尺神经和正中神经的内侧部分,内侧束的中间支组成前臂内侧皮神经和臂内侧皮神经。与 T2 的分支分布于上肢的内侧部位[2,3]。

　　臂丛神经支配上臂的感觉和运动支,另外,臂丛的分支胸旁神经(C5-C7)和胸内侧神经(C8,T1)支配胸肌;胸长神经(C5-C7)支配前锯肌;胸背神经(C6-C8)支配背阔肌;肩胛上神经支配冈上肌和冈下肌。

155

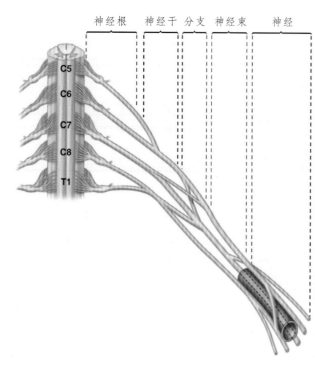

神经根　神经干　分支　神经束　神经

图 17.1　臂丛示意图。

肌间沟阻滞

解剖

臂丛神经根位于胸锁乳突肌的深面前斜角肌与中斜角肌之间的肌间沟内。

适应证

肌间沟阻滞是以 C4–C7 神经根近端为目标,为肩部外科手术提供麻醉和镇痛的技术;局麻药在肌间沟内扩散到神经干的近侧端和远侧端,阻滞支配上臂皮区的臂丛神经和支配肩峰的锁骨上神经(C3–C4)[4]。而对于更远臂丛神经根(C8–T1),这种方法通常不能阻滞[5]。

操作

患者取仰卧位,头向对侧偏 45°。在颈部外侧的轴位肌间沟部位可以得到臂丛神经的影像（图 17.2）。前、中斜角肌之间,胸锁乳突肌的深面;外侧是颈动脉,内侧是颈静脉[6]。神经根显示为一个圆形或椭圆形的横断面高回声区。通常神经根在 C6 或 C7 水平显像最好。C6 是有前后横突结节的最尾侧颈椎;C6 的横突前结节(Chassaignac 结节)是颈椎中最显著的。向尾侧扫描可见 C7 只有横突后结节。在 C6 横突可见椎动脉静脉穿过,深入肌间沟内(大约 1cm 以内)。此种神经阻滞方法最常见的副作用是继发性膈神经麻痹和短暂性半膈肌麻痹。通常对于健康人无症状;而对于有限制性呼吸疾病的患者则很难耐受。因此有明显的呼吸系统疾病应列为该种神经阻滞的禁忌证[7]。近来有数据报道在超声引导下肌间沟阻滞仅用 5mL 的局麻

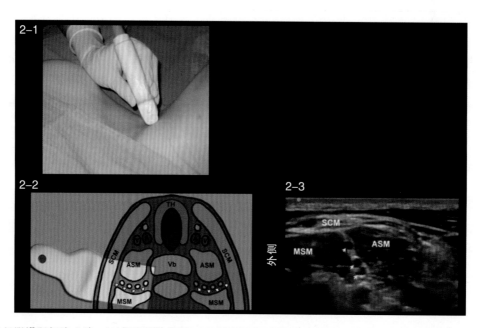

图 17.2　臂丛神经阻滞肌间沟入路。(1)探头摆放位置。(2)超声探头下所见解剖结构示意图。(3)肌间沟超声显像。MSM,中斜角肌;ASM,前斜角肌;SCM,胸锁乳突肌;Vb,椎体;Tr,气管;TH,甲状腺;A,颈动脉;V,颈内静脉;箭头指示臂丛。

药即可达到充分镇痛，与 20mL 同样的局麻药相比半膈神经麻痹的发生率低,危险性小[8]。

在肌间沟阻滞的并发症中,意外的硬膜外麻醉及脊髓损伤是很少见的。近来数据显示超声引导下操作能明显减少穿刺次数;且能够连续麻醉更低干,以取得满意的麻醉效果[9,10]。

锁骨上阻滞

解剖

在锁骨上区域,臂丛神经更紧密,尤其在干的水平(前、中、后)及其前后分支。这就是锁骨上阻滞起效潜伏期短、麻醉效果可靠的原因[11]。臂丛在锁骨下动脉的后侧方并与其一起穿过锁骨后方,横跨第一肋进入腋窝。

适应证

锁骨上臂丛阻滞适用于上肢、前臂或手部的手术。

操作

患者仰卧位,头向对侧偏 45°;锁骨上窝的冠状位可以很好地显示锁骨下动脉及臂丛(图 17.3),这一区域的内臂丛就像一串葡萄。锁骨下动脉起于纵隔,在肺顶部行于臂丛的侧方。在这一区域内的第一肋中段,臂丛与锁骨下动脉相近,位于其后方。为了安全,操作时必须认清超声中的结构,保护好胸膜。除了肋和胸膜在超声图像上呈现高回声线性结构。许多其他特征也能有助于区分两者。第一肋后方是一个黑色的无回声区;而胸膜下方通常呈现一个晃动的像彗星尾样的影像[12]。另外,胸膜随正常呼吸和锁骨下动脉搏动而运动;而肋骨不随呼吸和动脉搏动而动。一旦定好位,穿刺针从该平面由内向外或由外向内定位进针。局麻药物要注入臂丛区域内,以确保扩散到臂丛的所有结构。为了麻醉下干,进行上臂远端手术最好使局麻药物迅速扩散到第一肋之上,然后到锁骨下动脉处沉积[13]。

由于有发生气胸的危险,使得锁骨上神经阻滞几十年来"不受欢迎"。超声影像实时引导再次引起人们对这种神经阻滞方法的兴趣。虽然没有对比性研究,但

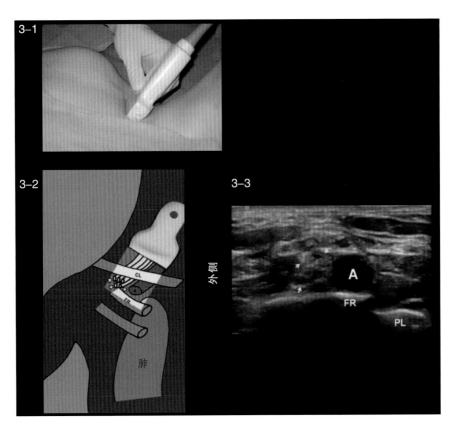

图 17.3 臂丛神经阻滞锁骨上入路。(1)探头摆放位置。(2)超声探头下所见解剖结构示意图。(3)锁骨上超声显像。CL,锁骨;FR,第一肋;PL,胸膜;A,锁骨下动脉;箭头指示臂丛。

超声能够清楚地显示第一肋和胸膜,使针尖远离后者,从而确保阻滞操作安全,降低风险。一个连续 510 例超声引导下的锁骨上神经阻滞报道,其并发症发生率分别为:有症状的半膈肌麻痹(1%),Horner 综合征(1%),意外血管穿刺(0.4%),短暂的感觉缺失(0.4%)[12]。与其他超声引导下区域神经阻滞(UGRA)使用少量局麻药不同,锁骨上臂丛阻滞至少需要 23mL(50%的患者),与传统阻滞技术使用药量类似。同时应用神经刺激器并不能改善超声引导下神经阻滞的有效率[15]。

锁骨下阻滞

解剖

　　在锁骨下区域,臂丛神经束行于胸大小肌后方,包绕着腋动脉的第二部分。臂丛的外侧束位于上外侧;后束位于后方;内侧束位于腋动脉的后内侧方。它

是锁骨上位置的最深处(距皮肤约 4~6cm)[16]。

适应证

　　锁骨下神经阻滞方法与锁骨上适应证相同[17]。

操作

　　可以用直线或曲线探头,使臂丛在靠近喙突的矢状位上成像[18]。小儿或瘦弱的成人可以用 10MHz 的探头[19]。然而大多数成年人需要低分辨率(4~7MHz)的探头,以达到更多的穿透力(5~6cm)来获得图像。患者取仰卧位,上臂置于体侧或外展 90°;腋动脉和静脉通过矢状位成像能够清晰可见(图 17.4)。三个臂丛分支呈现高回声;外侧束通常位于 9~12 点位;内侧束位于 3~6 点位,而后束位于 6~9 点位环绕于动脉[20]。外展上臂 110°,旋前使臂丛远离胸壁,更接近皮肤表面,以便容易定位 [21]。阻滞沿着超声线从头侧向尾侧进针,进针方向禁止朝向胸壁,因为此种方法也有发生

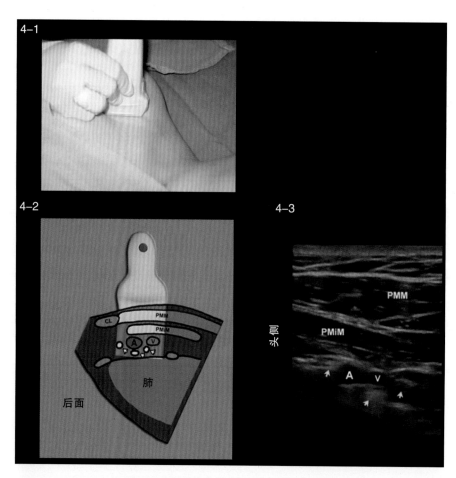

图 17.4　臂丛神经阻滞锁骨下入路。(1)探头摆放位置。(2)超声探头下所见解剖结构示意图。(3)锁骨下超声显像。PMM,胸大肌;PMiM,胸小肌;CL,锁骨;A,腋动脉;V,腋静脉;箭头指示臂丛。

气胸的危险[22]。局麻药呈"U"字形扩散,环绕于动脉能够达到三支的满意麻醉效果[23,24]。有数据报道超声引导下的低剂量锁骨下麻醉(16±2mL)并不影响阻滞的成功率和起效时间[25]。

腋路阻滞

解剖

腋路神经阻滞的靶点为臂丛神经的终末神经,包括正中神经、桡神经、尺神经和肌皮神经。肌皮神经通常在腋窝近端与外侧束分离,所以腋路神经阻滞不能阻滞该神经,除非特殊定位。

适应证

腋路神经阻滞适用于上肢远端手术 (如手和腕部)。

操作

超声探头沿腋皱放置,垂直于前臂长轴。腋窝处的神经呈现一个蜂窝状图像(混合的低回声神经束和高回声神经纤维)。正中、尺、桡神经通常位于腋动脉近端周围,位于前侧肌群(肱二头肌和喙肱肌)和后侧

肌群(三角肌)之间(图 17.5)[26]。正中神经位于腋动脉的前内侧;尺神经位于腋动脉的内侧;桡神经位于后内侧。肌皮神经通常于近端分出,在肱二头肌和喙肱肌之间的平面显像[27]。分别定位每一根神经,以确保完整的麻醉效果。与其他臂丛神经阻滞类似,使用平面内用针法到达终末神经。超声引导下操作比非图像引导下操作成功率高,且可以使用低容量麻醉剂[28,29]。

上肢远端外周神经

上肢远端或前臂个别神经的阻滞是对臂丛神经阻滞中某一单个神经阻滞不全的补充。沿上肢长轴扫描可以看见这些外周神经,神经阻滞可以在其走行的多处进行。5mL 的局麻药足够阻滞终末神经分支。这里推荐上肢中常用的阻滞部位。

正中神经阻滞位于肘皱上方肱动脉内侧(图 17.6)。

桡神经定位点位于上臂远端外侧, 在肱二头肌、肱桡肌深方肱骨表面(图 17.7)。

尺神经在前臂体表定位。传统方法反对在肘部的尺神经沟内进行尺神经阻滞,是因为神经被坚硬的结构(骨和韧带)包绕。然而在尺神经沟近端阻滞是安全的(图 17.8)。

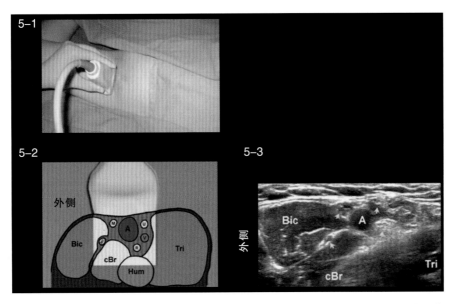

图 17.5　臂丛神经阻滞腋路法。(1)探头摆放位置。(2)超声探头下所见解剖结构示意图。(3)锁骨下超声显像。Bic,肱二头肌;cBr,喙肱肌;Hum,肱骨;Tri,肱三头肌;A,腋动脉;V,腋静脉;MC,肌皮神经;M,正中神经;U,尺神经;R,桡神经;箭头指示臂丛。

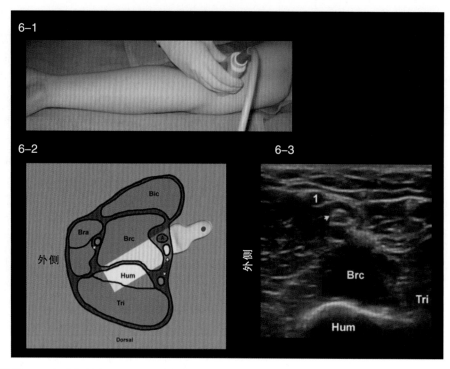

图 17.6　正中神经阻滞。(1)探头摆放位置。(2)超声探头下所见解剖结构示意图。(3)正中神经超声显像。Bic,肱二头肌;Bra,肱桡肌;Brc,肱肌;Hum,肱骨;Tr,肱三头肌;A,肱动脉;箭头指示正中神经,在超声探头范围内。

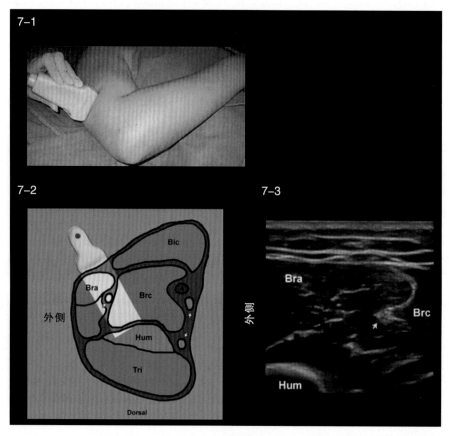

图 17.7　桡神经阻滞。(1)探头摆放位置。(2)超声探头下所见解剖结构示意图。(3)桡神经超声显像。Bra,肱桡肌;Brc,肱肌;Hum,肱骨;Tr,肱三头肌。

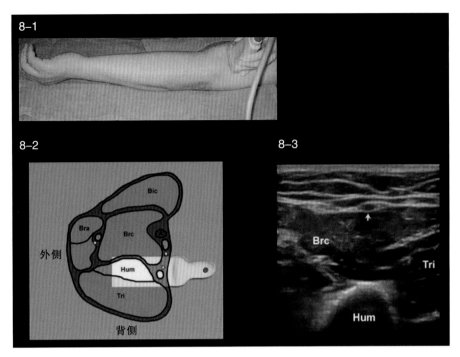

图 17.8　尺神经阻滞。(1)探头摆放位置。(2)超声探头下所见解剖结构示意图。(3)尺神经超声显像。Bic,肱二头肌;Bra,肱桡肌; Brc,肱肌;Hum,肱骨;Tri,肱三头肌;A,肱动脉;箭头指示尺神经。

小　结

我们在本章讨论了超声引导下的臂丛及其终末支的阻滞方法。超声引导下局部麻醉是一个迅速发展的领域。近来超声技术的发展大大促进了外周神经阻滞的神经结构成像质量、局部相关解剖以及可移动设备的发展。超声引导与传统标记技术相比具有解剖立体成像、图像引导下进针、可视局麻药扩散效应等优势。许多研究显示这些优势大大提高了麻醉效能和安全性。

参考文献

1. Martinoli C, Bianchi S, Santacroca E, Pugliese F, Graif M, Derchi LE. Brachial plexus sonography: a technique for assessing the root level. *AJR Am J Roentgenol.* 2002;179:699–702.
2. Gray's Anatomy. The Anatomical Basis of Clinical Practice. 39th ed. In: Standring S, ed. Edinburgh: Elsevier Churchill Livingstone; 2005.
3. Neal JM, Gerancher JC, Hebl JR, et al. Upper extremity regional anesthesia: essentials of our current understanding. *Reg Anesth Pain Med.* 2009;34:134–170.
4. Urmey WF, Grossi P, Sharrock NE, Stanton J, Gloeggler PJ. Digital pressure during interscalene block is clinically ineffective in preventing anesthetic spread to the cervical plexus. *Anesth Analg.* 1996;83:366–370.
5. Lanz E, Theiss D, Jankovic D. The extent of blockade following various techniques of brachial plexus block. *Anesth Analg.* 1983;62:55–58.
6. Chan VWS. Applying ultrasound imaging to interscalene brachial plexus block. *Reg Anesth Pain Med.* 2003;28(4):340–343.
7. Urmey WF, Talts KH, Sharrock NE. One hundred percent incidence of hemidiaphragmatic paresis associated with interscalene brachial plexus anesthesia as diagnosed by ultrasonography. *Anesth Analg.* 1991;72:498–503.
8. Riazi S, Carmichael N, Awad I, Holtby RM, McCartney CJL. Effect of local anesthetic volume (20 vs 5 ml) on the efficacy and respiratory consequences of ultrasound-guided interscalene

brachial plexus block. *Br J Anaesth.* 2008;101:549–556.

9. Kapral S, Greher M, Huber G, et al. Ultrasonographic guidance improves the success rate of interscalene brachial plexus blockade. *Reg Anesth Pain Med.* 2008;33:253–258.

10. Liu SS, Zayas VM, Gordon MA, et al. A prospective, randomized, controlled trial comparing ultrasound versus nerve stimulator guidance for interscalene block for ambulatory shoulder surgery for postoperative neurological symptoms. *Anesth Analg.* 2009;109:265–271.

11. Brown DL, Cahill DR, Bridenbaugh LD. Supraclavicular nerve block: anatomic analysis of a method to prevent pneumothorax. *Anesth Analg.* 1993;76:530–534.

12. Perlas A, Lobo G, Lo N, Brull R, Chan V, Karkhanis R. Ultrasound-guided supraclavicular block. Outcome of 510 consecutive cases. *Reg Anesth Pain Med.* 2009;34:171–176.

13. Soares LG, Brull R, Lai J, Chan VW. Eight ball, corner pocket: the optimal needle position for ultrasound-guided supraclavicular block. *Reg Anesth Pain Med.* 2007;32:94–95.

14. Duggan E, El Beheiry H, Perlas A, et al. Minimum effective volume of local anesthetic for ultrasound-guided supraclavicular brachial plexus block. *Reg Anesth Pain Med.* 2009;34: 215–218.

15. Beach ML, Sites BD, Gallagher JD. Use of a nerve stimulator does not improve the efficacy of ultrasound-guided supraclavicular block. *J Clin Anesth.* 2006;18:580–584.

16. Sauter AR, Smith HJ, Stubhaug A, Dodgson MS, Klaastad O. Use of magnetic resonance imaging to define the anatomical location closest to all three cords of the infraclavicular brachial plexus. *Anesth Analg.* 2006;103:1574–1576.

17. Arcand G, Williams S, Chouinard P, et al. Ultrasound guided infraclavicular versus supra-clavicular block. *Anesth Analg.* 2005;101:886–890.

18. Sandhu NS, Manne JS, Medabalmi PK, Capan LM. Sonographically guided infraclavicular brachial plexus block in adults: a retrospective analysis of 1146 cases. *J Ultrasound Med.* 2006;25:1555–1561.

19. Marhofer P, Sitzwohl C, Greher M, Kapral S. Ultrasound guidance for infraclavicular brachial plexus anesthesia in children. *Anesthesia.* 2004;59:642–646.

20. Porter J, Mc Cartney C, Chan V. Needle placement and injection posterior to the axillary artery may predict successful infraclavicular brachial plexus block: a report of three cases. *Can J Anaesth.* 2005;52:69–73.

21. Bigeleisen P, Wilson M. A comparison of two techniques for ultrasound guided infraclavicular block. *Br J Anesth.* 2006;96:502–507.

22. Koscielniak-Nielsen ZJ, Rasmussen H, Hesselbjerg L. Pneumothorax after an ultrasound guided lateral sagittal infraclavicular block. *Acta Anaesthesiol Scand.* 2008;52:1176–1177.

23. Tran DQ, Charghi R, Finlayson RJ. The "double bubble" sign for successful infraclavicular brachial plexus blockade. *Anesth Analg.* 2006;103:1048–1049.

24. Bloc S, Garnier T, komly B, et al. Spread of injectate associated with radial or median nerve-type motor response during infraclavicular brachial plexus block: an ultrasound evaluation. *Reg Anesth Pain Med.* 2007;32:130–135.

25. Sandhu NS, Bahniwal CS, Capan LM. Feasibility of an infraclavicular block with a reduced volume of lidocaine with sonographic guidance. *J Ultrasound Med.* 2006;25(1):51–56.

26. Retzl G, Kapral S, Greher M, et al. Ultrasonographic findings of the axillary part of the brachial plexus. *Anesth Analg.* 2001;92:1271–1275.

27. Spence B, Sites B, Beach M. Ultrasound-guided musculocutaneous nerve block: a description of a novel technique. *Reg Anesth Pain Med.* 2005;30(2):198–201.

28. Lo N, Brull R, Perlas A, et al. Evolution of ultrasound guided axillary brachial plexus blockade: retrospective analysis of 662 blocks. *Can J Anaesth.* 2008;55:408–413.

29. O'Donnell BD, Iohom G. An estimation of the minimum effective anesthetic volume of 2% lidocaine in ultrasound-guided axillary brachial plexus block. *Anesthesiology.* 2009;111:25–29.

第 18 章

超声引导下的下肢神经阻滞

Haresh Mulchandani, Imad T. Awad, Colin J.L. McCartney

概述	163
股神经阻滞	164
临床应用	164
解剖（图18.3和图18.4）	164
准备和体位	164
超声技术	165
坐骨神经阻滞	166
临床应用	166
解剖	166
准备和体位	166
超声技术	167
腘窝内坐骨神经阻滞	168
临床应用	168
解剖	168
准备和体位	168
超声技术	168
腰丛阻滞	169
临床应用	169
解剖	169
准备和体位	170
超声技术	170
闭孔神经阻滞	171
临床应用	171
解剖	171
准备和体位	171
超声技术	171
股外侧皮神经阻滞	171
临床应用	171
解剖	171
准备和体位	172
超声技术	172
隐神经阻滞	172
临床应用	172
解剖	172
准备和体位	173
超声技术	173
踝阻滞	173
临床应用	173
解剖	173
准备和体位	174
超声技术	174
参考文献	175

概　述

在过去的 6 年中，超声成像引导局部麻醉的方式发生了改变，可以通过可视化的方法反映针尖接近目标神经的过程，以及实时控制局麻药的扩散[1,2]。作为一种更加小巧、便宜和便于携带的设备，近年来超声成像的使用也扩展到慢性疼痛治疗的领域。与传统的透视相比，超声成像花费较低，因为它不需要 X 射线兼容套件和防护服，并且对患者和医护人员没有辐射危害。同时它也具有一定的局限性，即只有一个比较狭窄的成像窗，该成像窗对于探头的位置和方向非常敏感[3]。

超声设备使用的理想情况是具有高频(7~12MHz)线性阵列探头，适合观察表面结构（大致的深度为50mm），以及一个低频(2~5MHz)曲线阵列探头，可以提供更好的组织渗透能力和更广阔的视角(但是会牺牲分辨率)(图18.1)。应当使用超声探头护套或超声探头罩,可以保证操作过程为无菌操作,并且保护超声探头本身,同时避免了患者之间交叉感染的可能。

当使用超声设备引导神经阻滞操作时,术者应当将其本人和设备调整到最符合人体工程学的位置(图18.2),并且一般将超声设备放置在准备阻滞区域的对侧。术者应对其设置位置及放置高度进行相对应的调整。为了保持握持探头的姿势稳定,术者应尽量握持探头的下方,并且将手指抵于患者的皮肤[4]。在操作时,术者应将手臂尽可能地放在病床上休息。以上的所有事项均有助于防止操作者的疲劳和不适。

以下将探讨下肢周围神经阻滞技术,上述的内容还将会反复描述。

股神经阻滞

临床应用

股神经阻滞可以提供大腿前方、膝关节以及受隐神经支配的小腿内侧和足部部分区域的镇痛和麻醉。可以使用单次注射或连续置管阻滞技术。当结合坐骨神经阻滞术时,可以为膝关节以下的部位提供完善的麻醉与镇痛效果。研究表明,与使用神经刺激器引导相比,使用超声引导操作更快、更准确,还可以减少局麻药的用量[5,6]。

解剖(图18.3和图18.4)

肌神经发自腰丛(L2、L3和L4脊神经),并穿过腰大肌[7],最深至髂筋膜(髂筋膜延伸至骨盆的后外侧,并且与腹股沟韧带相融合),最浅至髂腰肌。股动脉和股静脉位于髂筋膜前方,经过腹股沟韧带后方,并且被股鞘所包裹。因此,与股动静脉不同,股神经并不被股鞘所包裹,而是位于股鞘的后外侧方。阔筋膜覆盖于神经、动脉和静脉这三个股结构之上。因此在进行股神经的声像图检查时,可以得到体表定位,并明确其与股动脉之间的关系。

准备和体位

连接无创监测并开放静脉通路。患者取平卧位,双腿自然放松。需要时可以静脉注射镇静药物并准备吸氧。对于高体重指数的患者,需要收缩下腹显露腹

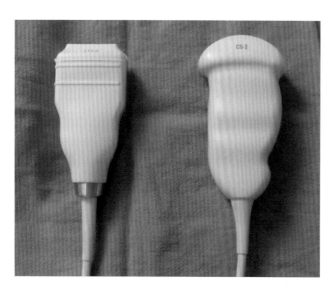

图18.1 线性探头(左侧),曲线探头(右侧)。

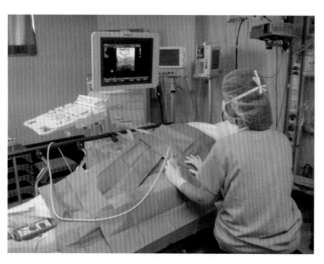

图18.2 操作者使用超声仪的正确姿势。

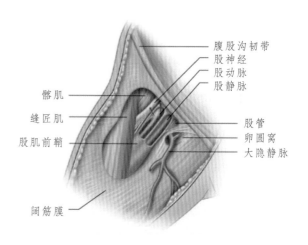

图18.3 股神经和股三角的关系。

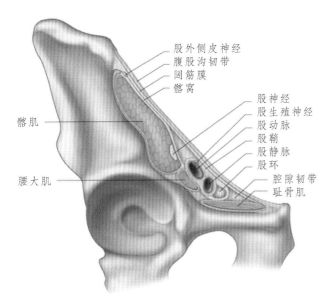

图 18.4　股神经。

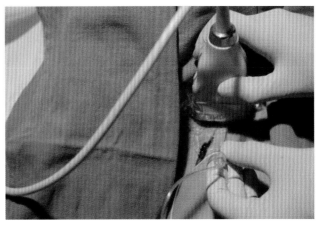

图 18.6　股神经平面外阻滞。

股沟。这可以由助手完成,也可以从患者的腹壁到平车的护栏使用胶带固定。然后,进行皮肤消毒和无菌技术观察。

超声技术

于腹股沟处放置一个高频(7~12MHz)线性超声探头。平面内或平面外接近法都可以使用,后者更加适用于股神经连续导管的放置(图 18.5 和图 18.6)。

放置超声探头分辨股动脉,然后在股动脉旁边移动,同时保持股动脉出现在屏幕的中央区域。当探头接近于股总动脉时,要比接近于股深动脉分支的远端更加容易看到股神经。因此,如果看到两条动脉,应向近端探查,直到仅看到一条动脉为止。股神经显示为

在股动脉侧方的一个高回声的扁平椭圆形结构(图18.7)。

股神经一般位于股动脉旁约 1~2cm 处。当确认股神经位置后,将利多卡因注入皮下组织内。利多卡因在皮下组织内的浸润情况可以在超声影像中看到。

单次注射技术

使用 20mL 注射器连接于 50mm 阻滞针,并通过阻滞针推注局麻药。阻滞针在平面内或平面外进行穿刺。无论是使用平面内接近法还是平面外接近法,都应当在超声下连续显示针尖部位。平面内接近法的优点在于可以显示整条针杆,而平面外接近法则仅能显示到针尖。将穿刺针指向神经。如果使用神经刺激器的话,要寻找股四头肌收缩(髌骨颤搐)。如果发生缝匠肌的收缩(大腿内收),那么需要将穿刺针向深部和

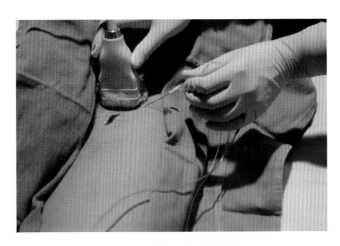

图 18.5　股神经平面内阻滞。

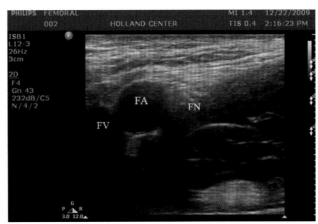

图 18.7　腹股沟区横向扫描(FN,股神经;FA,股动脉;FV,股静脉)。

外侧调整。当确认回抽无血后，将 20mL 的局麻药以 5mL 的增量注入。实时观察到局麻药的扩散，在股神经周围出现低回声区域。如果需要确认局麻药的分布是否适当，可以调整针尖的位置。单独使用超声引导时，可以特意将穿刺针置于在髂筋膜下的股血管和神经侧方几厘米处。图 18.8 和图 18.9 显示出注射局麻药前后的股神经的影像。第一张图显示了阻滞针穿刺后的股部结构，第一张图显示了注射后麻醉药在股神经周围的分布情况。

连续置管技术

这项技术与单次注射技术类似。在我们中心，平面外技术被越来越多地应用导管放置术，它可以使导管更容易通过神经纵轴。尽管如此，平面内技术也在应用。应用带有 20 号导管的 17 号 80mm 绝缘针。如

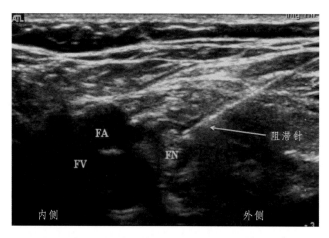

图 18.8 股神经平面内阻滞(FN,股神经;FA,股动脉;FV,股静脉)。

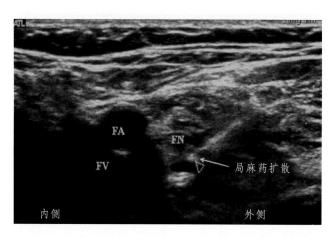

图 18.9 股神经周围局麻药的扩散(FN,股神经;FA,股动脉; FV,股静脉)。

果使用神经刺激器，刺激点应位于导管尖端而不是穿刺针。将导管置于穿刺针内，并使其尖端通过穿刺针的引导达到适当的位置。这样可以避免导管尖端超过穿刺针的针尖。必须格外细心，要在导管端部将其与穿刺一起夹紧，以防止套管进一步移动到穿刺针内。当血流从导管尖端向穿刺针尖端流动进入患者体内时会形成一个电流回路。在超声的可视引导下，穿刺针到达正确位置，并且在电刺激下股四头肌收缩，刺激电流通常为 0.3~0.5mA。然后将穿刺针尽量调整到横位，使导管更加容易穿过。将导管进一步置入，电刺激会持续进行。在置管时不应当有阻力，否则应当调整针尖位置。导管置入深度一般为超过针尖 5cm，然后拔除穿刺针(穿刺深度大约距皮肤 10cm)。固定导管，并且贴敷料。在超声下可以观察到局麻药在股神经的横断面和纵断面的扩散情况。

运用以上基本原理，连续导管入技术几乎可以运用于所有下肢神经阻滞。但有些阻滞技术例外，主要是因为在皮下组织内缺乏空间，无法置入导管，如踝阻滞。

坐骨神经阻滞

临床应用

坐骨神经阻滞可以对大腿后侧和小腿产生麻醉或镇痛作用。如果与股神经阻滞或腰丛神经阻滞联合使用，则可以提高膝关节以下的麻醉效果。

解剖

最后两根腰神经(L4 和 L5)与第一骶神经前支合并形成腰骶干。骶丛神经由腰骶干和前三条骶神经共同组成(图 18.10)。坐骨神经由在骶骨侧方前面的神经根汇总而成，并位于骶骨侧方梨状肌的腹侧面。经由梨状肌下方的坐骨大孔出盆腔，经由股骨大转子和坐骨结节间沿梨状肌与臀大肌间隙和臀方肌与臀大肌间隙内下行。远端经股二头肌前方进入腘三角，在股骨下 1/3 处分开成为胫神经和腓总神经。

准备和体位

连接无创监测并开放静脉。静脉注射镇静剂并吸氧。患者取侧卧位,患侧在上。膝关节屈曲,并将患者双脚放置于适当的位置,以便观察腿部的抽动。坐骨神经位于一个可以触及的凹陷内,可以在操作前用超

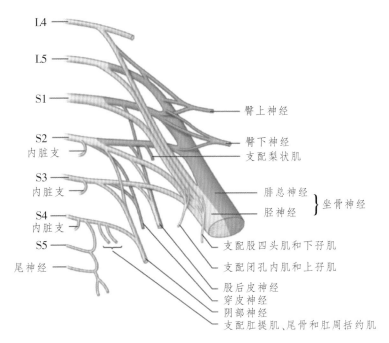

图 18.10　骶神经丛。

声引导并标记。然后进行皮肤消毒和无菌技术观察。

超声技术

　　坐骨神经是人体最大的外周神经,其近端宽度超过 1cm,最宽的部位将近 2cm。体表标记点繁多,而且大多难以触及,一般通过几何定位确定进针点。虽然可以借助于超声影像对坐骨神经进行定位,但是由于周围缺少血管组织和距离皮肤位置较深,坐骨神经的阻滞仍然具有一定难度。平面内接近法(图 18.11)和平面外接近法(图 18.12)均可用于引导阻滞。

　　使用低频曲线探头(2~5MHz),探头置于股骨大转子处,并显示其影像轮廓。将探头向中间移动,并辨别出坐骨结节的影像轮廓。坐骨神经就位于这两处强回声之间(图 18.13),常呈现为一个楔形高回声组织,非常容易接近和辨识,然后与臀下皱襞延续。通过降低超声设备的增益可以使得坐骨神经更加容易从周围组织中辨识。其深度差别主要与体型有关。为达到穿刺位置,通常进针选择与皮肤呈接近直角的角度[8]。这使得在使用平面内接近法时,显露整根穿刺针针杆比较困难。因此经常选用平面外接近法,可以在断层内显现穿刺针。穿刺前先在穿刺点使用利多卡因进行局麻。尽量对穿刺进行连续引导。如果需要确认针尖的

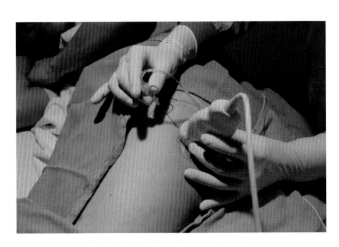

图 18.11　坐骨神经平面内阻滞。

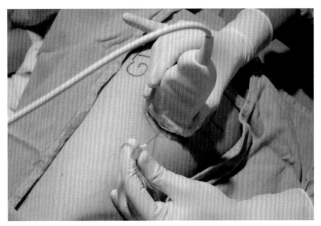

图 18.12　坐骨神经平面外阻滞。

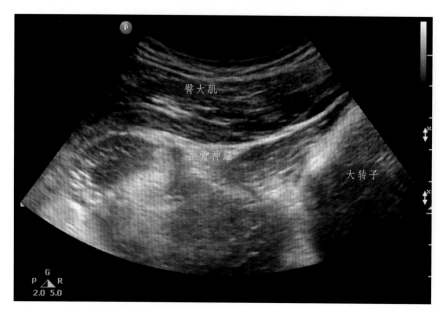

图 18.13 坐骨神经的横断扫描图。

位置，可以通过穿刺中周围组织的运动或通过注射5%葡萄糖水、局麻药或空气的显影来判断。可以通过电刺激来确认穿刺针的针尖与神经接触。另外，通过超声还可以实时观察局麻药在坐骨神经周围的扩散情况，目的是调整针尖位置，使药物更好地扩散在神经周围。需要注意的是，这种方法并不经常适用，因为在神经周围移动针尖位置在技术上有一定的难度。

腘窝内坐骨神经阻滞

临床应用

在腘窝内进行坐骨神经远端阻滞主要用于小腿的麻醉和镇痛。与坐骨神经近端阻滞不同，腘窝的坐骨神经阻滞可以麻醉位于小腿的负责使膝关节屈曲的腘绳肌。

解剖

坐骨神经包含两根神经干，分别是胫神经和腓总神经。坐骨神经深入大腿，并位于腘绳肌[半腱肌、半膜肌和股二头肌(长头和短头)]前方、大收肌外侧、腘动脉和腘静脉的后外侧方。在位于腘横纹上方30~120mm处，分成胫神经(内侧)和腓总神经(外侧)[9]。在这两条神经中，胫神经比较粗大，并且垂直下行穿过腘窝，其远端与腘血管伴行，其终末分支为趾正中和趾外侧神经。腓总神经沿腓骨从顶端持续下行。坐骨神经浅支同

时包括胫骨和腓骨的成分，在麻醉的时候需要同时阻滞，因此选择在分支点以上进行阻滞可以简化该技术。

准备和体位

连接无创监测仪并开放静脉。患者取俯卧位。在患者踝关节下方垫枕，使足部悬于床尾，以便观察足部的运动。吸氧及静脉注射镇静药，局部备皮并消毒。当阻滞后，患者改为仰卧位，方便手术操作。

超声技术

超声引导技术可以精确定位神经分支，并且可以在腘窝以上的任何部位进行操作。因此可以选择到神经距离皮肤最浅的位置作为穿刺点。平面内接近法和平面外接近法均可以选择(图18.14 和图18.15)。

这项阻滞操作需要应用高频（7~12MHz）线阵探头。超声探头从腘横纹以上的横断面开始。最简单的方法是沿着胫神经寻找坐骨神经。在腘横纹内找到腘动脉，胫神经在其后外侧，并呈现强回声。沿此强回声向近端移动，并找到交汇点。也可以直接在腘窝以上定位坐骨神经，位置在股二头肌和半腱肌下方中间以及腘动脉的外上方(图18.16)。

通常将探头向尾端倾斜，从而使神经更好地显影。如果神经显影困难，可以使患者成跖屈位，并将足部背曲。这是因为在足部运动的时候，胫骨和腓骨也会发生运动，称为"跷跷板"现象。

当在腘窝定位于坐骨神经后，使用利多卡因在穿

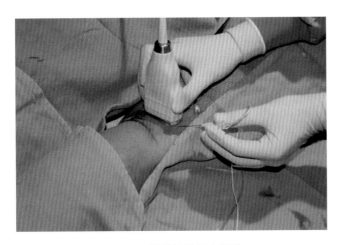

图 18.14　胫神经平面内阻滞。

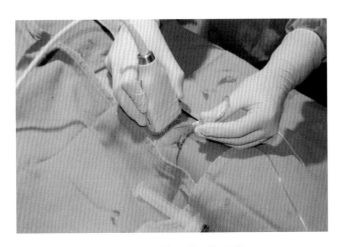

图 18.15　胫神经平面外阻滞。

刺点进行局麻。一般使用平面外接近法,因为这样操作简单且患者痛苦较小,但是这种方法无法完整显示穿刺针的针杆。

　　将穿刺针刺入皮肤,并在引导下接近坐骨神经。当针尖接近神经,缓慢提高刺激电流直至看到肌肉收缩(一般不超过 0.5mA)。回抽无血,注入局麻药。重要的是观察局麻药的扩散,并确认其扩散在神经周围。可以适当调整针尖位置,以确保药物分布于神经的两侧(图 18.17)。

腰丛阻滞

临床应用

　　腰丛阻滞(也常称为腰大肌间隙阻滞)可以提供臀部、膝关节和大腿前方的麻醉和镇痛。与坐骨神经阻滞联合应用,可以提供整条腿部的麻醉和镇痛。

解剖

　　腰丛由 L1、L2、L3 和部分 L4 的前支构成(图 18.18)。L1 神经根通常汇入部分 T12 神经根的分支。腰丛一般位于腰大肌后 1/3 内,前方为腰椎横突。腰丛的主要分支包括生殖股神经、股外侧皮神经、股神经和闭孔神经。

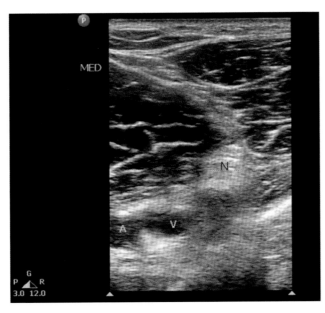

图 18.16　腘窝区横断面上显示胫神经、胫静脉和动脉。

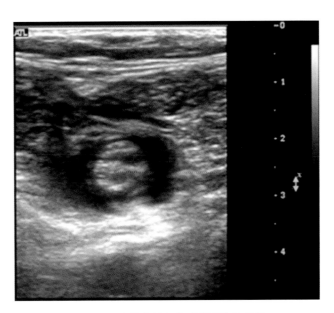

图 18.17　注射完局麻药后的胫神经成像。

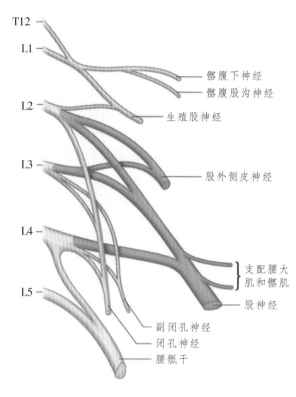

图 18.18　腰神经丛。

图中标注：
T12
L1
髂腹下神经
髂腹股沟神经
L2
生殖股神经
L3
股外侧皮神经
L4
支配腰大肌和髂肌
股神经
L5
副闭孔神经
闭孔神经
腰骶干

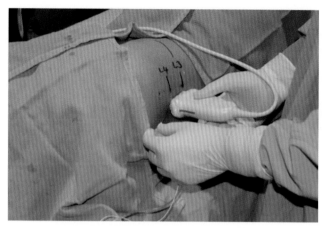

图 18.19　超声引导下腰丛阻滞的体位。

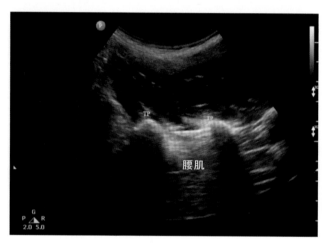

图 18.20　L3-L4 椎旁扫描。TP，横突。

准备和体位

　　患者取侧卧位，一般阻滞侧向上。将腿放置在可以观察到股四头肌收缩的位置。连接无创监测并开放静脉，药物镇静并吸氧。因为穿刺针需要穿过多层肌肉，所以与其他阻滞相比，需要更好的镇静水平。进行皮肤消毒和无菌技术观察。

超声技术

　　一般认为这项技术的要求较高，这是因为从靶点到皮肤的距离较深，在操作中使用超声进行实时引导比较困难。

　　穿刺点位于 L3/L4 水平的椎旁位置。超声可以确认椎体水平，同时可以对穿刺针进行直视下引导。使用低频(2~5MHz)曲线阵列探头，置于纵向的正中旁位置(图 18.19)。需要用力下压探头，以获得较高质量的图像。在中线将探头从脊椎棘突向外侧移动，纵方向不变，确认骨性横突在 L3/L4 间隙水平。从中线开始将探头向外侧移动，就可以看到关节突，毗邻的上下关节突构成小关节，形成连续的"锯齿"样强回声线。将探头继续向外侧移动，可以看到横突以及横突间附着的腰肌。其影像为"三叉"状(图 18.20)，是由横突的骨

质显影和腰肌形成的。

　　达到此点时，一般超声探头距中线 3~5cm。一般情况下，腰丛并不能直接看到，腰丛位于腰大肌后 1/3 处(离探头最近的 1/3)。可以通过超声仪的卡尺功能测量由皮肤到腰大肌的距离，这样就可以在穿刺之前估计进针深度。需要注意的是，在腰大肌前方就是腹腔，并且邻近大血管和肾脏。在任何时候都需要小心，以免损伤。

　　皮肤到腰丛的深度大多在 50~100mm。平面内接近法或平面外接近法均可以应用。如果使用平面内接近法，通常的进针方向是从尾端向头端进针。如果采用平面外接近法，进针部位在超声探头(保持其纵向位置)的内侧。穿刺针置于超声探头中点，进针方向略微偏向侧方，这样可以使进针路径直接在超声波束下方。进针方向略向外侧倾斜，这样可以向外侧跨过椎间孔，避免误穿硬脊膜。在穿刺点用利多卡因进行

皮肤和皮下组织浸润。在实时引导下,使穿刺针达到第三腰肌后方间隙内。通常使用电刺激来确认针尖已经靠近腰丛,从而引发出股四头肌的收缩。当位置满意时,注入局麻药(注意回抽无血和脑脊液),并且观察药物扩散情况, 如液体的流动和腰大肌间隙的膨胀。

闭孔神经阻滞

临床应用

闭孔神经发出关节支到髋关节和膝关节,并且支配膝关节内侧的一小片区域的皮肤。闭孔神经也辅助支配大腿内收肌。使用传统的"三合一"阻滞方法进行闭孔神经阻滞是不可靠的,而通过超声引导使可视化操作并获得确切阻滞效果再次成为可能。

解剖

闭孔神经由 L2–L4 腹支的前股构成,经由腰大肌的内侧缘下行至骨盆,并穿过闭膜管,然后进入大腿内侧面,并分成前支和后支,分别位于短收肌前方和后方。前支支配短收肌和长肌,后支支配膝关节和大收肌。

准备和体位

髋关节轻度外展,大腿外旋,以便充分暴露穿刺位置。连接无创监测并开放静脉,静注镇静药并吸氧。暴露穿刺侧的腹股沟,进行皮肤消毒和无菌技术观察。

超声技术

选用高频(7~12MHz)线阵探头。使用超声在腹股沟韧带上方探查,定位股动静脉。探头应当向内侧移动并稍偏向尾侧,并保持其横向位置。闭孔神经位于耻骨肌、长收肌和短收肌之间。闭孔神经前支位于耻骨肌、长收肌和短收肌的筋膜之间,后支位于短收肌和大收肌之间。

接下来可以识别耻骨肌和内收肌群。闭孔神经前支可以在长收肌(位置深些)和短收肌之间找到,后支可以在短收肌和大收肌(位置深些)之间找到。无论前支还是后支,闭孔神经都总是显影为强回声组织,但是有时仅能显示一个平面(图18.21)。

平面内接近法和平面外接近法都可以选用。最好找到一个前后支均可以看到的位置作为进针点,这样就可以在一个穿刺点同时完成两支神经的阻滞。在穿

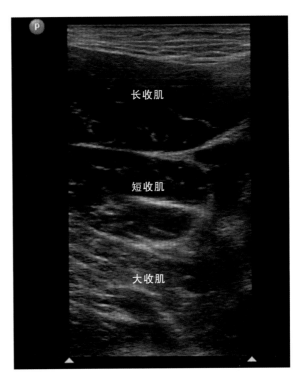

图 18.21 大腿上部内侧的横断面像显示长收肌、短收肌和大收大肌。

刺点用利多卡因浸润麻醉。当穿刺针达到位于筋膜间的正确位置时,即可注入局麻药。然后观察由于注药引起的筋膜间隙和神经周围组织的膨胀。

为进一步确认穿刺针已经接近闭孔神经,可以使用低电流神经电刺激引发收肌的收缩。不使用神经电刺激或不区分前后支也不会影响操作的成功[10]。最关键的步骤是如何利用超声引导正确区分肌层,以及确认局麻药在肌筋膜间隙内良好扩散。

股外侧皮神经阻滞

临床应用

股外侧皮神经支配大腿外侧的感觉。股外侧皮神经阻滞可以用于老年患者的股骨颈手术,也可以用于对异常性股痛和由神经卡压造成的慢性疼痛综合征(多由髂嵴上的脂肪层所致)的诊断和治疗[11]。股外侧皮神经的走行变异性很高, 与传统的盲操作相比,超声引导下的操作具有较高的成功率[12]。

解剖

股外侧皮神经是纯感觉神经,发自 L2/L3 的背根。

从腰大肌外侧缘出现后,其走行变异性很高:可能经由髂前上棘的下方或上方走行(图18.22)。如果在髂前上棘内侧,那么与之距离可能少于1cm,也可能超过7cm[13]。其位于阔筋膜和髂窝之间,经由腹股沟韧带下方,跨过缝匠肌外侧缘,分为前支和上支,距髂前上棘的距离变异性高(2~11cm)。

准备和体位

患者取仰卧位,双腿自然放平。连接无创监测并开放静脉。暴露腹股沟并在髂前上棘做标记。静脉注射镇静剂并吸氧,皮肤消毒,具体方法同前所述。

超声技术

选用7~12MHz的高频线阵探头,先将探头置于腹股沟韧带上,探头外侧缘抵于髂前上棘。髂前上棘显现出强回声影。将超声探头略向下移,并向内侧移动。使用平面内接近法或平面外接近法均可以分辨出一个小的低回声结构,位于缝匠肌上方的筋膜间。用利多卡因于穿刺点浸润,于髂前上棘的内下方穿入穿刺针。通过超声引导,仅使用很少量的局麻药就能阻滞闭孔神经,文献报道的最低剂量是利多卡因0.3mL[14]。

隐神经阻滞

临床应用

隐神经是股神经的感觉分支,其支配范围包括从膝关节上方到足部的前内侧、内侧和后内侧的皮肤。

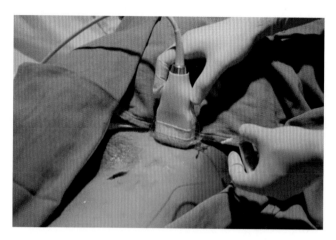

图18.22 平面内路径大腿股外侧皮神经阻滞。

隐神经阻滞可以提供小腿前内侧方、踝和足部的麻醉和镇痛,同时不会影响股四头肌的肌力。通常与坐骨神经阻滞同时使用,以获得比较完善的小腿麻醉和镇痛效果。由于该神经比较细小,且无法引出肌肉运动,因此使用传统的方法定位比较困难,而超声引导则使隐神经阻滞的成功率明显提高[15]。

解剖

隐神经是股神经的终末分支,在股三角内离开股管,在收肌管内下行,并且与股动脉一起位于缝匠肌下方(图18.23)。最初在股动脉侧方,然后逐渐向内走行,并超越位于大收肌末端的血管[16]。这是一条感觉神经,支配腓肠肌、踝、足和姆趾内侧的皮肤。

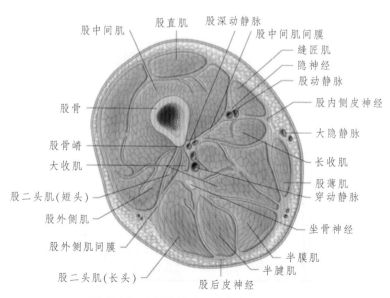

图18.23 大腿横断面显示隐神经的位置。

准备和体位

患者取仰卧位,并使腿轻度外旋。连接无创监测并开放静脉,静脉注射镇静剂并吸氧。暴露大腿至膝的内侧面,皮肤消毒,具体方法同前所述。

超声技术

在大腿远端的中部,隐神经比较容易被阻滞。平面内接近法或平面外接近法均可以使用 (图 18.24 和图 18.25)。选用高频(7~12MHz)线性超声探头,放置于纵轴的横截面上,并探测大腿的内侧面。通常很难直接看到隐神经,但是它与缝匠肌和血管之间的相互关系比较恒定。在大腿中部的内侧区域(大约距髌骨15cm),可以分辨出缝匠肌和股动脉。隐神经位于缝匠肌下面。沿大腿纵轴向远端移动探头,直至见到股动脉"潜入"深处,股动脉在该处向大腿后方走行,并变

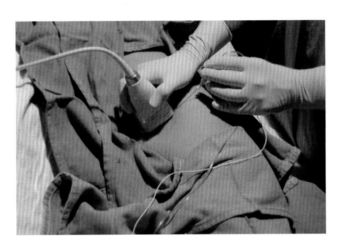

图 18.24　平面内接近法隐神经阻滞。

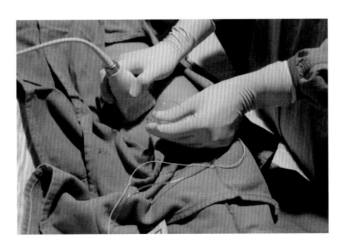

图 18.25　平面外接近法隐神经阻滞。

为腘动脉。此点位于"收肌腱裂孔",从此点向收肌管移动 2~3cm,在此水平进行神经阻滞(图 18.26)。

需要注意的是,隐神经的直径变异很大。操作的目标是将穿刺针穿刺到缝匠肌的深度,并且将局麻药注射到动脉内侧。在大腿的远侧距腘皱褶 5~7cm 处,隐神经位于股动脉降支的浅表,深至缝匠肌并在股内侧肌后方。

在更远侧,隐神经突破缝匠肌和股薄肌之间的阔筋膜,并与皮下的隐静脉交汇。虽然使用超声直接看到隐神经还比较困难,但在胫骨粗隆水平,隐神经位于静脉的后方中间位置。在超声引导下进行血管旁局麻药注射,在此水平上选择高频线性探头使用较轻的压力比较容易完成操作。

踝阻滞

临床应用

踝阻滞可以用来提供足部的麻醉和镇痛,也可以用于诊断和治疗痉挛性马蹄足并减轻疼痛。由于没有对足部的运动阻滞,适合用于术后镇痛,因此患者可以在术后立即拄拐杖行走,促进患者更早出院。

解剖

支配足部的 5 条外周神经(图 18.27):
——隐神经是股神经的终末分支,支配足部内侧感觉。而足部其他部分的感觉由坐骨神经支配。
——腓肠神经支配足部外侧。该神经形成于胫骨,并且与腓骨表面的分支相交。

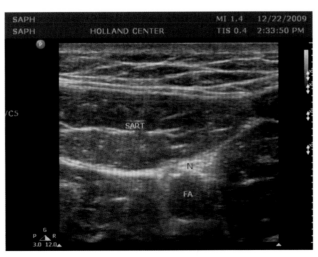

图 18.26　横断面显示隐神经和缝匠肌。

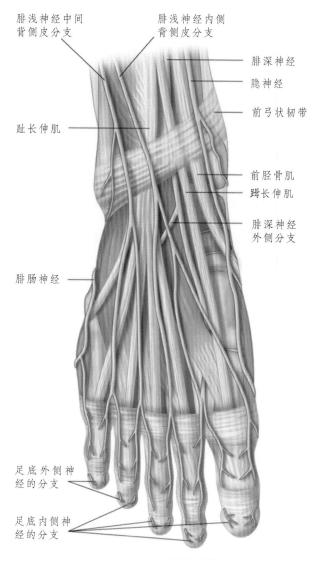

图 18.27 踝部神经支配。

图中标注：
- 腓浅神经中间背侧皮分支
- 腓浅神经内侧背侧皮分支
- 腓深神经
- 隐神经
- 前弓状韧带
- 趾长伸肌
- 前胫骨肌
- 蹃长伸肌
- 腓深神经外侧分支
- 腓肠神经
- 足底外侧神经的分支
- 足底内侧神经的分支

——胫后神经支配足底深动脉、肌肉和足底。

——腓浅神经支配足背。

——腓深神经支配足背较深的结构和第一、第二足趾间的蹼状结构。

隐神经、腓浅神经和腓肠神经位于踝部水平的皮下组织内。而胫后神经和腓深神经位于更深的组织内，在屈肌支持带(胫神经)和伸肌支持带(腓深神经)下。胫后神经在踝内侧经胫后动脉后方走行。腓深神经在屈肌支持带下方，沿胫前动脉外侧走行，直到足背更浅处与足背动脉伴行。

在人群中，足部确切的神经支配区域有很大的变异性。因此如果准备进行需要止血带的手术，则一定要将上述 5 条神经全部阻滞。

准备和体位

患者取仰卧位，连接无创监测并开放静脉，静脉注射镇剂吸氧。使用枕头垫高足部，以便于对踝关节上方和内侧的操作。皮肤消毒，具体方法如前所述。

超声技术

在传统的阻滞技术中，对隐神经、腓浅神经和腓肠神经阻滞主要通过皮下浸润的方法，且不需要超声的引导。阻滞方法为在踝关节上方进行一个环状的皮下阻滞，10~15mL 局麻药就足以达到满意的麻醉效果。不过近来有文献报道使用超声引导进行腓肠神经阻滞，具体方法是使用止血带，然后在外踝上方 1cm 处寻找充血扩张的小隐静脉[17]。并不直接寻找腓肠神经本身，然后使用平面外接近法将局麻药注射在血管的外周并扩散开来，通常使用局麻药的剂量小于 5mL。

超声技术也可引导两条比较深的支配足部的神经，即胫后神经和腓深神经。

后胫神经阻滞

使用 7~12MHz 的线性超声探头，在 2~3cm 的皮肤区域内操作。如果使用最新的超声设备，也可以使用 10~15MHz 的曲线超声探头。将探头直接置于内踝略后方的皮肤上，并置于横截面水平(图 18.28 和图 18.29)。可以很容易地看到内踝显示的高回声轮廓，在内踝后方的浅表位置，可以看到胫动脉搏动和胫神经所显现的强回声影。依次可见内踝后方的肌腱、动脉和神经。

平面内接近法和平面外接近法均可以选用。最常选用的是平面内接近法，并且在注射局麻药之前可以使用神经刺激来进一步确定穿刺针位置。可以使用超声来确认局麻药在神经周围的扩散情况，一般情况下 5mL 局麻药足以提供完善的阻滞效果。

腓深神经阻滞

腓深神经并不能直接在超声下看到，因此经常通过寻找足背动脉来定位。将超声探头放置于足背内外踝间连线处。确定足背动脉搏动，有时可以看到腓深神经显示为动脉外侧的强回声结构。

足背的外形突出并且其神经位于浅表位置，使用平面内接近法进行阻滞比较困难。因此常用的阻滞方法为平面外接近法，在神经周围一次注射 2~3mL 局麻药。如果看不到神经，也可以将局麻药注于足背动脉的外侧。

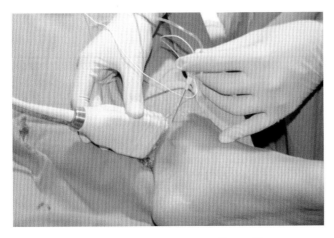

图 18.28　平面内接近法后胫神经阻滞。

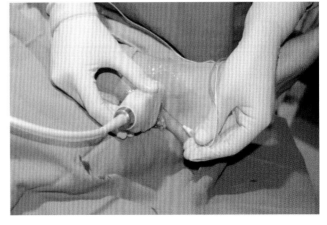

图 18.29　平面外接近法后胫神经阻滞。

参考文献

1. Liu SS, Ngeow JE, YaDeau JT. Ultrasound-guided regional anesthesia and analgesia: a qualitative systematic review. *Reg Anesth Pain Med.* 2009;34:47–59.
2. Marhofer P, Chan VW. Ultrasound-guided regional anesthesia: current concepts and future trends. *Anesth Analg.* 2007;104:1265–1269.
3. Gofeld M. Ultrasonography in pain medicine: a critical review. *Pain Pract.* 2008;8:226–240.
4. Chin KJ, Perlas A, Chan VW, Brull R. Needle visualization in ultrasound-guided regional anesthesia: challenges and solutions. *Reg Anesth Pain Med.* 2008;33:532–544.
5. Marhofer P, Schrogendorfer K, Koining H, et al. Ultrasonic guidance improves sensory block and onset time of three-in-one blocks. *Anesth Analg.* 1997;85:854–857.
6. Casati A, Baciarello M, Di Cianni S, et al. Effects of ultrasound guidance on the minimum effective anaesthetic volume required to block the femoral nerve. *Br J Anaesth.* 2007;98:823–827.
7. Awad IT, Duggan EM. Posterior lumbar plexus block: anatomy, approaches, and techniques. *Reg Anesth Pain Med.* 2005;30:143–149.
8. Chan VW, Abbas S, Brull R, et al. *Ultrasound Imaging for Regional Anesthesia.* 2nd ed. 2009.
9. Vloka JD, Hadzić A, April E, Thys DM. The division of the sciatic nerve in the popliteal fossa: anatomical implications for popliteal nerve blockade. *Anesth Analg.* 2001;92:215–217.
10. Sinha SK, Abrams JH, Houle TT, et al. Ultrasound-guided obturator nerve block: an interfacial injection approach without nerve stimulation. *Reg Anesth Pain Med.* 2009;34:261–264.
11. Harney D, Patijn J. Meralgia paresthetica: diagnosis and management strategies. *Pain Med.* 2007;8:669–677.
12. Ng I, Vaghadia H, Choi PT, et al. Ultrasound imaging accurately identifies the lateral femoral cutaneous nerve. *Anesth Analg.* 2008;107:1295–1302.
13. Grothaus MC, Holt M, Mekhail AO, et al. Lateral femoral cutaneous nerve: an anatomic study. *Clin Orthop Relat Res.* 2005;437:164–168.
14. Bodner G, Bernathova M, Galiano K, et al. Ultrasound of the lateral femoral cutaneous nerve: normal findings in a cadaver and in volunteers. *Reg Anesth Pain med.* 2009;34:265–268.
15. Manickam B, Perlas A, Duggan E, et al. Feasibility and efficacy of ultrasound-guided block of the saphenous nerve in the adductor canal. *Reg Anesth Pain Med.* 2009;34:578–580.
16. Tsui BCH, Ozelsel T. Ultrasound-guided transsartorial perifemoral artery approach for saphenous nerve block. *Reg Anesth Pain Med.* 2009;34:177–178.
17. Redborg KE, Sites BD, Chinn CD, et al. Ultrasound improves the success rate of a sural nerve block at the ankle. *Reg Anesth Pain Med.* 2009;34:24–28.

第 19 章

超声引导下的连续外周神经阻滞

Edward R. Mariano, Brian M. Ilfeld

概述 ……………………………………… 176
　适应证 ………………………………… 176
超声引导下外周神经置管 ……………… 176
　神经短轴位,平面内进针法(图19.1) ……… 176
　神经短轴位,平面外进针法(图19.2) ……… 177
　神经长轴位,平面内进针法 …………… 177
超声引导下外周神经置管的术前准备工作 …… 178
　无菌技术 ……………………………… 178
　标准的外周神经置管设备 …………… 178
用于普通外科操作的超声引导下外周神经置管

技术 ……………………………………… 178
　肌间沟连续外周神经阻滞 …………… 178
　锁骨下连续外周神经阻滞 …………… 178
　股神经连续外周神经阻滞 …………… 179
　臀下坐骨神经连续外周神经阻滞 …… 180
　膝后方坐骨神经连续外周神经阻滞 …… 180
　经腹横肌平面连续外周神经阻滞 …… 181
小结 ……………………………………… 182
参考文献 ………………………………… 182

概　述

连续外周神经阻滞导管也被称作"外周神经导管",可通过传送适量的麻醉剂和镇痛剂而达到外周神经阻滞。这种装置大大地改善了疼痛患者在家里对疼痛的控制,同时也减少了传统阿片类止痛剂的不良反应发生[1-3]。对于住院患者,连续外周神经阻滞技术对大手术后的术后镇痛有良好的效果[4-7];利于康复[4,8],并且可以缩短关节置换患者的住院时间[6,7,9]。在选定的患者中,关节置换术后仅住院一晚,而且外周神经输注药液院外管理是可行的[10-12],也带来了潜在的经济效益[13]。

使用电子神经刺激器引导下连续外周神经阻滞,不论用的是有或无神经刺激的外周神经导管,都能很好地建立[1,2,14-16]。然而,超声技术使得外周神经置管更可靠,更有效[17-23]。

适应证

超声引导下的外周神经阻滞可以用于多种神经,

如臂丛神经[17,18,22-25]、股神经[21,26,27]、坐骨神经[19,22,27,28]、椎旁[29]以及髂腹下神经和髂腹股沟神经[30]。如果需要的话,在可以超声引导下将外周神经导管置放于几乎任何的神经周围,用于连续输注局麻药。目前有关超声引导下外周神经置管术的描述有一个共同的步骤,即直视下在目标神经周围注入液体介质,为下一步的置管打开空间[17,19-22]。特殊的专用技术有所不同,主要包括进针点位置的选择、行针轨迹与探头的位置(平面内与平面外)以及探头的方位与目标神经的关系(短轴与长轴)[31,32]。

超声引导下外周神经置管

神经短轴位,平面内进针法(图19.1)

目标神经的短轴位成像(横断面)有利于其与周围解剖结构如肌肉和脂肪的区分[32]。在超声束(平面内)的引导下置入 17 号或 18 号 Tuohy 针,操作者能够看到整个针长(包括针尖),因此能够避免在外周

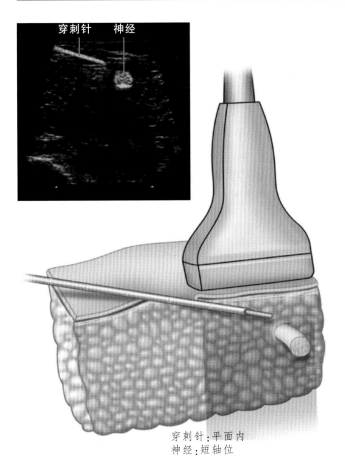

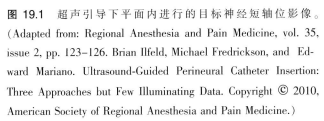

穿刺针:平面内
神经:短轴位

图 19.1 超声引导下平面内进行的目标神经短轴位影像。(Adapted from: Regional Anesthesia and Pain Medicine, vol. 35, issue 2, pp. 123–126. Brian Ilfeld, Michael Fredrickson, and Edward Mariano. Ultrasound-Guided Perineural Catheter Insertion: Three Approaches but Few Illuminating Data. Copyright © 2010, American Society of Regional Anesthesia and Pain Medicine.)

神经阻滞过程中发生意外损伤神经或神经内置管的问题[31]。通过针直接注入液体可使其按预想的方式在神经周围扩散,为外周神经置管铺路。在短轴位,平面内进针法的不足之处在于针的定位方向与神经垂直,导致置管时可能越过神经,并使局麻药输注不到位[33]。使用柔韧的硬膜处导管可避免导管误置,也更适用于短轴位平面内进针的外周神经阻滞技术。

采用平面内进针引导技术的特殊挑战是对新的穿刺针置入位置的认可,这不同于传统的神经刺激技术[19,21],以及让穿刺针在外周神经置管整个操作过程都可视的技术难度。

神经短轴位,平面外进针法(图 19.2)

此种方法中,目标神经在短轴位可见,但是穿刺

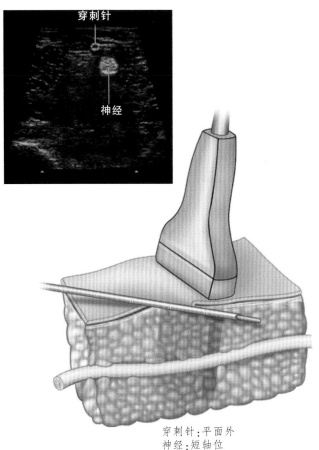

穿刺针:平面外
神经:短轴位

图 19.2 超声引导下平面外进行的目标神经短轴位影像。(Adapted from: Regional Anesthesia and Pain Medicine, vol. 35, issue 2, pp. 123–126. Brian Ilfeld, Michael Fredrickson, and Edward Mariano. Ultrasound-Guided Perineural Catheter Insertion: Three Approaches but Few Illuminating Data. Copyright © 2010, American Society of Regional Anesthesia and Pain Medicine.)

针的穿刺点与神经刺激器技术的位置相近,只是用超声来定位。由于针穿越了超声束平面,很难或不可能看见针尖[32,34]。然而操作者可以通过局部组织的运动或通过穿刺针即时注入液体来判断针尖的位置[22,34]。一旦穿刺针置于目标神经附近,就便于将导管放置在与神经走行相平行的位置。另外,穿刺点就是操作者比较熟悉的神经刺激引导下的局部麻醉点。

神经长轴位,平面内进针法

理论上讲,在平面内引导穿刺针和外周神经导管的同时观察具体神经长轴是最佳方法。但是,在同一平面内很难使这些结构同时成像,简单来说是受环境的局限[27]。从解剖上来看,很少数的神经走行是笔直的,能够刚好沿长轴成像[27,35]。因此目前还没有关于这种方法用于臂丛神经外周神经置管的描述(图 19.3)。

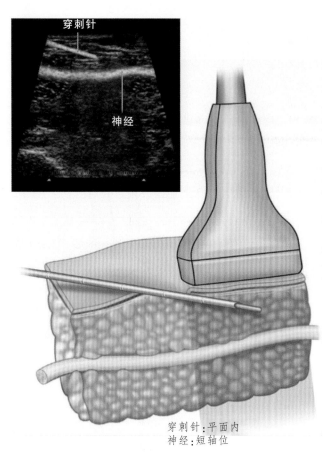

穿刺针:平面内
神经:短轴位

图 19.3　超声引导下平面内进行的目标神经长轴位影像。
(Adapted from: Regional Anesthesia and Pain Medicine, vol. 35, issue 2, pp. 123–126. Brian Ilfeld, Michael Fredrickson, and Edward Mariano. Ultrasound-Guided Perineural Catheter Insertion: Three Approaches but Few Illuminating Data. Copyright © 2010, American Society of Regional Anesthesia and Pain Medicine.)

超声引导下外周神经置管的术前准备工作

无菌技术

为了更优化外周神经置管技术,术前操作区应备皮,必要时可使用导管敷料。各种导管置入手术均应遵循无菌原则[36]。其中包括用葡萄糖酸氯已定液准备皮肤、无菌手术孔辅单、保护超声转换器的无菌套、传导凝胶、无菌手套及外科帽子和口罩。

标准的外周神经置管设备

可提供各种穿刺针和外周导管装置。如果操作者采用短轴位影像平面内进针技术,最好选用非刺激性柔性硬膜外导管和 Tuohy 尖穿刺部[17,19-21]。超声引导下

也可以用刺激性外周神经导管[18,23,25,28,33]。许多其他的非刺激性的导管和穿刺针组合已应用于超声引导下的外周神经置管技术[22,34,37]。如果联合应用超声引导和电刺激技术还需要一个神经电刺激器。局麻药(如 1% 利多卡因)用于外周神经置管的皮肤浸润以及穿刺针进针路径的皮下和肌肉组织的注射。

用于普通外科操作的超声引导下外周神经置管技术

肌间沟连续外周神经阻滞

适应证:肩部或肱骨近端手术。
探头的选择:高频线性探头。
术前准备和设备:同上。
患者体位:仰卧位,头转向对侧[38]或侧卧位(患侧在上)[18,25]。
技术:超声探头置于环状软骨水平,垂直于皮肤,且探头前部位于胸锁乳突肌的锁骨头(图 19.4a)。确认臂丛神经位于前、中斜角肌之间(图 19.4b),在平面外朝尾侧[34,39]或者于平面内由后向前[18,24,25]置入穿刺针,然后进针直到针尖抵达目标神经附近。通过穿刺针推注溶液(局麻药、盐水或右旋糖水)有利于外周神经导管的置入。导管尖的位置可以用电刺激[25]、振动液[40]或者通过导管注入的空气[41]确认。
精要:确认颈内静脉上方的胸锁乳突肌,然后沿着胸锁乳突肌的深层筋膜向后推近。与其后方和深层相邻的是斜角肌。如果不能找到前、中斜角肌间的平面,可将探头向尾侧滑动,直至看到两条肌肉的分离。如果采用平面内穿刺技术使穿刺针穿过中斜角肌,为了避免引发感觉麻痹,应将针尖指向高回声组织或外周脂肪,而不是低回声的神经结构。

锁骨下连续外周神经阻滞

适应证:肱骨远端、肘、前臂和手的手术。
探头的选择:低频曲线(优先)或高频线性探头。
术前准备和设备:同上。
患者体位:仰卧位,患侧上臂外展,如果可以头应转向对侧[17,20]。
技术:超声探头置于同侧喙突的内侧和尾侧,并处于旁矢状位(图 19.5a)。在短轴像位上,确认腋动脉周围的臂丛束围之后(图 19.5b),采用平面内穿刺从头侧向尾侧确认针尖可视,避免意外的血管穿刺[17,20]。通过穿刺

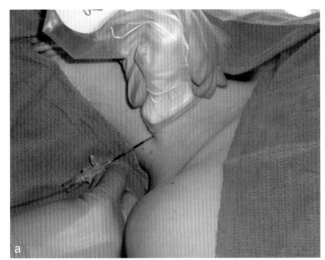

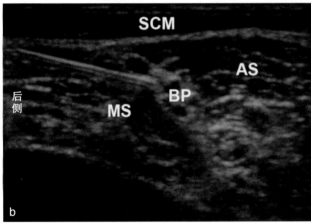

图 19.4 (a)显示探头位置以及进行右侧肌间沟臂丛神经置管时穿刺针进针点。患者取仰卧位、头偏向阻滞侧的对侧。(b)超声引导下肌间沟臂丛神经置管示例图。SCM,胸锁乳突肌;AS,前斜角肌;MS,中斜角肌;BP,臂丛。

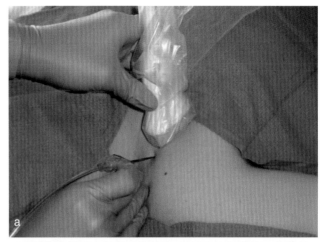

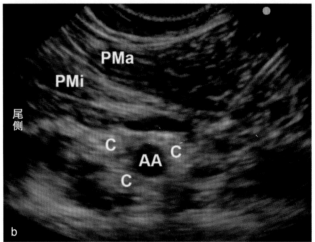

图 19.5 (a)显示右侧锁骨下臂丛神经置管时探头的位置和穿刺针进针点。患者取仰卧位,头偏向对侧,上臂外展。(b)超声引导下锁骨下臂丛神经置管示例图。PMa,胸大肌;PMi,胸小肌;AA,腋动脉;C,臂丛神经束。

针推注溶液优于经导管推注,可见溶液分别围绕在三支神经束[17]或腋动脉后方[42]蓄积。在腋动脉后方置入一个无刺激性的柔性硬膜外导管[17,20]或刺激性导管[23]。

精要:尽管锁骨下连续外周神经阻滞可以在任何体位下操作,但是外展上臂更有利于臂丛和血管结构横断位成像;伸展胸肌可使该结构变薄,远离胸壁。近期的研究显示,锁骨下单针注射与三针注射技术的阻滞效果相似[42]。而术后疼痛更偏重于使用单针于腋动脉后方置管技术,外周输注建议采用稀释的局麻药溶液(2%罗哌卡因),以最大化镇痛并减少四肢无感觉的发生率[43]。

股神经连续外周神经阻滞

适应证:大腿和膝关节手术。
探头的选择:高频线性探头。

术前准备和设备:同上。

患者体位:仰卧位,患侧腿伸直。

操作:超声探头置于腹股沟的内侧垂直于皮肤表面,平行于腹股沟韧带,位于股动脉搏动的正外侧(图19.6a)。于股动脉外侧髂筋膜下方确认股神经后(图19.6b),平面外朝头侧[22,26]、平面内从外侧向内侧[21]或者平面内朝头侧[7]穿刺,直至针尖抵达股神经周围。注入的溶液蓄积于股神经周围。然后经穿刺针置入外周神经导管。

精要:用彩色多普勒有助于确认股动脉。如果看到股深动脉,向头侧探测可见其汇入股动脉。股神经深度通常与股动脉一致。确认由外向内跨越髂肌的弯曲性髂筋膜。股神经就位于髂肌与髂筋膜分离处。一般认为,穿过髂筋膜后使用水分离技术可以避免误伤神经。膝关节手术的外周神经导管置于股神经的外侧[44],可行走患者采用低流量低浓度输注,以降低摔倒

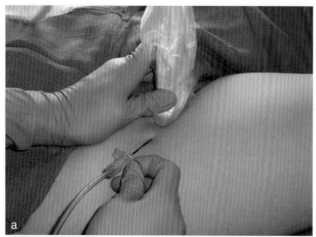

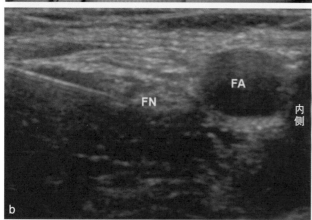

图 19.6　(a)显示右侧股神经置管时探头的位置和穿刺针进针点。患者取仰卧位,患侧腿伸直。(b)超声引导股神经置管示例图。FA,股动脉;FN,股神经。

风险[7]。

臀下坐骨神经连续外周神经阻滞

适应证:足和踝的手术。

探头的选择:高频线性或低频曲线大探头(优先)。

术前准备和设备:同上。

患者体位:半卧位,患侧膝屈曲跨于健侧之上。

操作:超声探头置于坐骨结节和股骨大转子之间,呈轴位垂直于皮肤(图 19.7a)[45,46]。在股骨内侧和臀大肌筋膜深面确认坐骨神经(图 19.7b)[45]。平面内由外向内或平面外朝头侧置入穿刺针[28]。针尖置于坐骨神经周围,经穿刺针注入溶液。确认溶液在坐骨神经周围扩散之后,经穿刺针置入柔性硬膜外神经导管或刺激性[28]外周神经导管。

精要:臀下方法也可以在俯卧位时操作,但半卧位有利于臀肌屈曲并且可以减少神经与皮肤的距离。

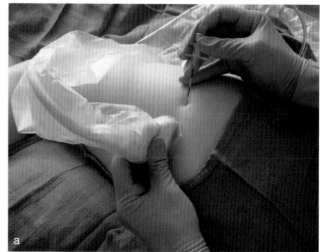

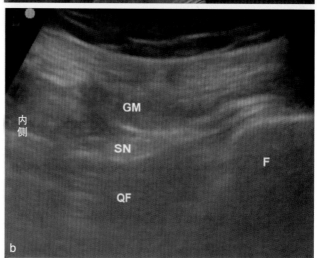

图 19.7　(a)显示左侧臀下坐骨神经置管时探头的位置和穿刺针进针点。患者取半卧位,右侧下垂。(b)超声引导臀下坐骨神经置管示意图。GM,臀大肌;QF,股四头肌;F,股骨;SN,坐骨神经。

坐骨神经位于股骨和坐骨结节之间。对于相同的外科手术术后镇痛而言,臀下置管较膝后置管所需局麻药量更少[47]。

膝后方坐骨神经连续外周神经阻滞

适应证:足和踝的手术。

探头的选择:高频线性(优先)或低频曲线探头(肥胖患者)。

术前准备和设备:同上。

患者体位:俯卧位,患侧踝部垫一个枕头或毛巾。

操作:将超声探头置于肌腱连结点水平,轴位垂直于皮肤(图 19.8a)[48]。确认位于股四头肌筋膜前内侧的坐骨神经后(图 19.8b),平面外朝头侧[22]或平面内由外向内[79]置入穿刺针。针尖置于坐骨神经位置,经穿刺针注入溶液。确认溶液在坐骨神经周围扩散之后。经穿刺针置入标准[122]或柔性[119]硬膜外神经导管。

　　精要:用超声引导有助于在仰卧和侧卧位完成膝后方坐骨神经外周神经阻滞。探寻神经时,首先确认股骨表面,用它作为侧方标记和深度界限,坐骨神经通常位于股骨内后侧。沿着股四头肌探寻发于股骨内侧和后侧的筋膜。坐骨神经位于股四头肌的筋膜内侧。用于术后外周神经镇痛时,应避免高浓度局麻药的输注,以减少肢体麻痹的发生率[49]。

经腹横肌平面连续外周神经阻滞

　　适应证:腹壁手术(如腹股沟疝、股疝的修补或成形术)。

　　探头的选择:高频线性或低频曲线探头(肥胖患者)。

　　术前准备和设备:同上。

　　患者体位:仰卧或侧卧,阻滞侧在上。

　　操作:将超声探头置于大约腋中线、胸肋线与髂嵴连线之间,轴位垂直于皮肤(图 19.9a)。确认腹壁三层(腹外斜肌、腹内斜肌、腹横肌),将穿刺针由前向后[3]或由后向前穿入,直至针尖进入腹内斜肌和腹横肌之间(图 19.9b)。经穿刺针推注约 20mL 局麻药,使同侧 T10~L1 皮区麻醉[50,51]。为了术后镇痛,可经穿刺针将柔性硬膜外导管置入腹横肌平面(TAP)输注局麻

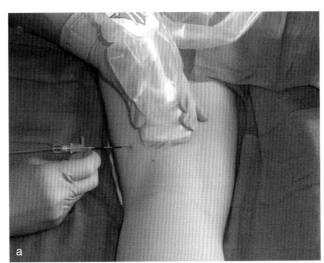

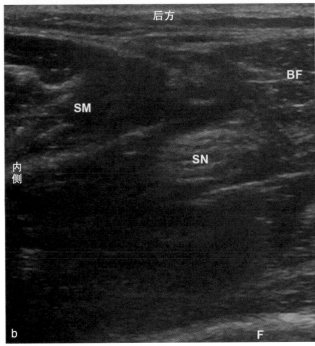

图 19.8　(a)显示左侧膝后方坐骨神经置管时探头的位置和穿刺针进针点。患者俯卧位,患肢轻度屈膝。(b)超声引导下膝后方坐骨神经置管示例图。SM,半膜肌;BF,股二头肌;F,股骨;SN,坐骨神经。

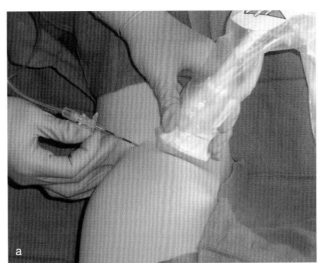

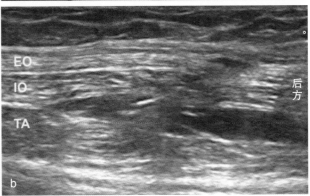

图 19.9　(a)显示右侧腹横水平面置管时探头的位置和穿刺针进针点。患者取左侧卧位。(b)超声引导下腹横肌平面置管示例图。EO,腹外斜肌;IO,腹内斜肌;TA,腹横肌。

药,如果切口过中线,可在双侧置入 TAP 管[30]。

精要:双侧 TAP 管的应用不能替代硬膜外镇痛,但适用于不能做硬膜外镇痛的患者。TAP 管阻滞可以为各种腹部和盆腔手术患者减轻术后疼痛[52-55]。TAP 管从后路置入可远离术区,有巨大的优势,可术前放置。目前 TAP 管的最佳给药方案还不确定。

注可以为各种外科手术患者缓解疼痛。超声引导的应用提高了连续外周神经阻滞操作的成功率和有效率[19-21]。但最理想的外周输注速度和药物剂量尚不明确。还需要更深入研究各种导管的型号(如刺激性和无刺激性导管)、穿刺针位置、超声探头和机器不同超声引导下置管的给药方案以及新技术和应用。

小 结

超声引导下的连续外周神经阻滞及外周局麻药的输

参考文献

1. Ilfeld BM, Morey TE, Enneking FK. Continuous infraclavicular brachial plexus block for post-operative pain control at home: a randomized, double-blinded, placebo-controlled study. *Anesthesiology.* 2002;96:1297–1304.

2. Ilfeld BM, Morey TE, Wang RD, Enneking FK. Continuous popliteal sciatic nerve block for postoperative pain control at home: a randomized, double-blinded, placebo-controlled study. *Anesthesiology.* 2002;97:959–965.

3. Ilfeld BM, Morey TE, Wright TW, Chidgey LK, Enneking FK. Continuous interscalene brachial plexus block for postoperative pain control at home: a randomized, double-blinded, placebo-controlled study. *Anesth Analg.* 2003;96:1089–1095.

4. Singelyn FJ, Deyaert M, Joris D, Pendeville E, Gouverneur JM. Effects of intravenous patient-controlled analgesia with morphine, continuous epidural analgesia, and continuous three-in-one block on postoperative pain and knee rehabilitation after unilateral total knee arthroplasty. *Anesth Analg.* 1998;87:88–92.

5. Ganapathy S, Wasserman RA, Watson JT, et al. Modified continuous femoral three-in-one block for postoperative pain after total knee arthroplasty. *Anesth Analg.* 1999;89:1197–1202.

6. Ilfeld BM, Ball ST, Gearen PF, et al. Ambulatory continuous posterior lumbar plexus nerve blocks after hip arthroplasty: a dual-center, randomized, triple-masked, placebo-controlled trial. *Anesthesiology.* 2008;109:491–501.

7. Ilfeld BM, Le LT, Meyer RS, et al. Ambulatory continuous femoral nerve blocks decrease time to discharge readiness after tricompartment total knee arthroplasty: a randomized, triple-masked, placebo-controlled study. *Anesthesiology.* 2008;108:703–713.

8. Ilfeld BM, Wright TW, Enneking FK, Morey TE. Joint range of motion after total shoulder arthroplasty with and without a continuous interscalene nerve block: a retrospective, case-control study. *Reg Anesth Pain Med.* 2005;30:429–433.

9. Ilfeld BM, Vandenborne K, Duncan PW, et al. Ambulatory continuous interscalene nerve blocks decrease the time to discharge readiness after total shoulder arthroplasty: a randomized, triple-masked, placebo-controlled study. *Anesthesiology.* 2006;105:999–1007.

10. Ilfeld BM, Wright TW, Enneking FK, Vandenborne K. Total elbow arthroplasty as an outpatient procedure using a continuous infraclavicular nerve block at home: a prospective case report. *Reg Anesth Pain Med.* 2006;31:172–176.

11. Ilfeld BM, Gearen PF, Enneking FK, et al. Total hip arthroplasty as an overnight-stay procedure using an ambulatory continuous psoas compartment nerve block: a prospective feasibility study. *Reg Anesth Pain Med.* 2006;31:113–118.

12. Ilfeld BM, Gearen PF, Enneking FK, et al. Total knee arthroplasty as an overnight-stay procedure using continuous femoral nerve blocks at home: a prospective feasibility study. *Anesth Analg.* 2006;102:87–90.

13. Ilfeld BM, Mariano ER, Williams BA, Woodard JN, Macario A. Hospitalization costs of total knee arthroplasty with a continuous femoral nerve block provided only in the hospital versus on an ambulatory basis: a retrospective, case-control, cost-minimization analysis. *Reg Anesth Pain Med.* 2007;32:46–54.

14. Grant SA, Nielsen KC, Greengrass RA, Steele SM, Klein SM. Continuous peripheral nerve block for ambulatory surgery. *Reg Anesth Pain Med.* 2001;26:209–214.

15. Boezaart AP, De Beer JF, Nell ML. Early experience with continuous cervical paravertebral block using a stimulating catheter. *Reg Anesth Pain Med.* 2003;28:406–413.
16. Pham-Dang C, Kick O, Collet T, Gouin F, Pinaud M. Continuous peripheral nerve blocks with stimulating catheters. *Reg Anesth Pain Med.* 2003;28:83–88.
17. Sandhu NS, Capan LM. Ultrasound-guided infraclavicular brachial plexus block. *Br J Anaesth.* 2002;89:254–259.
18. Mariano ER, Afra R, Loland VJ, et al. Continuous interscalene brachial plexus block via an ultrasound-guided posterior approach: a randomized, triple-masked, placebo-controlled study. *Anesth Analg.* 2009;108:1688–1694.
19. Mariano ER, Cheng GS, Choy LP, et al. Electrical stimulation versus ultrasound guidance for popliteal-sciatic perineural catheter insertion: a randomized controlled trial. *Reg Anesth Pain Med.* 2009;34:480–485.
20. Mariano ER, Loland VJ, Bellars RH, et al. Ultrasound guidance versus electrical stimulation for infraclavicular brachial plexus perineural catheter insertion. *J Ultrasound Med.* 2009;28:1211–1218.
21. Mariano ER, Loland VJ, Sandhu NS, et al. Ultrasound guidance versus electrical stimulation for femoral perineural catheter insertion. *J Ultrasound Med.* 2009;28:1453–1460.
22. Swenson JD, Bay N, Loose E, et al. Outpatient management of continuous peripheral nerve catheters placed using ultrasound guidance: an experience in 620 patients. *Anesth Analg.* 2006;103:1436–1443.
23. Dhir S, Ganapathy S. Use of ultrasound guidance and contrast enhancement: a study of continuous infraclavicular brachial plexus approach. *Acta Anaesthesiol Scand.* 2008;52:338–342.
24. Antonakakis JG, Sites BD, Shiffrin J. Ultrasound-guided posterior approach for the placement of a continuous interscalene catheter. *Reg Anesth Pain Med.* 2009;34:64–68.
25. Mariano ER, Loland VJ, Ilfeld BM. Interscalene perineural catheter placement using an ultrasound-guided posterior approach. *Reg Anesth Pain Med.* 2009;34:60–63.
26. Fredrickson MJ, Danesh-Clough TK. Ambulatory continuous femoral analgesia for major knee surgery: a randomised study of ultrasound-guided femoral catheter placement. *Anaesth Intensive Care.* 2009;37:758–766.
27. Koscielniak-Nielsen ZJ, Rasmussen H, Hesselbjerg L. Long-axis ultrasound imaging of the nerves and advancement of perineural catheters under direct vision: a preliminary report of four cases. *Reg Anesth Pain Med.* 2008;33:477–482.
28. van Geffen GJ, Gielen M. Ultrasound-guided subgluteal sciatic nerve blocks with stimulating catheters in children: a descriptive study. *Anesth Analg.* 2006;103:328–333.
29. Luyet C, Eichenberger U, Greif R, Vogt A, Szucs Farkas Z, Moriggl B. Ultrasound-guided paravertebral puncture and placement of catheters in human cadavers: an imaging study. *Br J Anaesth.* 2009;102:534–539.
30. Gucev G, Yasui GM, Chang TY, Lee J. Bilateral ultrasound-guided continuous ilioinguinal-iliohypogastric block for pain relief after cesarean delivery. *Anesth Analg.* 2008;106:1220–1222.
31. Sites BD, Brull R, Chan VW, et al. Artifacts and pitfall errors associated with ultrasound-guided regional anesthesia. Part I: understanding the basic principles of ultrasound physics and machine operations. *Reg Anesth Pain Med.* 2007;32:412–418.
32. Gray AT. Ultrasound-guided regional anesthesia: current state of the art. *Anesthesiology.* 2006;104:368–373.
33. Dhir S, Ganapathy S. Comparative evaluation of ultrasound-guided continuous infraclavicular brachial plexus block with stimulating catheter and traditional technique: a prospective-randomized trial. *Acta Anaesthesiol Scand.* 2008;52:1158–1166.
34. Fredrickson MJ, Ball CM, Dalgleish AJ, Stewart AW, Short TG. A prospective randomized comparison of ultrasound and neurostimulation as needle end points for interscalene catheter placement. *Anesth Analg.* 2009;108:1695–1700.
35. Tsui BC, Ozelsel TJ. Ultrasound-guided anterior sciatic nerve block using a longitudinal approach: "expanding the view". *Reg Anesth Pain Med.* 2008;33:275–276.
36. Hebl JR, Neal JM. Infectious complications: a new practice advisory. *Reg Anesth Pain Med.* 2006;31:289–290.
37. Mariano ER, Ilfeld BM, Cheng GS, Nicodemus HF, Suresh S. Feasibility of ultrasound-guided peripheral nerve block catheters for pain control on pediatric medical missions in developing countries. *Paediatr Anaesth.* 2008;18:598–601.
38. Fredrickson MJ, Ball CM, Dalgleish AJ. A prospective randomized comparison of ultrasound guidance versus neurostimulation for interscalene catheter placement. *Reg Anesth Pain Med.* 2009;34:590–594.

39. Davis JJ, Swenson JD, Greis PE, Burks RT, Tashjian RZ. Interscalene block for postoperative analgesia using only ultrasound guidance: the outcome in 200 patients. *J Clin Anesth.* 2009;21: 272–277.
40. Swenson JD, Davis JJ, DeCou JA. A novel approach for assessing catheter position after ultrasound-guided placement of continuous interscalene block. *Anesth Analg.* 2008;106:1015–1016.
41. Sandhu NS, Maharlouei B, Patel B, Erkulwater E, Medabalmi P. Simultaneous bilateral infraclavicular brachial plexus blocks with low-dose lidocaine using ultrasound guidance. *Anesthesiology.* 2006;104:199–201.
42. Desgagnes MC, Levesque S, Dion N, et al. A comparison of a single or triple injection technique for ultrasound-guided infraclavicular block: a prospective randomized controlled study. *Anesth Analg.* 2009;109:668–672.
43. Ilfeld BM, Le LT, Ramjohn J, et al. The effects of local anesthetic concentration and dose on continuous infraclavicular nerve blocks: a multicenter, randomized, observer-masked, controlled study. *Anesth Analg.* 2009;108:345–350.
44. Nader A, Malik K, Kendall MC, Benzon H, McCarthy RJ. Relationship between ultrasound imaging and eliciting motor response during femoral nerve stimulation. *J Ultrasound Med.* 2009;28:345–350.
45. Chan VW, Nova H, Abbas S, McCartney CJ, Perlas A, Xu DQ. Ultrasound examination and localization of the sciatic nerve: a volunteer study. *Anesthesiology.* 2006;104:309–314.
46. Karmakar MK, Kwok WH, Ho AM, Tsang K, Chui PT, Gin T. Ultrasound-guided sciatic nerve block: description of a new approach at the subgluteal space. *Br J Anaesth.* 2007;98:390–395.
47. Taboada M, Rodriguez J, Valino C, et al. A prospective, randomized comparison between the popliteal and subgluteal approaches for continuous sciatic nerve block with stimulating catheters. *Anesth Analg.* 2006;103:244–247.
48. Hadzic A, Vloka JD, Singson R, Santos AC, Thys DM. A comparison of intertendinous and classical approaches to popliteal nerve block using magnetic resonance imaging simulation. *Anesth Analg.* 2002;94:1321–1324.
49. Ilfeld BM, Loland VJ, Gerancher JC, et al. The effects of varying local anesthetic concentration and volume on continuous popliteal sciatic nerve blocks: a dual-center, randomized, controlled study. *Anesth Analg.* 2008;107:701–707.
50. Shibata Y, Sato Y, Fujiwara Y, Komatsu T. Transversus abdominis plane block. *Anesth Analg.* 2007;105:883.
51. Tran TM, Ivanusic JJ, Hebbard P, Barrington MJ. Determination of spread of injectate after ultrasound-guided transversus abdominis plane block: a cadaveric study. *Br J Anaesth.* 2009;102: 123–127.
52. El-Dawlatly AA, Turkistani A, Kettner SC, et al. Ultrasound-guided transversus abdominis plane block: description of a new technique and comparison with conventional systemic analgesia during laparoscopic cholecystectomy. *Br J Anaesth.* 2009;102:763–767.
53. McDonnell JG, Curley G, Carney J, et al. The analgesic efficacy of transversus abdominis plane block after cesarean delivery: a randomized controlled trial. *Anesth Analg.* 2008;106:186–191.
54. McDonnell JG, O'Donnell B, Curley G, Heffernan A, Power C, Laffey JG. The analgesic efficacy of transversus abdominis plane block after abdominal surgery: a prospective randomized controlled trial. *Anesth Analg.* 2007;104:193–197.
55. O'Donnell BD, McDonnell JG, McShane AJ. The transversus abdominis plane (TAP) block in open retropubic prostatectomy. *Reg Anesth Pain Med.* 2006;31:91.

第 20 章

超声引导下的颈交感神经阻滞

Philip W.H. Peng

概述 ……………………………… 185

解剖 ……………………………… 185

现有技术 ………………………… 186

超声引导下注射方法 ……………………… 187

参考文献 ……………………………… 188

概 述

　　星状神经节阻滞(stellate ganglion block，SGB)适用于多种疼痛治疗，包括复杂区域疼痛综合征和周围血管疾病[1,2]。星状神经节阻滞最常用气管旁入路，针尖抵到 C6 横突前结节部位[3]。该方法主要阻滞颈交感链中的颈中交感神经节，而不是位于第 1 肋骨颈处的星状神经节(图 20.1)[4]。因此，该经典方法称之为颈交感神经经典阻滞。

解剖

　　交感神经由胸椎及上 2 位腰椎脊髓节段的侧角

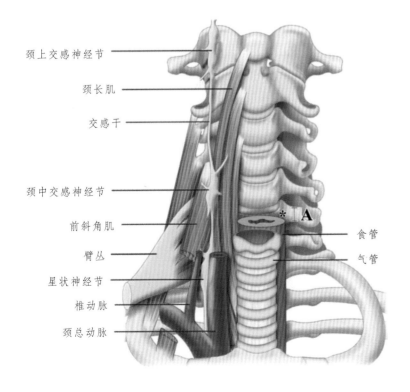

颈上交感神经节

颈长肌

交感干

颈中交感神经节

前斜角肌

臂丛

星状神经节

椎动脉

颈总动脉

食管

气管

*　A

图 20.1　颈椎旁结构示意图。穿刺目标点用 * 标注，横突的宽度为 A。[Reproduced with permission from USRA (www.usra.ca).]

185

灰质的节前神经元组成。支配头、颈、上肢及心脏的交感纤维起自上位几对胸神经，上升至交感干，在颈上、颈中和颈下三个神经节形成突触[4,5]。星状神经节是由颈下神经节和第1胸神经节融合而成，位于第一肋骨小头与C7横突下缘之间，椎动脉内侧或后方紧邻胸膜顶部（图20.1）。由星状神经节至颈神经（第7、8颈神经）及第1胸神经组成的节后纤维支配上肢[4-7]。头颈部的节前纤维向头侧延续至颈上、中神经节并通过颈交感干。星状神经节周围注射局麻药可干预头颈部及上肢交感神经信号向节前和节后纤维的传导，而颈交感干周围注射局麻药仅阻滞头颈部的交感神经功能[5,6]。颈交感干位于颈动脉鞘的后方，被椎前筋膜包绕（Dr. E Civelek 个人见解）[8-10]。

现有技术

如上所述，常用方法是早期诊断性在第6颈椎水平行透视或无透视引导下神经阻滞，需透视引导的原因是星状神经节接近胸膜及椎动脉。颈交感干的间接阻滞表明药物可逐渐扩散到星状神经节。以下对这几种穿刺路径加以描述。

颈动脉结节的宽度（即从头至尾的距离）仅有6mm（图20.1）[3]。因此，传统方法进针很容易出错。可导致穿刺进入椎动脉或神经根部（通常由C6的前结节保护）。然而，一旦针尖触及到骨质，椎动脉即有被穿破的风险。椎动脉一般上行进入C6的椎间孔。但一项尸检研究显示，进入C6的椎间孔的符合率在90%~93%，有的可进入C4或C5间孔[11,12]。虽然透视引导下局部麻醉注射相比盲穿有助于避免误入血管，但只有进入血管才会被发现。改良的透视引导下间接阻滞方法可使针直接进入椎体的钩状突附近，从而使误入血管的风险最小化[13]。但是采用这种方法穿刺距离食管非常近（见下文）。

无论体表标记阻滞方法还是透视引导下阻滞方法，均不能显示穿刺针经过的软组织[14]。多数解剖图谱显示，食管位于环状软骨和气管后方。然而，文献报道常与此观点相斥。53%的受试者食管偏离中线[15]。少数患者（5%）食管的40%~60%没有被环状软骨遮挡，位于横突的中部穿刺路径上（图20.2）[19]。容易发生纵隔炎尤其是患者有隐匿憩室。以往喉上神经外支喉返神经阻滞后出现的"异物感"可能也与此有关[16]。这很可能是由于过去常常阻滞喉外部处喉上神经和喉返神经而导致一种"异物"感觉造成的[17]。

某些动脉，尤其是甲状腺下动脉，可能从穿刺路径上经过（图20.3）[18]。在C6、C7的横突前方可发现另一条动脉，是颈升动脉，与椎动脉或脊髓前动脉相吻合[19]。对这些变异认识不足很容易造成血肿[20,21]。事实上，与超声引导下局部注射技术相比，第一种方法为盲穿，而这种方法造成血肿（25%）是很常见的[22]。大的血肿有危及生命的风险，如一项综述报道证实，星状神经节阻滞可导致咽后血肿[23]。

颈交感干神经阻滞成功的关键在于局麻药充分浸润其周围，并逐渐向尾部扩散至星状神经节。颈交

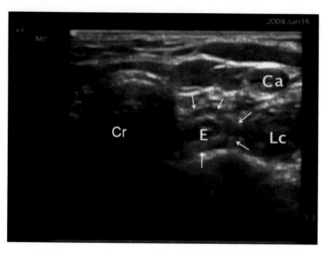

图20.2　食管（直线箭头所示）旁C6附近超声影像图。Cr，环状软骨；Lc，颈长肌；E，食管；Ca，颈动脉。[Reproduced with permission from USRA (www.usra.ca).]

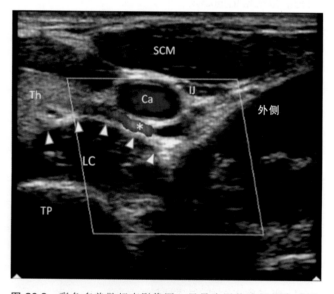

图20.3　彩色多普勒超声影像图。星号为甲状腺下动脉；实心箭头为椎前筋膜。TP，C6横突；TN，甲状腺；LC，颈长肌；IJ，颈内静脉。[Reproduced with permission from USRA (www.usra.ca).]

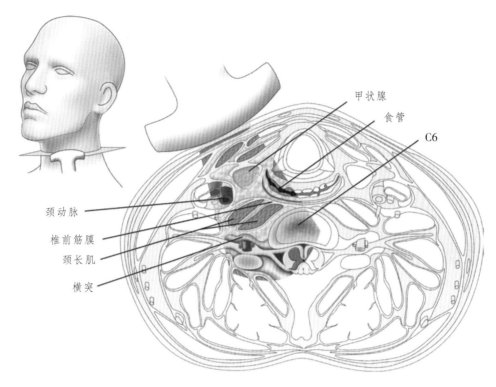

甲状腺
食管
C6
颈动脉
椎前筋膜
颈长肌
横突

图 20.4　C6 水平横断面相关超声影像图。[Reproduced with permission from USRA（www.usra.ca）.]

感干位于椎前筋膜处,由于无法对其定位,无论盲穿还是透视下只能退而求其次,以 C6、C7 横突作为标记,为颈部的疏松结缔组织。没有文献指出这些解剖标志,体表标志及透视引导均以 C6 或 C7 横突作为标志。这些操作方法均是触及骨质后再退针。"触及骨质后再退针"这种方法已被普遍应用,而应用该方法是使药物扩散在椎前筋膜及气管旁,而不会向尾端扩展[24]。研究证实,在筋膜下注射药物可导致更好地扩散到尾部,上肢的交感神经更容易被阻滞,而不会出现声音嘶哑[25,26]。颈长肌注射太深也可能使颈交感干阻滞失效[27]。确定了颈交感干的解剖部位,理想的注药部位应该在椎前筋膜内。

超声引导下注射方法

患者取仰卧位,颈部稍后仰。高频(6~13MHz)线性探头置于 C6 水平,观察该部位横断面解剖结构,包括 C6 横突和前结节、颈长肌和椎前筋膜、颈动脉和甲状腺(图 20.4 和图 20.5)[14,17]。进针前预扫描很重要。设计穿刺路径,避开路径上可能出现的食管和甲状腺下动脉,两者位于气管和颈动脉之间[28]。在超声引导下,针可达到颈动脉的外侧,这是作者推荐的。

采用侧入路使针尖直接达到椎前筋膜,即椎动脉

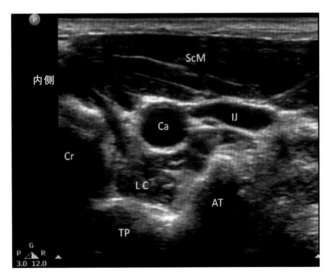

图 20.5　C6 水平超声影像图。ScM,胸锁乳突肌;Ca,颈动脉;TP,C6 横突;AT,椎前结节;LC,颈长肌;IJ,颈内静脉;Cr,环状软骨;Med,内侧。[Reproduced with permission from USRA（www.usra.ca）.]

及 C6 横突前结节间(图 20.6)。该进针入路可避免刺伤颈神经根。颈内静脉在探头压迫时消失,抬起探头时充盈。局部可注射 5mL 麻醉药。实时扫描可见药物扩散是非常重要的,提示药物没有误入血管。

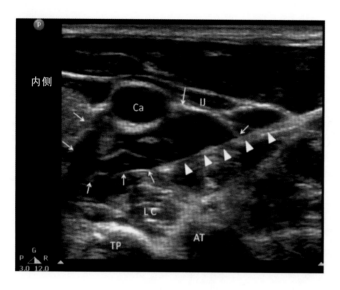

图 20.6　图 20.5 局麻药注射后 C6 椎旁超声影像图。实心箭头为穿刺针，直线箭头为局麻药扩散部位。Ca，颈动脉；IJ，颈内静脉；LC，颈长肌；TP，C6 横突；AT，椎前结节。[Reproduced with permission from USRA（www.usra.ca）.]

参考文献

1. Stanton-Hicks MD, Burton AW, Bruehl SP, et al. An updated interdisciplinary clinical pathway for CRPS: report of an expert panel. *Pain Pract.* 2002;2:1–16.
2. Elias M. Cervical sympathetic and stellate ganglion blocks. *Pain Physician.* 2000;3:294–304.
3. Janik JE, Hoeft MA, Ajar AH, Alsofrom GF, Borrello MT, Rathmell JP. Variable osteology of the sixth cervical vertebra in relation to stellate ganglion block. *Reg Anesth Pain Med.* 2008;33:102–108.
4. Williams PL. *Gray's Anatomy.* 38th ed. New York: Churchill Livingstone; 1995.
5. Fitzgerald MJT. *Neuroanatomy: Basic and Clinical.* 3rd ed. London: WB Saunders; 1996.
6. Tubbs RS, Loukas M, Remy AC, Shoja MM, Salter EG. The vertebral nerve revisited. *Clin Anat.* 2007;20:644–647.
7. Hogan QH, Erickson SJ. MR imaging of the stellate ganglion: normal appearance. *AJR Am J Roentgenol.* 1992;158:655–659.
8. Civelek E, Kiris T, Hepgul K, Canbolat A, Ersoy G, Cansever T. Anterolateral approach to the cervical spine: major anatomical structures and landmarks. *J Neurosurg Spine.* 2007;7:669–678.
9. Honma M, Murakami G, Sato TJ, Namiki A. Spread of injectate during C6 stellate ganglion block and fascial arrangement in the prevertebral region: an experimental study using donated cadavers. *Reg Anesth Pain Med.* 2000;25:573–583.
10. Kiray A, Arman C, Naderi S, Güvencer M, Korman E. Surgical anatomy of the cervical sympathetic trunk. *Clin Anat.* 2005;18:179–185.
11. Matula C, Trattnig S, Tschabitscher M, Day JD, Koos WT. The course of the prevertebral segment of the vertebral artery: anatomy and clinical significance. *Surg Neurol.* 1997;48:125–131.
12. Bruneau M, Cornelius JF, Marneffe V, Triffaux M, George B. Anatomical variations of the V2 segment of the vertebral artery. *Neurosurgery.* 2006;59:20–24.
13. Abdi S. A new and easy technique to block the stellate ganglion. *Pain Physician.* 2004;7:327–331.
14. Peng P, Narouze S. Ultrasound-guided interventional procedures in pain medicine: a review of anatomy, sonoanatomy and procedures. Part I: non-axial structures. *Reg Anesth Pain Med.* 2009;34:458–474.
15. Smith KJ, Dobranowski J, Yip G, Dauphin A, Choi PT. Cricoid pressure displaces the esophagus: an observational study using magnetic resonance imaging. *Anesthesiology.* 2003;99:60–64.
16. Narouze S, Vydyanathan A, Patel N. Ultrasound-guided stellate ganglion block successfully prevented esophageal puncture. *Pain Physician.* 2007;10:747–752.
17. Peng P. How I do it? Stellate ganglion block. *ASRA Newsletter* 2010 May: 16–18
18. Narouze S. Beware of the "serpentine" inferior thyroid artery while performing stellate ganglion block. *Anesth Analg.* 2009;109:289–290.
19. Huntoon MA. The vertebral artery is unlikely to be the sole source of vascular complications occurring during stellate ganglion block. *Pain Pract.* 2010;10:25–30.
20. Mishio M, Matsumoto T, Okuda Y, Kitajima T. Delayed severe airway obstruction due to hema-

toma following stellate ganglion block. *Reg Anesth Pain Med.* 1998;23:516–519.

21. Takanami I, Abiko T, Koizumi S. Life-threatening airway obstruction due to retropharyngeal and cervicomediastinal hematomas following stellate ganglion block. *Thorac cardiovasc Surg.* 2009;57:311–312.

22. Kapral S, Krafft P, Gosch M, Fleischmann D, Weinstabl C. Ultrasound imaging for stellate ganglion block: direct visualization of puncture site and local anesthetic spread. *Reg Anesth.* 1995;20:323–328.

23. Higa K, Hirata K, Hirota K, Nitahara K, Shono S. Retropharyngeal hematoma after stellate ganglion block. *Anesthesiology.* 2006;105:1238–1245.

24. Hogan QH, Erickson SJ, Haddox JD, Abram SE. The spread of solutions during stellate ganglion block. *Reg Anesth.* 1992;17:78–83.

25. Shibata Y, Fujiwara Y, Komatsu T. A new approach of ultrasound-guided stellate ganglion block. *Anesth Analg.* 2007;105:550–551.

26. Christie JM, Martinez CR. Computerized axial tomography to define the distribution of solution after stellate ganglion nerve block. *J Clin Anesth.* 1995;7:306–311.

27. Atez Y, Asik I, Özgencil E, Açar HI, Yağmurlu B, Tekdemir I. Evaluation of the longus colli muscle in relation to stellate ganglion block. *Reg Anesth Pain Med.* 2009;34:219–223.

28. Gofeld M, Bhatia A, Abbas S, Ganapathy S, Johnson M. Development and validation of a new technique for ultrasound-guided stellate ganglion block. *Reg Anesth Pain Med.* 2009;34:475–479.

第 21 章

超声引导下外周神经阻滞在慢性疼痛诊疗中的应用

Anuj Bhatia, Philip W.H. Peng

概述 ……………………………………… 190

股外侧皮神经阻滞 ………………………… 190

  解剖 …………………………………… 190

  注射技术的文献回顾 ………………… 191

  超声引导下阻滞技术 ………………… 191

肩胛上神经阻滞 …………………………… 191

  解剖 …………………………………… 191

  注射技术的文献回顾 ………………… 192

超声引导下阻滞技术 ……………………… 193

肋间神经阻滞 ……………………………… 194

  解剖 …………………………………… 194

  注射技术的文献回顾 ………………… 194

  超声引导下阻滞技术 ………………… 195

小结 ………………………………………… 195

参考文献 …………………………………… 196

概 述

在疼痛介入治疗领域中，超声疼痛治疗学(ultrasound in pain medicine，USPM)正迅速发展[1]。通常，USPM的适用范围可分为三部分：外周结构，中轴结构和肌肉骨骼结构。本章中，我们将介绍股外侧皮神经、肋间神经和肩胛上神经三种外周结构的相关解剖、超声解剖和注射技术。

股外侧皮神经阻滞

股外侧皮神经支配传导大腿至膝盖前外侧皮肤的感觉(图 21.1)。股外侧皮神经局部神经阻滞可应用于外科手术前缓解急性疼痛和感觉异常性股痛的诊断治疗[2,3]。感觉异常性股痛是指一组症候群，表现为前外侧大腿疼痛、麻木、刺痛、感觉异常等。基层医疗机构每年发病率约为 4.3/10 000 人[4]。

解剖

股外侧皮神经为单纯感觉神经，起自 L2-L3 神经背侧分支。股外侧皮神经自腰大肌侧缘穿出，斜穿髂肌至髂前上棘[5]。接着在距离髂前上棘内侧 36±20mm 处穿过腹股沟韧带下方，并向大腿外下走行，通常分为前、后两支(图 21.1)[6]。股外侧皮神经穿过腹股沟韧带后的走行与位置变异性较大，大多数穿过髂前上棘内侧。但大约 25% 的患者股外侧皮神经可越过髂前上棘，甚至走行于髂前上棘后方[5-7]。在大多数人群中，股外侧皮神经走行于缝匠肌表面、阔筋膜下；但在 22% 的人群中股外侧皮神经穿过肌肉[8]。股外侧皮神经在髂前上棘内约 4.6~7.3cm 处穿过腹股沟韧带[6,9,10]。股外侧皮神经在股部分为前、后两支。前支在腹股沟韧带下走行位置多变，分布于大腿至膝盖前外侧皮肤。后支穿过阔筋膜，分布于大转子水平至大腿中段后外侧皮肤[11]。

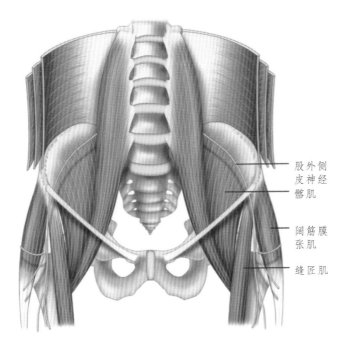

图 21.1　图示典型股外侧皮神经走行。可见神经由腹股沟韧带下方传出,走行于缝匠肌表面,然后向下走行于缝匠肌与阔筋膜张肌之间。[Reproduced with permission from USRA (www.usra.ca).]

注射技术的文献回顾

股外侧皮神经阻滞传统穿刺方法为盲穿或根据体表标志定位。穿刺效果不确切,成功率仅为38%[12]。其原因为股外侧皮神经解剖变异大及该部位缺乏可触及的血管、骨性结构等体表定位标志[3]。

近来有一部分关应用超声进行股外侧皮神经定位及阻滞的报道[3,13-16]。其中有一项关于如何应用超声在大体标本及志愿者上定位股外侧皮神经的研究[13]。结果显示,在大体标本组,超声引导下19例中有16例穿刺成功(84.2%),而体表定位19例中仅有1例成功(5.3%)。在志愿者组,超声引导下20例中有16例穿刺成功(80%),体表定位全部失败。

在一项关于10例患者(平均BMI为31)的系列研究中,应用超声进行股外侧皮神经定位全部成功,感觉神经阻滞在患者中均有效[3]。研究中未出现附近神经损伤、感觉异常等并发症及不良反应。

超声引导下阻滞技术

由于股外侧皮神经较小、走行变异较大,应用超声进行定位难度较大。因此,在进行神经定位时需遵守一些重要的原则。

1.了解股外侧皮神经及其附近结构的解剖及超声

影像表现[16]。

2.由于该神经较小且与筋膜层较近,最好应用动态扫描并增宽扫描范围以便准确定位[3,16]。

3. 股外侧皮神经在超声图像上可显示为高回声、低回声或混合结构,其原因为神经走行不同(可穿过或在腹股沟韧带下走行,或在髂嵴上走行)、相应区域特殊的组织结构以及超声探头频率的不同(高频探头可更好显像[3,13,14,16])。

4.对于伴有严重股痛及感觉异常的患者,股外侧皮神经常可表现为肿胀或增大(假神经瘤),应截取相应超声图像[8]。

5.股外侧皮神经常可走行于腹股沟下区域,可能位于缝匠肌表面或位于缝匠肌与阔筋膜张肌之间。

患者取仰卧位,皮上标记髂前上棘及腹股沟韧带。应使用高频线阵探头(6~13MHz),将超声探头置于髂前上棘,长轴平行于腹股沟韧带并逐渐向远端移动探头。髂前上棘为高回声结构,后方伴低回声影(图21.2)。超声图像显示缝匠肌为一倒三角影,移动探头寻找神经。超声探头短轴像可见在缝匠肌表面股外侧皮神经为一个或多个高回声信号影,有时可见其走行于阔筋膜与髂筋膜之间(图21.2)。若在该区域内找不到该神经,可在阔筋膜张肌与缝匠肌的夹角内寻找。找到股外侧皮神经后,可将穿刺针(22G、63.5mm)沿探头平面内穿入,或由平面外穿入神经刺激针确定位置。

定位股外侧皮神经较为困难时,可选择其他两种方法:注射5%葡萄糖溶液撑开阔筋膜张肌与缝匠肌间隙[15];或进行一过性神经点刺激或使用神经刺激穿刺针[13]。定位神经之后即可开始注射治疗,在超声直视下进行药液注射,可见药液在神经周围及头侧扩散。注射量一般为5~10mL以完全阻滞神经。

肩胛上神经阻滞

1941年首次进行肩胛上神经阻滞,随后由麻醉医师、风湿免疫医师以及疼痛科医师用来治疗急、慢性肩部疼痛[1,18,19]。肩胛上神经阻滞介入疼痛治疗术的适应证为粘连性关节炎、肩周炎、肩袖撕裂及继发性盂肱关节炎(退行性病变、炎性病变等)[20]。近年来,关于超声引导下肩胛上神经阻滞术的文献逐渐增多[21-23]。

解剖

肩胛上神经起自臂丛(由第5、6颈神经组成)上干,与肩胛舌骨肌平行走行,穿过斜方肌下方,在肩胛

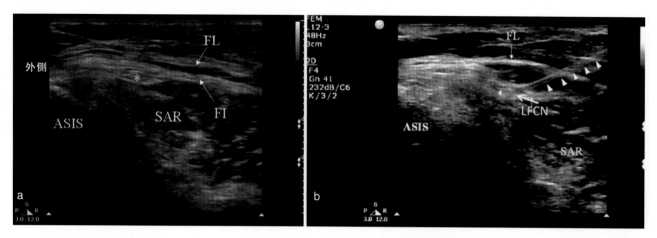

图 21.2 图示股外侧皮神经超声图像。(a)注射前；(b)注射后。FL，阔筋膜；FI，髂筋膜；SAR，缝匠肌；ASIS，髂前上棘。实心三角箭头为穿刺针；星号为股外侧皮神经。(Reproduced with permission from Lippincott Williams & Wilkins.)

上切迹处由肩胛横韧带下方穿过(图 21.3)。肩胛上神经接着经过冈上肌下，绕过肩胛冈外侧缘(肩胛冈关节盂结节)至冈下窝(图 21.4)。在冈上窝，肩胛上神经分为冈上肌分支与肩关节支；在冈下窝，分为冈下肌分支与肩关节和肩胛骨分支。肩胛上神经感觉支配大约70%的肩关节纤维。

肩胛上切迹位于肩胛骨上缘、喙突内侧，呈"U"形或"V"形(图 21.5)。但是在尸体标本中，有8%的个体肩胛上切迹缺如[24]。肩胛上切迹上方走行有肩胛上动脉及静脉，动脉较少与肩胛上神经伴行经过切迹[25]。冈上窝背侧为肩胛冈，腹侧为肩胛骨，表面为冈上肌筋膜，肩胛上窝是神经血管的唯一出口[26,27]。

注射技术的文献回顾

大多数肩胛上神经注射靶点为肩胛上切迹或肩胛脊。没有影像引导时，穿刺操作的定位有赖于肩胛

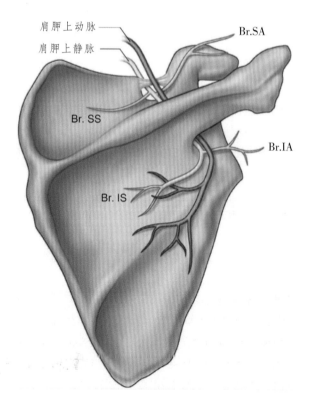

图 21.3 肩胛上神经及其分支。关节上分支(Br.SA)支配喙肱韧带、肩峰下滑囊及肩锁关节囊后部；关节下分支(Br.IA)支配关节囊后部；Br.SS，冈上肌分支；Br.IS，冈下肌分支。

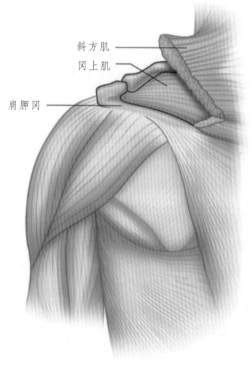

图 21.4 图示左肩的冈上窝肌肉。

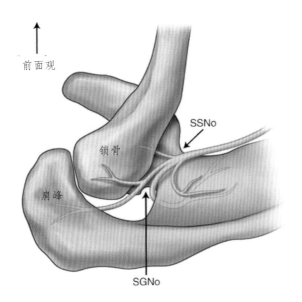

图 21.5 左肩上面观。图示肩胛上神经,经肩胛上切迹(SSNo)进入肩胛上窝,然后经肩胛冈关节盂切迹(SGNo)进入肩胛下窝。

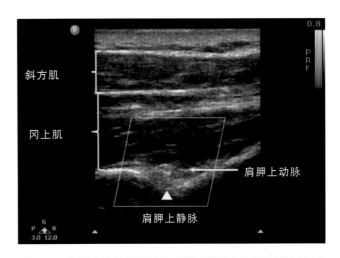

图 21.6 肩胛上神经超声图像。图示穿刺点为肩胛冈底部,在肩胛上切迹与肩胛冈关节盂切迹之间。肩胛上神经与动脉并行于筋膜与冈上肌之下。[Reproduced with permission from USRA (www.usra.ca).]

上切迹,注射技术有一定风险和(或)副作用。气胸的发生率约为1%,常由穿刺针进入过深引起[28,29]。盲穿时,穿刺针定位不如CT引导下穿刺定位准确[30]。在放射影像学的辅助下,可确定穿刺针位置,但注入的局麻药仍可能扩散至臂丛[26]。上方入路是指穿刺针垂直插入冈上窝。可注入大剂量的液体(≥10mL),但近期一项有关大体标本的研究表明,少部分病例可出现药液扩散至腋窝的情况[27]。

所以,肩胛上神经阻滞的理想位置是肩胛冈底部,在肩胛上切迹与肩胛冈关节盂切迹之间 (图 21.5 和图 21.6)。首先,该注射操作以结节为靶点,因此可通过控制穿刺针方向避免气胸等并发症。并且该注射操作在无肩胛上切迹的个体中同样适用(约8%)。其次,肩胛上窝的腔室结构特点有利于局麻药在神经根周围扩散。超声是观察该部位软组织层次最简便的方法[31]。

近来有一例病例报道详述了超声引导下肩胛上神经阻滞[22],以及一组病例报道描述了肩胛上切迹的超声图像形态学[23]。后者着重描述了50例患者切迹的宽度、深度及与皮肤的距离。其中96%的患者可见肩胛韧带横断面,86%可见动-静脉复合体。只有当探头与皮肤稳定保持较小夹角时才可由横断面观察到肩胛韧带,这使得进针难度加大(图 21.7 和图 21.8)。另有报道[22]认为,图像所示区域为肩胛冈底部,肩胛上切迹与肩胛冈切迹之间(图 21.6)。

超声引导下阻滞技术

患者取坐位或俯卧位。以肩胛冈、喙突及肩峰为体

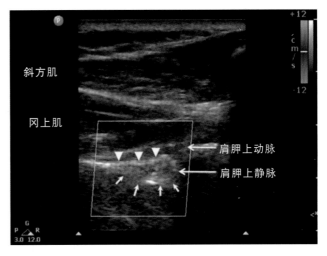

图 21.7 肩胛上神经在肩胛上切迹内的超声图像(箭头所示)。该水平可见肩胛上动脉经过肩胛横韧带上方(三角箭头所示)。A,动脉;N,神经。[Reproduced with permission from USRA (www.usra.ca).]

表标志。使用线性超声探头(7~13MHz)微微向前倾斜,在肩胛上窝进行冠状位扫描。使探头的短轴刚好位于喙突与肩峰的连线上(恰为肩胛冈关节盂切迹所在处)[1],可见冈上肌、斜方肌及其下骨性窝(图 21.6)。向头-尾侧调整探头方向,则可见肩胛上神经及动脉。由于肩胛上神经直径仅为2.5mm,有时难以看到。穿刺针(22G、80mm)沿超声探头长轴进针。由于外侧部有肩峰遮挡与穿刺针成角难以进针,可由内侧在平面内或平面外进针。由于穿刺针位置靠近神经,注射5~8mL即有效。

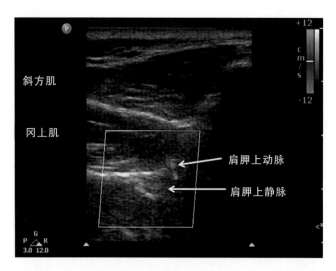

斜方肌

冈上肌

肩胛上动脉

肩胛上静脉

图 21.8 图 21.7 探头稍向后倾斜获得的肩胛上神经超声图像。可见肩胛上动脉走向肩胛冈底部。[Reproduced with permission from USRA(www. usra. ca).]

肋间神经阻滞术

肋间神经主要支配胸腹壁皮肤感觉及肌肉运动。肋间神经阻滞术用于胸部及上腹部急、慢性疼痛的治疗[33]。肋骨骨折[34]以及胸部术后和上腹部后[35]行肋间神经阻滞术可有效镇痛。肋间神经松解术可用于乳房切除术后及开胸手术后镇痛治疗[36,37]。

解剖

肋间神经起自第 1~12 胸神经。胸神经经各个椎间孔走行出脊髓,背侧支分为皮支及肌支,分别支配椎旁皮肤感觉及肌肉;腹侧支即为肋间神经(图 21.9)。肋间神经为运动感觉混合神经。出脊髓后,肋间神经位于胸膜与后肋间膜之间,接着穿过后肋间膜走行于肋间肌内或肋间肌下(图 21.10)。肋间动静脉走行于肋间沟内,与肋间神经毗邻,位于其上方(图 21.11)[38]。神经血管束位于肋间隙在肋骨角处位于肋下沟深方,但走向深部肋骨角处肋间沟。在肋骨角前 5~8cm 处,肋间沟与肋骨下缘融合[39]。肋间神经外侧皮支支配胸壁皮肤感觉,分支在腋中线/腋后线处进入肋间外肌。肋间神经前皮支可分布至前方中线,可穿过肌肉及皮肤达到胸壁前部皮肤。

当然也有一些例外,如第 1 肋间神经常无前后皮支,大多数情况绕过第 1 肋骨颈后加入 C8,仅有一小束分支支配肋间肌。第 2、3 肋间神经的一部分神经纤维上升,支配腋窝皮肤及上肢内侧区(至肘部)皮肤感觉。第 12 肋间神经腹侧分支与其他肋间神经类似,但由于其并不位于两肋骨之间被称为肋下神经。

注射技术的文献回顾

典型的体表定位肋间神经阻滞术中,患者取坐位

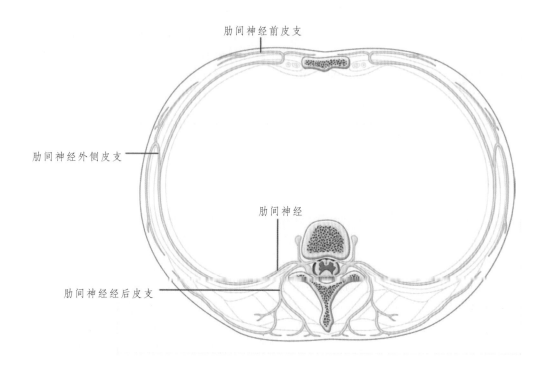

肋间神经前皮支

肋间神经外侧皮支

肋间神经

肋间神经经后皮支

图 21.9 典型的肋间神经分支。[Reproduced with permission from USRA(www.usra. ca).]

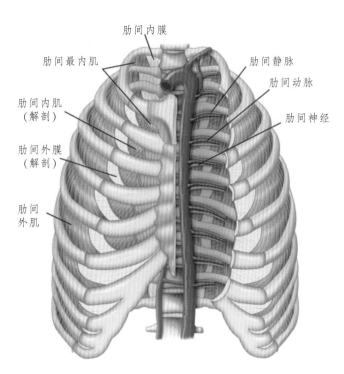

图 21.10　胸壁肋间肌。[Reproduced with permission from USRA (www. usra. ca).]

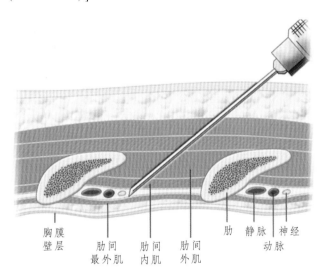

图 21.11　胸壁肋间肌肉与神经血管束解剖位置关系。[Reproduced with permission from USRA (www. usra. ca).]

或俯卧位。常在肋骨角处行肋间神经阻滞,以确保下肋间神经外侧皮支被阻滞。穿刺针略微向头侧倾斜,沿肋骨下缘穿刺进入肋下沟后,继续进针 2~3mm。肋骨下缘与胸膜间距离小(约 0.5cm),需提高警惕避免过度穿刺[37]。回抽无空气及血液后,可注入药物,但仍不能确保无气胸和(或)血胸的发生。文献报道气胸的发生率为 0.09%~8.7%[33,40,41]。

患者可进行俯卧位放射线检查。可由前后位图像

定位肋骨,穿刺针穿至肋骨下缘。回抽无血液或气体后,注射前可注入造影剂以确保适当的扩散范围[42]。由于放射线透视并不能观察到胸膜,故放射线引导下肋间穿刺不能避免气胸的发生。

超声引导下肋间神经阻滞的可行性在小样本大体标本研究中已被证实有效[43]。4 例开胸术后疼痛综合征患者的小样本病例报道亦支持超声引导下肋间神经等离子消融术的优势[37]。

超声引导下阻滞技术

患者取俯卧位,将线性超声探头(6~13MHz)短轴置于肋骨上,可同时观察相邻两肋骨。最佳的注射位置为肋骨角(距离椎体棘突 6~7.5cm),此处肋下沟最宽、最深,肋间神经外侧支尚未分支[1]。肋骨可由其典型后方阴影定位。超声探查的关键部位为肋间内肌与肋间外肌,胸膜为一线性高信号影,随呼吸滑动(图 21.12)。肋间隙均位于第 12 肋骨上。穿刺针目标位置为肋间内肌或肋间最内肌(超声常难以分辨)。穿刺针(22G)由平面内或平面外穿入至肋间内肌。作者推荐平面内穿刺,因其能实时观察穿刺针针尖,可置于离胸膜近处 2~3mm 处[44]。穿刺位置为下一肋骨上缘。由于肋间神经穿刺并发症严重(如气胸),需精确操作。在穿刺针位于肋间外肌时注入少量生理盐水以确定针尖位置[1],再向肋间内肌小心进针数毫米,注射局麻药时需超声实时监测。若观察到药液注入肋间外肌,则穿刺针位置过于表浅。通常 2mL 局麻药即可有效充盈肋间隙,尽量小剂量用药以降低其毒性反应。

肋间神经阻滞完成后,需超声检查以排除气胸。探头应置于非注射区域。正常可见胸膜随呼吸运动滑动。平行于胸膜界面可见一伪影,垂直可见"彗星尾"征。"彗星尾"伪影表明肺表面完整。出现气胸时,胸膜不再随呼吸运动滑动("滑动征"消失),"彗星尾"征亦消失。通过以上方法,超声检查对气胸的敏感性及特异性均接近 100%[45]。

小　结

超声技术在疼痛诊疗领域的应用使软组织及血管可视化,并使穿刺针位置的精确性得到提高。超声在疼痛诊疗中的应用有待提高。术前定位、较细针尖可视化、肥胖患者图像质量不佳及为保证安全有效所花费的时间及经济成本较高等问题仍有待解决。然而,超声的优点及潜力注定它在未来会有较大的发展。

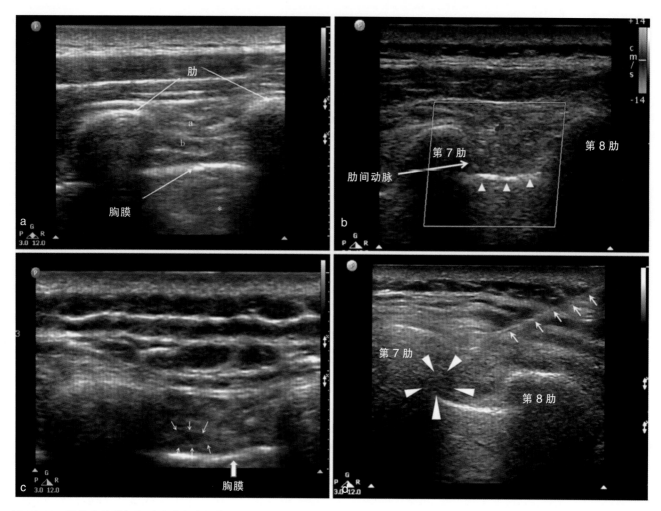

图 21.12 肋骨角处肋间肌及胸膜超声图像。(a)肋间外肌;(b)肋间内肌;* 混合伪影。(b)肋骨角内侧 2cm 图像。肋间隙内可见肋间动脉。胸膜为一线性高回声信号影,三角箭头所示。(c)注射时超声图像。小箭头:局麻药聚集于局部。(d)注射时肋间隙。直线箭头为穿刺针;三角箭头为局麻药聚集。[Reproduced with permission from USRA (www. usra. ca).]

参考文献

1. Peng P, Narouze S. Ultrasound-guided interventional procedures in pain medicine: a review of anatomy, sonoanaotmy and procedures. Part I: non-axial structures. *Reg Anesth Pain Med.* 2009;34:458–474.

2. Grossman MG, Ducey SA, Nadler SS, et al. Meralgia paresthetica: diagnosis and treatment. *J Am Acad Orthop Surg.* 2001;9:336–344.

3. Hurdle MF, Weingarten TN, Crisostomo RA, et al. Ultrasound-guided blockade of the lateral femoral cutaneous nerve: technical description and review of 10 cases. *Arch Phys Med Rehabil.* 2007;88:1362–1364.

4. van Slobbe AM, Bohnen AM, Bernsen RM, Koes BW, Bierma-Zeinstra SM. Incidence rates and determinants in meralgia paresthetica in general practice. *J Neurol.* 2004;251:294–297.

5. de Ridder VA, de Lange S, Popta J. Anatomical variations of the lateral femoral cutaneous nerve and the consequences for surgery. *J Orthop Trauma.* 1999;13:207–211.

6. Grothaus MC, Holt M, Mekhail AO, et al. Lateral femoral cutaneous nerve: an anatomic study. *Clin Orthop Relat Res.* 2005;437:164–168.

7. Murata Y, Takahashi K, Yamagata M, et al. The anatomy of the lateral femoral cutaneous nerve, with special reference to the harvesting of iliac bone graft. *J Bone Joint Surg Am.* 2000;82: 746–747.

8. Dias Filho LC, Valença MM, Guimarães Filho FAV, et al. Lateral femoral cutaneous neuralgia:

an anatomical insight. *Clin Anat.* 2003;16:309–316.

9. Hospodar PP, Ashman ES, Traub JA. Anatomic study of the lateral femoral cutaneous nerve with respect to the ilioinguinal surgical dissection. *J Orthop Trauma.* 1999;13:17–19.

10. Ropars M, Morandi X, Huten D, et al. Anatomical study of the lateral femoral cutaneous nerve with special reference to minimally invasive anterior approach for total hip replacement. *Surg Radiol Anat.* 2009;31:199–204.

11. Gray H. *Anatomy of the Human Body.* Philadelphia: Lea & Febiger; 1918. Bartleby.com, 2000. <www.bartleby.com/107/212.html>. Accessed 16.12.09.

12. Shannon J, Lang SA, Yip RW. Lateral femoral cutaneous nerve block revisited: a nerve stimulator technique. *Reg Anesth.* 1995;20:100–104.

13. Ng I, Vaghadia H, Choi P, et al. Ultrasound imaging accurately identifies the lateral femoral cutaneous nerve. *Anesth Analg.* 2008;107:1070–1074.

14. Damarey B, Demondion X, Boutry N, et al. Sonographic assessment of the lateral femoral cutaneous nerve. *J Clin Ultrasound.* 2009;37:89–95.

15. Tumber PS, Bhatia A, Chan V. Ultrasound-guided lateral femoral cutaneous nerve block for meralgia paresthetica. *Anesth Analg.* 2008;106:1021–1022.

16. Bodner G, Bernathova M, Galiano K, et al. Ultrasound of the lateral femoral cutaneous nerve. Normal findings in a cadaver and in volunteers. *Reg Anesth Pain Med.* 2009;34:265–268.

17. Wertheim HM, Rovenstine EA. Suprascapular nerve block. *Anesthesiology.* 1941;2:541–545.

18. Ritchie ED, Tong D, Chung F, et al. Suprascapular nerve block for postoperative pain relief in arthroscopic shoulder surgery: a new modality? *Anesth Analg.* 1997;84:1306–1312.

19. Wassef MR. Suprascapular nerve block. A new approach for the management of frozen shoulder. *Anaesthesia.* 1992;47:120–124.

20. Karatas GK, Meray J. Suprascapular nerve block for pain relief in adhesive capsulitis: comparison of 2 different techniques. *Arch Phys Med Rehabil.* 2002;83:593–597.

21. Gofeld M. Ultrasonography in pain medicine: a critical review. *Pain Pract.* 2008;8:226–240.

22. Harmon D, Hearty C. Ultrasound-guided suprascapular nerve block technique. *Pain Physician.* 2007;10:743–746.

23. Yucesoy C, Akkaya T, Ozel O, et al. Ultrasonographic evaluation and morphometric measurements of the suprascapular notch. *Surg Radiol Anat.* 2009;31:409–414.

24. Natsis K, Totlis T, Tsikaras P, et al. Proposal for classification of the suprascapular notch: a study on 423 dried scapulas. *Clin Anat.* 2007;20:135–139.

25. Tubbs RS, Smyth MD, Salter G, et al. Anomalous traversement of the suprascapular artery through the suprascapular notch: a possible mechanism for undiagnosed should pain? *Med Sci Monit.* 2003;9:116–119.

26. Brown DE, James DC, Roy S. Pain relief by suprascapular nerve block in gleno-humeral arthritis. *Scand J Rheumatol.* 1988;17:411–415.

27. Feigl GC, Anderhuber F, Dorn C, et al. Modified lateral block of the suprascapular nerve: a safe approach and how much to inject? A morphological study. *Reg Anesth Pain Med.* 2007;32:488–494.

28. Moore DC. Block of the suprascapular nerve. In: Thomas CC, ed. *Regional Nerve Block.* Springfield, MA: Charles C. Thomas; 1979:300–303.

29. Dangoisse MJ, Wilson DJ, Glynn CJ. MRI and clinical study of an easy and safe technique of suprascapular nerve blockade. *Acta Anaesthesiol Belg.* 1994;45:49–54.

30. Schneider-Kolsky ME, Pike J, Connell DA. CT-guided suprascapular nerve blocks: a pilot study. *Skeletal Radiol.* 2004;33:277–282.

31. Peng P, Wiley MJ, Liang J, et al. Ultrasound-guided suprascapular nerve block: a correlation with fluoroscopic and cadaveric findings. *Can J Anaesth.* 2010;57:143–148.

32. Moore DC, Bridenbaugh LD. Intercostal nerve block in 4333 patients: indications, technique and complications. *Anesth Analg.* 1962;41:1–10.

33. Karmakar MK, Ho AMH. Acute pain management of patients with multiple fractured ribs. *J Trauma.* 2003;54:612–615.

34. Kopacz DJ, Thompson GE. Intercostal blocks for thoracic and abdominal surgery. *Tech Reg Anesth Pain Manag.* 1998;2:25–29.

35. Green CR, de Rosayro M, Tait AR. The role of cryoanalgesia for chronic thoracic pain: results of a long-term follow up. *J Natl Med Assoc.* 2002;94:716–720.

36. Byas-Smith MG, Gulati A. Ultrasound-guided intercostal nerve cryoablation. *Anesth Analg.* 2006;103:1033–1035.

37. Gray H. *Anatomy of the Human Body.* Philadelphia: Lea & Febiger; 1918. Bartleby.com, 2000. <www.bartleby.com/107/211.html>. Accessed 16.12.2009.

38. Moore DC. Anatomy of the intercostal nerve: its importance during thoracic surgery. *Am J Surg.*

1982;144:371–373.

39. Knowles P, Hancox D, Letheren M, et al. An evaluation of intercostal nerve blockade for analgesia following renal transplantation. *Eur J Anaesthesiol.* 1998;15:457–461.

40. Shanti CM, Carlin AM, Tyburski JG. Incidence of pneumothorax from intercostal nerve block for analgesia in rib fractures. *J Trauma.* 2001;51:536–539.

41. Cohen SP, Sireci A, Wu CL, Larkin TM, Williams KA, Hurley RW. Pulsed radiofrequency of the dorsal root ganglia is superior to pharmacotherapy or pulsed radiofrequency of the intercostal nerves in the treatment of chronic postsurgical thoracic pain. *Pain Physician.* 2006;9:227–235.

42. Bhatia A, Gofeld M, Ganapathy S, et al. A comparison of surface landmark technique and ultrasound-guided injection of intercostal nerves in cadavers. *Presented as an abstract at Shield's Day, University of Toronto, May 2009.*

43. Curatolo M, Eichenberger U. Ultrasound-guided blocks for the treatment of chronic pain. *Tech Reg Anesth Pain Manag.* 2007;11:95–102.

44. Reissig A, Kroegel C. Accuracy of transthoracic sonography in excluding post-interventional pneumothorax and hydropneumothorax: comparison to chest radiography. *Eur J Radiol.* 2005; 53:463–470.

第 5 部分

肌肉骨骼超声

第 22 章

超声引导下肩关节腔内注射技术

Michael P. Schaefer, Kermit Fox

概述	………	201
肩峰下囊及三角肌下囊	………	202
解剖	………	202
临床表现	………	202
盲穿局限性	………	202
超声引导技术	………	202
肱二头肌腱鞘(肱二头肌长头)	………	203
解剖	………	203
临床表现	………	203
超声引导技术	………	203
肩锁关节	………	204
解剖	………	204
临床表现	………	204
超声引导技术	………	205
盂肱关节	………	206

解剖	………	206
临床表现	………	206
盲穿局限性	………	206
超声引导技术	………	206
回旋肌间隙入路	………	206
肩胛下肌腱及肩胛下囊	………	207
解剖	………	207
临床表现	………	208
超声引导技术	………	208
胸锁关节	………	208
解剖	………	208
临床表现	………	208
超声引导技术	………	209
小结	………	209
参考文献	………	210

概 述

肩痛在疼痛日常诊疗中较为常见。尽管肩袖和肩峰下结构被认为是大多数肩痛的原因,但还有很多其他结构亦可产生疼痛。幸运的是,所有这些结构在临床诊治中都易于评估,并且,注射治疗在明确诊断和镇痛方面均可起作用。

超声(ultrasound, US)特别适合用于解决肩部疾患。常规 US 设备即可显示大多数肩痛有关的结构,尤其对于二头肌长头、冈上肌及冈下肌等表浅肌腱,回声信号清晰,结构分辨率高[1]。超声可显示邻近外科假体周围软组织,如人工肩关节置换术关节假体[1,2]。US 也可以让临床医生在超声实时成像下动态评估关节结构[3],可在

关节运动时为隐裂或肌腱半脱位提供证据[2]。

肩关节注射前需进行临床问诊、查体及其他影像学检查。尽管 US 是显示软组织最好的影像学检查,但对于骨间及骨内组织结构显像效果不佳。因此,任何怀疑有关节内病变(如退行性关节病变)或骨质病变(如骨折或骨转移等)的患者均需先行 X 线片检查。同样,应用超声检查对韧带或软骨组织(如盂唇)评估也十分具有挑战性,尤其是对肩关节较大的患者。所以,对于怀疑有恶性病变的患者必须行 MRI 检查。对怀疑有盂唇撕裂患者(如创伤后、脱位、半脱位等),推荐关节腔内注射钆行 MRI 造影[4,5]。

US 引导下肩关节注射较为安全。肩关节注射的直接并发症比较少见,但仍需注意避开神经血管结构,尤其是在肩前部进行操作时。由肩上部行注射治疗时

如过深可能损伤胸膜。另外,直接向肌腱内注射药物可造成肌腱断裂,应尽量避免[6-10]。US可持续显示针尖位置,从而减少了穿刺针误刺入肌腱的风险;同时亦可帮助临床医生避开神经血管结构[1,2,11,12]。任何关节腔或滑囊内注射都应特别注意避免感染。在我们的诊疗中,我们对每位患者使用可传导声波的无菌罩,以碘凝胶作为皮肤与无菌罩间的介质。也可在无菌罩内应用无菌碘凝胶(住院医师培训时),以防穿刺针穿破无菌罩再刺穿皮肤造成感染。大多数生产商都会提出警告:含酒精、碘或碘附的溶液可能对传感探头造成损伤或褪色。对于碘过敏的患者,可用氯己定进行皮肤消毒后用无菌凝胶作为介质。尽管可在裸露的探头下直接用无菌穿刺针操作,但我们并不推荐这种方法,因为患者无意的活动就可能污染穿刺针头或操作视野。而且,保持操作视野洁净可使临床医生更大程度地调整探头位置、定位穿刺部位、重复穿刺、寻找最佳位置。

第23章将阐述最常用的超声引导下肩关节注射技术。与其他部位穿刺一样,穿刺前超声评估是穿刺前的基础。主要的超声解剖标志及相关病变都可以显示。文中所述超声探头位置及穿刺路径为作者个人经验,各关节注射都有多种有效的穿刺方法。最后,也是最重要的一点是,所有的注射治疗均需以患者症状及体格检查为依据。本章对部分肩关节疾病的临床表现及体格检查进行了简要描述。

肩峰下囊及三角肌下囊

肩峰下囊是肩关节最常行注射治疗的部位。治疗适应证包括肩袖病变、撞击综合征及肩峰下囊炎等。肩峰下利多卡因注射常被用于诊断撞击综合征和为肩峰下囊减压手术提供依据。

解剖

肩峰下囊及三角肌下囊互相交通,二者功能作用相当于一个关节囊[13]。关节囊位于三角肌深面,其远端位于冈上肌上方。关节囊位于肩峰下,有保护冈上肌的作用。

临床表现

肩关节外展及内旋动作可对肱骨头(大结节)及肩峰-喙肩韧带弓之间的关节囊产生潜在撞击损伤。在临床检查中,Neer及Hawkins-Kennedy撞击试验可复制该动作[14]。肱骨被动抬高时出现疼痛为撞击试验

阳性(Neer试验:上肢内旋并在肩胛平面尽量外展。Hawkins试验:肩关节外展90°,肘关节屈曲90°,前臂被动内旋)。肩峰下滑囊炎或肩袖肌腱病均可表现为撞击综合征阳性。肩袖肌腱病的典型表现为小幅度主动外展活动时疼痛便加重;肩峰下滑囊炎则表现为"撞击姿势"时疼痛加重,肩关节主动外展低于90°可能不会引发疼痛。

盲穿局限性

尽管肩关节囊是身体最大的关节囊[13],据报道,盲穿的准确性仅为29%[15],意味着盲穿时假阳性穿刺发生率高。误穿至三角肌、盂肱关节及肩袖肌腱均有报道[16]。另有研究报道准确率高达70%[17,18]及83%[16]。有研究比较了肩峰下囊不同入路穿刺效果[18,19],目前关于哪种入路效果更佳尚未得出统一结论。

超声引导技术

获取肩峰下滑囊的超声图像通常多探头置于矢状位或肩胛平面,从肩峰处开始(图22.1a)。超声图像可见冈上肌肌腱由肩峰下方发出,越过肱骨止于大结节(图22.1b)。当肌腱走行与探头平行时,肌腱显示为高回声图像。如果前后按压探头,肌腱纤维则很难在超声图像显示(该现象叫做"各向异性"),可能会被误认为是肌腱断裂[20]。滑囊在超声图像上表现为低回声薄层区域,位于肌腱上方(图22.1b),或表现为薄夹层中回声信号。活动期滑囊炎可表现为滑囊较对侧增厚。动态超声显像可见肌腱在肩峰下平滑滑动。缓慢主动或被动外展肩关节时,肌腱突然中止或增厚可能提示存在机械性撞击。动态成像亦可用于显示肌腱撕裂,损伤部位可见部分或全层撕裂。若肌腱大部或全部撕裂,肌腱能缺如、萎缩或回缩。在这种情况下,滑囊内注射可直接到达盂肱间隙[20]。

进行超声检查时医生应注意肌腱内裂缝及钙化,可能提示该处肌腱病或撕裂。曾有报道超声引导下钙化性抽吸术及灌洗术[21]。超声技术用于定位钙化灶,其效果与平片相当。我们还可应用超声测量钙化灶密度,对预后有意义[21]。

肩峰下滑囊内注射治疗时,患者取坐位,双手自然下垂(图22.1a),靠肩部重力使肩关节打开。轻轻向下牵拉手臂有利于打开关节间隙,嘱患者放松肩部。另外,患者也可屈曲肘部90°,上臂后旋,手掌置于同侧臀部(相当于将手插入裤子后口袋内)。探头置于冠状平面内,沿探头长轴旁开约1cm进针,由肩峰侧缘

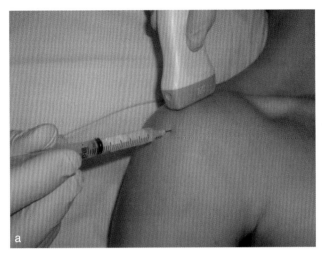
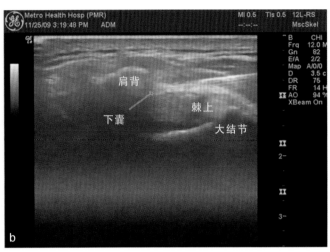

图 22.1　肩峰下囊及三角肌下囊。(a)穿刺针穿入肩峰下囊侧方同时将探头置于肩峰外侧突及冈上肌腱侧方。(b)图示穿刺针进入肩峰下囊。星号为针尖在肩峰下囊的理想位置。

及肱骨大结节间前入路穿刺进针。应调整穿刺针角度,使得滑囊穿刺入口紧贴肩峰侧缘(图 22.1a),但当穿刺入口远离肩峰时,穿刺入口会进入其他滑囊。对较大的肩关节进行穿刺时,需用腰穿刺针,而平常采用 1.5 英寸 (3.81cm) 穿刺针足已。注射常用药物为 1mL 泼尼松(40mg/mL)及 2mL 局麻药。理想的实时超声引导下穿刺可见注药时整个关节滑囊逐渐充盈。可见药液在滑囊下及远端三角肌下方扩散。约 15 分钟后,患者再次进行"撞击试验"时如疼痛减轻或消失,则证实撞击试验阳性,可确诊为"撞击综合征"。

肱二头肌腱鞘(肱二头肌长头)

解剖

　　肱二头肌肌腱长头起自盂唇盂上结节,跨过肱骨前方。肱骨头前方有两个突出或结节,小结节位于大结节内侧。二头肌肌腱(长头)在结节间沟内走行,其上有结节间韧带 (其中部分为肩胛下肌纤维延伸组成)覆盖。肱二头肌短头起自喙突,与喙肱肌肌腱相连(联合腱)。长头肌腱腱鞘与邻近的盂肱关节相连。所以,当向腱鞘内注入大量药液时,可扩散至盂肱关节。同样,盂肱关节液亦可沿肌腱流向肱二头肌腱鞘。

临床表现

　　肱二头肌长头是肱二头肌最容易受损的部位,长头撕裂常发生于近端。二头肌肌腱可横行或纵行撕裂,也可累及前或上盂唇,或称 SLAP 损伤。长头肌腱完全

撕裂时出现"Popeye"(大力水手)手臂,上臂远端可见球状突起肌肉。二头肌肌腱病典型表现为肩前部疼痛,上肢主动屈曲或被动过伸时加重。Speed 试验手掌向上,上臂向前屈曲)常可引起患者疼痛。但当肩袖损伤时,Speed 试验亦可引起患者疼痛,故患者应尽量精确地描述疼痛部位。沿肱二头肌间沟触诊常有压痛(在某些体格较大的患者,压痛可不明显)。超声下的触诊常用来帮助定位压痛点。

超声引导技术

　　用线性超声探头在肩前部横断面进行横断面成像,首先可见二头肌长头(图 22.2a)。将探头转为矢状面方向,可由纵断面显示肌腱及腱鞘。在矢状位成像时,当探头由内侧向外侧移动时,可在二头肌间沟两侧分别观察到小结节及大结节。当肌腱病变或盂肱关节积液时,可见腱鞘内充满滑液。若腱鞘未被扩张,则其内放置穿刺针的空间不超过 2mm[3]。

　　肱二头肌间沟注射可由短轴入路(亦称横断面或平面外入路)或长轴入路完成。短轴入路更常见、更简便,但穿刺时无法显示整个穿刺针。准备好穿刺后,调整探头位置,将二头肌间沟置于图像中央,沿探头中点进针(图 22.2a)。目标进针位置是肌腱与肱骨小结节之间的间隙(图 22.2b)。穿刺深度至少应穿过结节间韧带,碰到结节间沟底部或其内侧部骨质。短轴入路时应避免直接在肌腱上方或肌腱内注射,以免因肌腱内注射激素而造成肌腱撕裂[6-10]。二头肌间沟外侧注射与内侧注射效果无显著差异,但在外侧注射时应避免损伤在间沟外侧走行的旋肱动脉上升支(因旋支动

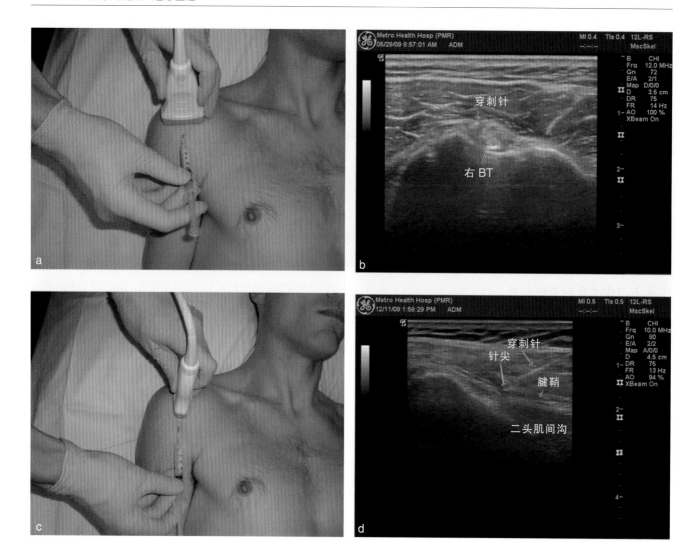

图22.2 二头肌腱鞘。(a)图示为长头腱及二头肌间沟横截面图像时探头位置,针尖位于肌腱内侧。(b)横断面图像显示针尖位于肌腱内侧,结节间韧带深部。(c)图示为长头腱及二头肌间沟纵截面图像时探头位置。(d)纵面图像显示针尖位于二头肌间沟远端,由远端向近端穿刺(位于肌腱内侧)。

脉细小,超声常不可见)。若有条件,可用多普勒超声定位该结构。

　　另外,可选择长轴入路(亦称平面内入路),超声成像可显示肌腱全长(图22.2c,d)。该入路更适用于抽吸腱鞘内滑囊液,但临床较少应用。两种入路注入药液均为0.5mL曲安奈德(40mg/mL)和1mL局麻药。注射后可见药液沿肌腱扩散至其周围。

肩锁关节

解剖

　　肩锁关节(亦称"AC"关节)由锁骨远端与肩胛骨肩峰构成。肩锁关节较易触及,沿锁骨向远端触诊到小的骨性突起或至锁骨末端即为关节边缘。当肩关节分离时,锁骨末端关节面更加显著,此时由于喙锁韧带撕裂,锁骨末端向上抬高骑于关节上方。虽然肩锁关节位置表浅较易定位,但它常被骨赘覆盖,关节间隙狭窄。因此,常需超声引导下进行关节腔穿刺。肩锁关节下方骨赘常造成位于其下的肩峰下滑囊和冈上肌肌腱损伤(亦可为穿刺针穿过肩锁关节误伤)。

临床表现

　　典型的AC关节痛表现为肩上部疼痛及关节上方压痛。上肢抬高(如更换灯泡时)疼痛发作,"围巾试验"(将围巾绕至对侧肩部时交叉双臂,肩关节过度内收)亦可引起疼痛。当患者肩关节脱位或反复上举上肢(特别是将上肢高举过头时),易引起 AC 关节疼痛。举重运动员常将重物高举过头,造成锁骨远端骨质溶解,常可出现类似症状,但在超声影像上常无阳性表现,不应行激素注射治疗。

超声引导技术

将线性探头沿锁骨纵轴放置,向锁骨远端移动可见 AC 关节(图 22.3a)。超声图像上 AC 关节呈"V"形(图 22.3b),锁骨端常较肩峰端表浅(图 22.3c)。关节常由一个薄壁囊腔包绕(肩锁韧带),充满关节液时关节囊可扩大。关节腔内偶可见一较小高回声信号纤维软骨板。与 AC 关节毗邻的血管神经结构较少,但其表面附着的皮肤及滑囊壁较薄且极易活动,故在行 AC 关节注射时需注意避免将激素注入关节上方皮下表浅结构内。

患者在接受 AC 关节注射时,需采取坐位,双手于身体两侧自然下垂。该姿势可利用肩臂重力打开 AC 关节。轻轻将上肢向下牵引亦可以帮助打开 AC 关节,但在超声引导下常无需向下牵拉上肢。在精确定位穿刺时,需调整探头位置使"V"形关节位于图像中央,然后由短轴入路进针,毗邻探头中线从前面或后面进针即可。穿刺针位于探头正下方,穿入时可见一"亮点"进入超声图像。深度把握有赖于"下行"技术,针尖应位于关节囊内,肩峰端与锁骨端关节面之间。应注意避免穿刺针穿透关节滑囊,应将针尖抵于骨质表面。注入少量药液即可使关节囊完全扩张,故在注射治疗时应使用最小量药液(尤在诊断性注射时)。常用 0.25mL 曲安奈德(40mg/mL)与 0.75mL 局麻药混合液。

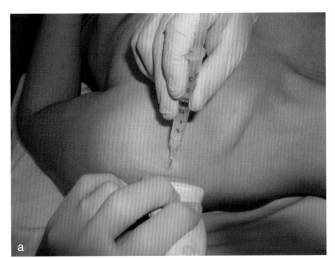

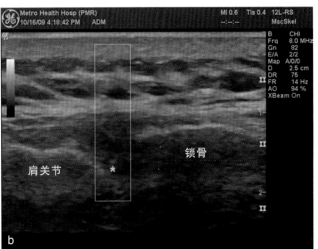

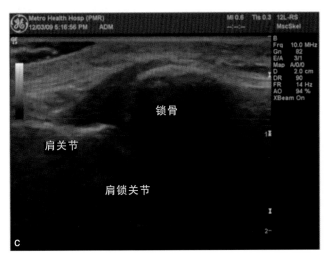

图 22.3　肩锁关节。(a)探头位置平行于锁骨,跨过肩锁关节上方,沿探头中线进针。(b)图示肩锁关节横断面,方框内可见穿刺针影及周围组织移位,星号上方即为穿刺针针尖。(c)图示锁骨向上翘起。

盂肱关节

解剖

　　盂肱关节(或真肩关节)由近端肱骨头与关节盂组成。由于关节盂较小且浅,盂肱关节面由关节盂软骨扩展增大。盂肱关节周围由一个较薄的纤维性关节囊包绕,并由三条盂肱韧带加强,但仍然相对薄弱。由于上述原因,盂肱关节活动范围大,稳定性差。正如二头肌肌腱注射部分所述,滑囊液可由二头肌腱鞘流向结节间沟。盂肱关节囊有时可与位于肩胛骨前方的肩胛下滑囊相连。

　　盂肱关节穿刺术常用于进行退行性关节病变及粘连性滑囊炎的注射治疗[22]。注射治疗亦可用于治疗肩袖关节部及盂唇病变。当关节囊出现积液时,将积液抽出以辅助鉴别脓性、自身免疫性或结晶性关节疾病。在许多病例中,关节囊积液较少,需借助超声进行精确定位。关节周围神经痛亦可由超声辅助诊断治疗[2]。

临床表现

　　盂肱关节病变常表现为关节疼痛及活动范围受限。其中最有特异性的是患侧上肢外旋受限。而在其他肩关节病变中,外旋范围正常,无痛或仅有轻微疼痛。当盂肱关节病变伴有整个上肢(甚至包括手指)牵涉痛和感觉异常时,需与颈神经根病变鉴别。在这些痛病例中,Spurling 试验 (头转向对侧同时拉伸颈部)阴性(不引起疼痛或疼痛不加重),而活动盂肱关节时疼痛加重[14]。盂肱关节病变常与肩袖病变及二头肌病变同时存在,盂肱关节疼痛常使得伴发疾病诊断困难。

盲穿局限性

　　与肩峰下囊注射类似,盂肱关节盲穿成功率较低。Sethi 等人报道由前方入路进行穿刺的准确率为26.8%[22]。Eustace 等人报道 24 例肩关节注射的治疗中有 10 例成功(成功率为 42%);Jone 等人报道 20 例注射治疗中 2 例成功(成功率 10%)[15,23]。以上研究中均未对注射入路进行讨论。而 Rutten 研究报道,应用超声引导进行盂肱关节注射,首次穿刺成功率达到 94%[24]。在这项研究中,前入路(24/25)与后入路(23/25)成功率无明显差异。

超声引导技术

　　检查者站于患者后侧,将探头置于肩胛冈且平行于肩胛冈,可显示盂肱关节(图 22.4a)。可见圆形的肱骨头通过低回声三角形盂唇与关节盂相连(图 22.4b)。轻微旋转肩关节,可见肱骨头在关节盂及盂唇内旋转。对于较大体格的肩部,需用弧形低频(5~6MHz)探头检查。相对于肩部的其他检查,该检查需探头探及更深,频率更低。

　　后入路关节注射时,肱骨内收至胸前,以开放关节后间隙(图 22.4a)。让患者肩胛骨后缩也可帮助打开后间隙(如坐位或卧位时肩部后拉)。探头位置如上所述,穿刺针沿探头长轴穿入,约距离探头外侧端 2cm。此种侧方入路法可使进针角度较小且浅,超声更易观察穿刺针全长(图 22.4b)。目标位置是盂唇与肱骨头之间。若超声未能很好地显示盂唇,应直接向肱骨头方向进针,以免刺穿盂唇或偏出关节盂外,导致关节外组织受损。根据个体差异可选择 3~4 英寸(7.62~10.16cm)穿刺针。对于较大的肩关节,则需调整进针角度,可将针前部弯曲 30°后进针。弯曲后穿刺针可穿刺至肱骨头后部,然后旋转后针尖朝向关节前方(朝向关节盂),沿肱骨头轮廓深入关节腔。常用 1mL 曲安奈德(40mg/mL)和 2~5mL 局麻药进行注射。可见药液在关节囊内扩散,但未扩散至关节外侧或背侧。如注射时有阻力,则说明穿刺针刺入软骨,此时保持注射器活塞压力的同时轻轻退针可使药液注入关节腔。

回旋肌间隙入路

　　由于深度较大、浅表结构密度较大,行盂肱关节前入路穿刺时,超声引导较为困难。但对于表现为肩关节前方水肿、解剖结构变异、活动受限或体位受限不适用后入路者,可用前入路穿刺法。关于关节腔前入路,作者着重介绍"肩袖间隙入路"法。肩袖间隙为三角形,其三边分别为喙突、冈上肌前半部以及肩胛下肌肌腱上缘。该间隙内走行有二头肌肌腱、盂肱关节囊、喙肱韧带以及盂肱韧带。最近,Lim 等人报道超声引导下由肩袖间隙入路进行盂肱关节注射疗效确切[25]。

　　行肩袖入路注射治疗时,患者双手下垂于身体两侧,肩关节轻微外旋。探头置于肩关节前/上部横断面上,正好覆盖肱骨大小结节(图 22.4c),该位置为肱二头肌长头走行于二头肌间沟处。探头置于该位置时可探查关节腔内二头肌肌腱走行于肩胛下肌腱和冈上

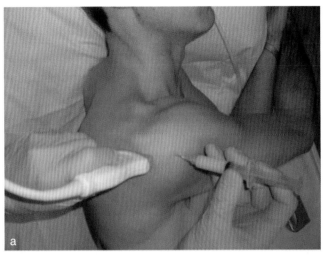
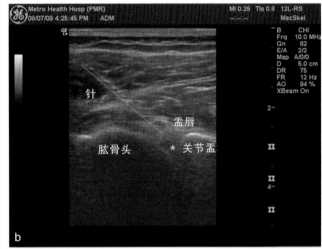
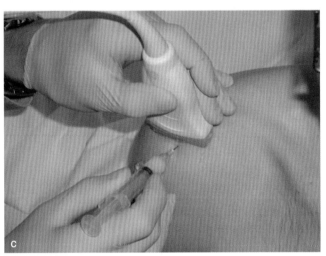
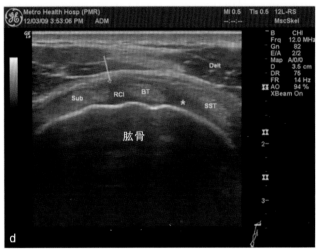

图 22.4　盂肱关节。(**a**)患者上肢内收,将探头置于肩后部,紧邻肩胛冈。(**b**)沿探头纵轴进针,至盂唇下方关节后部(位于线上)。星号为针尖理想位置。(**c**)关节前经肩袖间隙入路时探头位置。(**d**)沿肩袖间隙(RCI)入路时,穿刺针的理想位置(箭头所示)为二头肌肌腱与肩胛下肌腱(Sub)之间。另一种穿刺路径(星号所示)为冈上肌腱(SST)与二头肌腱间入路。Delt,三角肌。

肌腱之间(图 22.4d)。二头肌肌腱与冈上肌腱间可见盂肱韧带上部分,亦可在二头肌肌腱与肩胛下肌腱可见喙肱韧带。当穿刺针进入二头肌与肩胛下肌腱之间的肩袖间隙后, 即可进行注射治疗 (图 22.4 箭头所示)。另外, 还可将穿刺针置于二头肌肌腱与肩胛下肌腱之间(图 22.4 星号所示)。实时监测可见液体沿肱骨扩散,并不沿二头肌腱鞘或上方扩散至周围组织。阻力增大提示针尖进入韧带或肌腱。肩袖间隙注射对较大的肩关节有优势。该入路相对于关节前方入路,可避开位于关节前方的结构,如喙突下滑囊、肩胛下肌及其肌腱、盂肱下韧带。并且该入路可通过将针置于关节腔外侧避开关节前上盂唇。

肩胛下肌腱及肩胛下囊

解剖

　　肩胛下肌起自肩胛骨肩胛下窝,从肩部前方止于肱骨小结节。一部分肌纤维继续走行穿过二头肌间沟,止于肱骨大结节,组成了二头肌间沟的顶部。肩胛下肌是肩袖中唯一使肩关节内旋的肌肉。肩胛下囊位于肌腱深部,在肩胛骨颈部与肩关节相通,因此在肩关节积液时可累及该滑囊。但肩胛下囊可单独出现肿胀、炎症。该部位偶见神经节囊肿或散在的软骨游离体。

临床表现

肩胛下肌病常表现为关节前部疼痛,肩关节主动内旋或被动外旋时常可诱发。但该病发生率低,通常极少单独发生。患者常出现弥漫性关节疼痛,撞击征阳性,且伴肩胛下肌腱及滑囊疼痛。

体格检查:患者可出现肩前部压肩及喙突压痛点位于外下侧。一些健康人该部位阳性亦有压痛,故需双侧对比检查。肩关节活动范围常正常。患侧手臂被动外旋常因牵拉肩前部肌肉引起疼痛,由于位置较深,触诊可无阳性体征。极少数情况下可伴有弹响,提示可能存在肩胛下滑囊撞伤、二头肌腱撕裂、盂唇撕裂或关节内游离体。

肩胛下肌肌力可通过抬离检查(lift off test),检查者将患者患侧手放在后背、手心朝后,嘱患者通过内旋手臂将手抬离背部。抬举受限证明肩胛下肌肌力减弱、肌腱损伤、活动范围受限。该检查诱导出疼痛较常见,需让患者准确指出疼痛部位。

超声引导技术

肩胛下肌的超声检查从结节间沟开始(见二头肌腱鞘内注射章节)。可将线性探头置于肱骨与肱二头肌间沟的横断面(图 22.5a),可见肩胛下肌由深部的肌腹止于肱骨小结。外旋上肢时可见观察区域肌腱被拉伸,周围可见肌肉组织。将探头旋转90°可见肌肉肌腱移形区,成簇肌腱走行于肌腹,在止于小结节前融合成为肌腱。肌腱与肩胛颈之间可见肩胛下滑囊,肩关节积液时可见肩胛下滑囊与肩关节腔相通。

可选择短轴入路(横断面或平面外入路)或长轴入路进行肩胛下肌腱与滑囊穿刺。在探头长轴进行穿刺时,从侧方进针可避免损伤胸肌及腋下深部的神经血管结构。操作时,应嘱患者肩关节外旋45°以便进针。在进行腱鞘内注射时,应由前上方进针(图 22.5b 星号所示)。穿透肌腱后穿刺针可进入滑囊并产生落空感。注入溶液为 0.5mL 曲安奈德(40mL)和 1mL 局麻药。当大剂量药物注入时,可见滑囊充盈或药液向盂肱关节扩散。

胸锁关节

解剖

胸锁关节(亦称 SC 关节)由锁骨近端、胸骨上端外侧及其间隙构成。在锁骨近端可触及锁骨内侧头与胸骨相连。嘱患者肩关节后展并挺胸时胸骨突出,锁骨头可进一步突出;肩关节前伸(或驼背)时,锁骨头回缩。胸锁关节滑脱时,锁骨头可朝向胸骨前内侧完全突出。因胸锁关节深部有胸膜及胸部大血管走行,穿刺时应避免进针过深。

临床表现

胸锁关节疼痛的典型表现为胸壁疼痛、肿胀以及局部压痛。该关节弹响或脱位在正常人中也较为常见,如不伴有疼痛或肿胀则不考虑为病变。肩胛部伸展内收活动、上肢抬高或行"围脖试验"等可诱发疼痛。伴有锁骨骨折、肩关节脱位或从事搬运工作的体力劳动者等更易发生胸锁关节疾病。

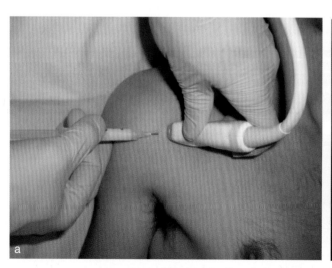
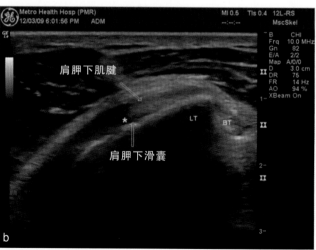

图 22.5　肩胛下滑囊与肩胛下肌腱。(a)探头位于肩关节前方,与肌腱纵轴平行。(b)肱骨外旋时超声图像示肌腱、滑囊及穿刺针理想位置(星号所示)。

超声引导技术

将线性探头平行于锁骨并向其近端滑行直至胸锁关节。超声下表现为锁骨与胸骨连接处一小凹陷。关节外覆有一层很薄的关节囊,关节充盈时关节囊鼓起。嘱患者坐位,上肢扶对侧肩部,轻压肩胛骨有助于打开关节腔。关节腔内有时可见一强回声纤维软骨盘,关节活动时信号减低。

胸锁关节注射时,穿刺针紧邻探头,以短轴技术刺入。为了精确定位,关节需位于超声图像中央,穿刺针朝向超声探头进针(图 22.6a)。针尖进入显像范围时,可见一亮点。由于关节位置表浅,穿刺针与皮肤需保持一极小夹角。应用"下行技术"调整深度,使针尖恰好位于胸锁关节两关节面之间(图 22.6b,星号所示)。操作时应注意避免穿透胸锁关节,所以穿刺时应由内向外谨慎进针,碰到骨面立即停止,以免刺破胸膜及血管等结构。小剂量药物注射即可完全扩张该关节,我们常用 0.25mL 甲强龙(40mg/mL)和 0.75mL 局麻药进行注射治疗。

小 结

将超声技术运用于肌肉骨骼系统有待继续发展。随着技术的提高,有更多、更好的穿刺路径进一步完善。目前,已经有相当多的证据证明,超声技术应用于肩关节穿刺明显优于传统"盲穿"[15-18]甚至透视引导[21,24]。其优势(但不仅限于以下方面)为可实时显示软组织结构、不产生放射损伤、可直接显示针尖位置以及药液[3,26]。本章所述操作治疗技术对肩关节疾病的诊断及治疗均有帮助。为达到最好疗效,仍需配合相应康复治疗,修复和恢复功能。

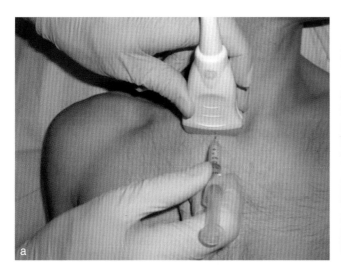
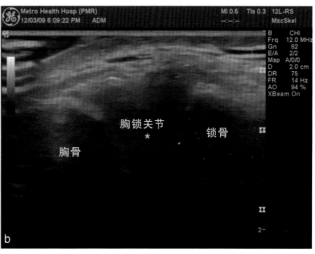

图 22.6　胸锁关节。(a)探头与锁骨平行,穿刺针由探头中点沿短轴刺入。(b)胸锁关节超声图像,星号为穿刺针理想位置。

参考文献

1. Smith J, Finnoff J. Diagnostic and interventional musculoskeletal ultrasound: part 2. Clinical applications. *PMR.* 2009;1:162–177.
2. Jacobson J. *Fundamentals of Musculoskeletal Ultrasound (p.75–79 for rotator cuff), and (p.87–91 for paralabral cyst).* Philadelphia: Saunders; 2007.
3. Adler RS, Allan A. Percutaneous ultrasound guided injections in the shoulder. *Tech Shoulder Elbow Surg.* 2004;5(2):122–133.
4. Huber DJ, Sauter R, Mueller E, Requardt H, Weber H. MR imaging of the normal shoulder. *Radiology.* 1986;158:405–408.
5. Chandnani VP, Yeager TD, DeBerardino T, et al. Glenoid labral tears: prospective evaluation with MRI imaging, MR arthrography, and CT arthrography. *AJR Am J Roentgenol.* 1993;161: 1229–1235.
6. Balasubramaniam P, Prathap K. The effect of injection of hydrocortisone into rabbit calcaneal tendons. *J Bone Joint Surg Br.* 1972;54–B:729–734.
7. Ford LT, DeBender J. Tendon rupture after local steroid injection. *South Med J.* 1979;72:827–830.

8. Gottlieb NL, Riskin WG. Complications of local corticosteroid injections. *JAMA*. 1980;243: 1547–1548.

9. Shrier I, Matheson GO, Kohl HW. Achilles tendonitis: are corticosteroid injections useful or harmful? *Clin J Sport Med*. 1996;6:245–250.

10. Unverferth LJ, Olix ML. The effect of local steroid injections on tendon. *J Sports Med*. 1973;1:31–37.

11. Grassi W, Farina A, Filippucci E, et al. Sonographically guided procedures in rheumatology. *Semin Arthritis Rheum*. 2001;30:347–353.

12. Sofka CM, Collins AJ, Adler RS. Use of ultrasonographic guidance in interventional musculo-skeletal procedures: a review from a single institution. *J Ultrasound Med*. 2001;20:21–26.

13. Van Holsbeeck M, Strouse PJ. Sonography of the shoulder: evaluation of the subacromial-subdeltoid bursa. *AJR Am J Roentgenol*. 1993;160:561–564.

14. McGee D. *Orthopedic Physical Assessment*. 5th ed. Philadelphia: Saunders; 2008:293–294, 312.

15. Eustace JA, Brophy DP, Gibney RP, Bresnihan B, FitzGerald O. Comparison of the accuracy of steroid placement with clinical outcome in patients with shoulder symptoms. *Ann Rheum Dis*. 1997;56:59–63.

16. Partington PF, Broome GH. Diagnostic injection around the shoulder: hit and miss? A cadaveric study of injection accuracy. *J Shoulder Elbow Surg*. 1998;7:147–150.

17. Yamakado K. The targeting accuracy of subacromial injection to the shoulder: an arthrographic evaluation. *Arthroscopy*. 2002;18:887–891.

18. Kang MN, Rizio L, Prybicien M, et al. The accuracy of subacromial corticosteroid injections: a comparison of multiple methods. *J Shoulder Elbow Surg*. 2008;17(suppl):61S–66S.

19. Henkus HE, Cobben LP, Coerkamp EG, et al. The accuracy of subacromial injections: a prospective randomized magnetic resonance imaging study. *Arthroscopy*. 2006;22:277–282.

20. Farin PU, Rasanen H, Heikki J, Arvi H. Rotator cuff calcifications: treatment with ultrasound-guided percutaneous needle aspiration and lavage. *Skeletal Radiol*. 1996;25:551–554.

21. Weiss J, Ting M. Arthrography-assisted intra-articular injection of steroids in treatment of adhesive capsulitis. *Arch Phys Med Rehabil*. 1978;59:285–287.

22. Sethi PM, Kingston S, Elattrache N. Accuracy of anterior intra-articular injection of the glenohumeral joint. *Arthroscopy*. 2005;21:77–80.

23. Jones A, Regan M, Ledingham J, et al. Importance of placement of intraarticular steroid injections. *BMJ*. 1993;307:1329–1330.

24. Rutten MJ, Collins JM, Maresch BJ, et al. Glenohumeral joint injection: a comparative study of ultrasound and fluoroscopically guided techniques before MR arthrography. *Eur Radiol*. 2009;19: 722–730.

25. Lim JB, Kim YK, Kim SW, Sung KW, Jung I, Lee C. Ultrasound guided shoulder joint injection through rotator cuff interval. *Korean J Pain*. 2008;21(1):57–61.

26. Christensen RA, Van Sonnenberg E, Casola G, et al. Interventional ultrasound in the musculo-skeletal system. *Radiol Clin North Am*. 1988;26:145–156.

第 **23** 章

超声引导下手、腕、肘部注射

Marko Bodor, John M. Lesher, Sean Colio

概述 ································ 211
超声引导下腕管综合征注射治疗 ·········· 211
    解剖 ······························ 211
    超声引导下腕管综合征注射的文献回顾 ····· 212
    超声引导下腕管注射技术 ·············· 213
超声引导下弹响指注射治疗 ·············· 213
    解剖 ······························ 213
    超声引导下弹响指注射的文献回顾 ·········· 214
    超声引导下弹响指注射技术 ············ 214
超声引导下腕部注射治疗 ················ 214
    解剖 ······························ 214

超声引导下腕部注射的文献回顾 ·········· 215
超声引导下腕部注射技术 ················ 215
超声引导下肌腱功能障碍注射治疗 ········· 216
    解剖 ······························ 216
    超声引导下肌腱功能障碍注射技术 ········ 217
超声引导下肘部注射治疗 ················ 218
    解剖 ······························ 218
    超声引导下肘部注射的文献回顾 ·········· 218
    超声引导下肘部注射技术 ·············· 218
参考文献 ····························· 220

概　述

　　患者有肢体末端的疼痛、麻木及无力时常会就诊于疼痛科。腕管综合征(carpal tunnel syndrome, CTS)合并肩部撞击综合征时,需要与颈椎神经根病变及椎间盘突出相鉴别[1,2]。拇指扳机指或腕掌关节炎而行腕管手术后常导致鱼际隆起部位的慢性疼痛。桡骨骨折导致的伴拇长屈肌腱与内固定物螺钉撞击正中神经病变,需与复杂性区域疼痛综合征 (complex regional pain syndrome, CRPS)的疼痛、烧灼感及肢体无力相鉴别。这些病变及其他手、腕及肘部的疾病都可以用超声进行诊断并行超声引导下的注射治疗。

　　超声引导下的手、腕及肘部注射有一些基本原则。这些部位通常结构精细、位置表浅,高频探头因具有灵活性及高分辨率(>12MHz)的特点而特别适合应用。扫描骨性结构时,需要在皮肤表层涂超声胶,以保持良好的皮肤接触。可以用弯止血钳、其他的小器械或者检查

者用小手指帮助辨认肌腱等结构, 例如拇指的腕掌关节或相邻的腕舟骨、大、小多角骨三关节。在行超声引导下注射时,可以在患者旁边放相同部位的手、腕、肘部模型,便于辨认复杂的解剖结构(如腕骨)[3]。

超声引导下腕管综合征注射治疗

解剖

　　腕管包含正中神经和九条肌腱:指浅屈肌腱、指深屈肌腱、拇长屈肌腱(图 23.1)。这些肌腱连于屈肌支持带。屈肌支持带桡侧附着于手舟骨和大多角骨的结节;尺侧附着手豌豆骨和钩骨。指浅屈肌腱和指深屈肌腱被共同的滑囊鞘包裹,而拇长屈肌腱被单独的滑囊鞘包裹。正中神经位于屈肌支持带的下方、桡侧腕屈肌的内侧、拇长屈肌腱的浅层和指浅屈肌腱的外侧,但是其位置可能因人而异。因此,盲穿时有可能会损伤神经。正中神经可随手指的运动而移动,在超声

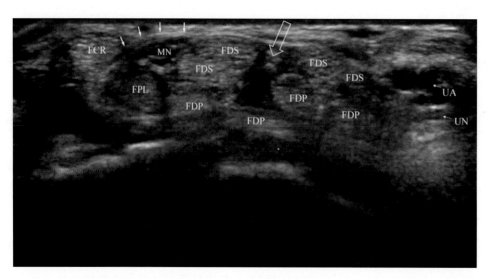

图 23.1 　正常腕管解剖结构。短轴位图像显示健康人手腕远端第一横纹处腕管典型结构。屈肌支持带(实心箭头所示)分隔桡侧腕屈肌(FCR)和正中神经(MN)、拇长屈肌(FPL)。指浅屈肌(FDS)之间可见间隙(空心箭头所示),位于正中神经、尺神经和尺动脉之间。

影像下可以清晰地显示正中神经。

　　腕管综合征是最常见的外周神经卡压综合征。腕管综合征的症状包括夜间手部的麻木、无力及手部肿胀感。拇指、示指、中指及环指尺侧半的掌侧有感觉减退。腕管综合征诊断的金标准仍然是传导速度和肌电图,但是,其超声诊断标准已经逐步确立:远端腕横纹处正中神经横截面积[4]>15mm²,正中神经远端腕横纹处与 12cm 近端处的横截面积比值>1.5 (为更高的特异性我们选用>2.0 的标准)[5],屈肌支持带屈曲[6]。

超声引导下腕管综合征注射的文献回顾

　　Grassi 等报道了一例腕管综合征短轴内技术治疗类风湿性滑囊炎导致腕管综合征的患者。文章中报道在超声引导下直接将针穿入正中神经和桡侧腕屈肌之间的缝隙[7]。但是从我们的经验来看,这个间隙太小,在大多数患者很难操作,但是对于正中神经位置偏向内侧的患者是一个入路选择(图 23.2)。

　　Smith 等报道了一种超声引导下经豌豆骨水平长轴穿刺进行腕管注射的技术[8]。穿刺针从尺神经和尺动脉的外侧以一较小的夹角穿向正中神经。注射液体使正中神经和周围粘连分离。Smith 等应用这种技术进行了 50 余次注射,无并发症发生。长轴技术确保针尖和针柄在穿刺过程中可视。我们也发现该种穿刺入路对于手术失败的腕管综合征特别有效,可以在腕横韧带或腕管中央,神经和韧带粘连严重处直接注射药物。

　　但是,目前尚没有超声引导和盲穿进行腕管注射

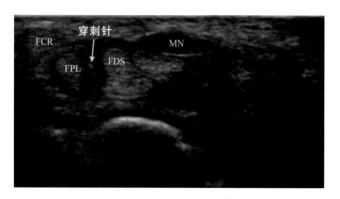

图 23.2 　腕管综合征(短轴位注射)——将正中神经(MN)置于中间。在拇长屈肌腱和指浅屈肌腱之间可见间隙,为穿刺位置(箭头所示)。

的对照研究报道。最近的一项回顾性研究报道了腕管盲穿注射糖皮质激素治疗腕管综合征,75%的患者取得了良好的效果,但是 8%的患者症状加重。70%的患者短期疗效较好,但是 50%在一年后复发[9]。

　　Armstrong 等发现盲穿腕管糖皮质激素注射 2 周后,有明显的神经修复作用,特别是对于正中神经感觉缺失的患者。这个发现对于所有的疼痛医生尤其有价值,特别是从事脊柱专科治疗的医生[10]。

　　短轴技术的优势在于应用更细的穿刺针和更短的穿刺距离。操作正确时可基本无痛,但是如果穿刺针刺入肌腱时,患者会感到明显的疼痛。我们已经应用超声引导行 1800 例腕管注射,只有 1 例并发症发生(既往有感染史的患者发生了感染)。

超声引导下腕管注射技术

患者坐于医生对面，将手掌面向上放于薄枕上。超声仪放于患者一侧，方便医生操作时不必转头或明显地改变体位，这些动作会影响穿刺的准确性。

手指屈曲，手腕放松，增加肌腱间的空隙，然后短轴位扫描手腕远端第一横纹处。肌腱之间的缝隙可以清晰显示，在正中神经和尺神经以及中指和环指指浅屈肌肌腱之间可见空隙（图23.1和图23.3a~c）。无论是采用超声引导下的短轴或长轴位，穿刺点总是位于超声图像之外的，因此必须要对穿刺点位置进行扫描，以避开重要的结构如正中神经、尺神经及尺动脉[3]。由于结构不同以及探头压迫时神经结构由亮变暗，可以区分正中神经和肌腱。而且正中神经可位于探头的内侧或外侧位置，根据探头放置而不同。

在超声图像上确定靶点后，穿刺点和靶点之间的距离可以用超声距离测量工具或屏幕上的刻度进行测量。我们常采用30号、25mm穿刺针行短轴、斜位穿刺进入缝隙，并避免损伤韧带。持针轻柔，有利于感受穿刺针滑过韧带，避免针刺入韧带中。当穿刺针到达韧带表面后，注入1.5mL 20~40mg曲安奈德和生理盐水的混合液（图23.3b,c）。如果药液混合不均匀或针尖刺入韧带，可能会出现针头堵塞，则需要换大号穿刺针。

注射完毕后退针，嘱患者伸直手指，使药物进入腕管。夜间用夹板固定腕部，避免过度活动关节。根据我们的经验，腕部注射可以使轻到中度腕管综合征患者完全缓解症状达到6个月或更长时间。

超声引导下弹响指注射治疗

解剖

弹响指常发生在第一环形（A1）滑车，由于屈指肌腱和滑车之间摩擦力增加或大小不匹配。A1滑车由靠近掌指关节的结缔组织构成，并与肌腱鞘膜相连续[11]。成人的示指、中指、环指的A1滑车平均长度为12mm，小指为10mm[12]。弹响指的超声表现包括肌腱肿胀、A1滑车低回声性增厚、血管增生、腱鞘积液、屈伸手指时的腱鞘形状异常[11,13,14]。

在轴位超声图像上，A1滑车呈低回声的抛物线形状包绕指浅屈肌腱、指深屈肌腱和掌板。拇指只有一条拇长屈肌腱，因此A1滑车更呈圆形。

弹响指是一种手部常见疾病，正常人群一生发病率约为2.6%，糖尿病患者占10%。症状严重程度不一，轻者表现为手指的紧束感或疼痛，严重者出现手指弹响、绞锁。触痛为常见症状，在病情轻的患者中，触痛可能是唯一的表现[11]。弹响指按照Quinnell分级标准可分为如下5级：0级，手指屈伸正常，无疼痛；1级，手指屈

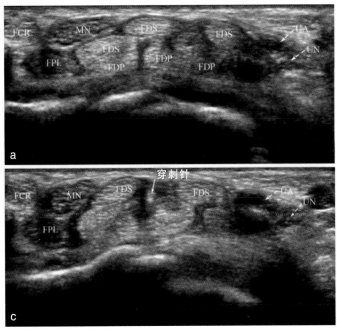
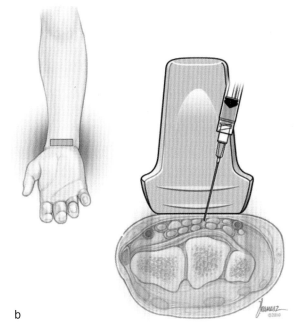

图23.3　腕管综合征（短轴位注射）。（a）图示增粗的正中神经（MN）及指浅屈肌（FDS）之间的缝隙。（b）图示注射前穿刺针及探头位置。（c）超声图像示注射过程中针尖（箭头所示）被无回声注射液环绕。

伸正常,偶有疼痛;2级,手指屈伸活动不利,有顿挫感;3级,间歇性绞锁,主动用力屈伸可以克服;4级,绞锁固定,常于屈伸位,只有被动屈伸方可克服[11]。

超声引导下弹响指注射的文献回顾

Godey 等报道了采用长轴技术在滑车上方和下方注射糖皮质激素的个案[16]。Bodor 和 Flossman 进行了50/52 例弹响指患者短轴(位)注射的队列研究,结果发现,6 个月随访时,94%的患者完全缓解;1 年时为90%;18 个月时为 65%;3 年时缓解率达 71%。与盲穿 1年随访 56%的缓解率相比有明显的统计学意义[11,17,18]。

超声引导下弹响指注射技术

短轴超声图像下, 靶点为 A1 滑车下方的三角形区域,该三角形由指浅屈肌腱和指深屈肌腱、掌板以及远端掌骨和滑车构成(图 23.4)。屈肌腱可在指骨近端水平辨认。指骨表面呈凹面,将探头移向掌指关节,显示指骨的凹面变为掌骨的凸面。

超声扫描时, 将 A1 滑车和靶点三角显示于超声图像的中央,或者中央偏左方,便于右手注射。注射在三角的桡侧或尺侧都可以达到良好的效果。弹响指注射和其他短轴(位)注射一样需要精确定位,可以在探头一侧放置标记物以便于注射操作。

我们常采用由远端向近端穿刺的方法,水平方向呈 70°角,垂直方向呈 45°角。由穿刺点向三角的斜边规划穿刺路径。用 30 号穿刺针破皮后,注射 0.25mL、4%利多卡因局部麻醉,然后在实时超声动态图像下进针至靶点三角。

当穿刺针穿入三角以后, 注射 0.5~1mL 10~15mg曲安奈德和 2%~4%的利多卡因,并在超声图像下观察药物在 A1 滑车下扩散情况。如果药物扩散至滑车外或者没有看见药物扩散,应调整针尖位置。有时开始注射时阻力较大,然后阻力骤减,并看到滑车膨胀。穿刺针穿过滑车时阻力较大,而且针尖易堵塞,此时需要换大号穿刺针。注射完毕后,可鼓励患者恢复正常活动。

超声引导下腕部注射治疗

解剖

腕部由远端桡和尺骨、近端腕骨以及远端腕骨和掌骨组成。近端腕骨包括舟骨、月骨、三角骨、豌豆骨;远端腕骨包括大多角骨、小多角骨、头状骨和钩骨。腕

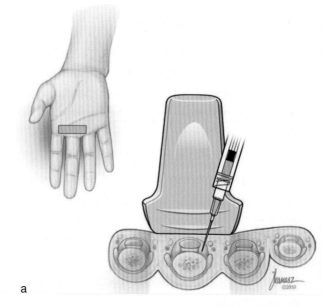

a

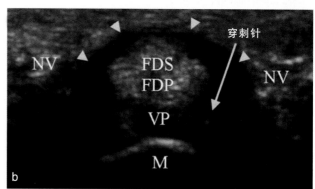

b

图 23.4　弹响指(短轴位注时)。(a)示意图(Joseph Kanasz,BFA绘制)。(b)短轴位显示腱鞘滑囊(三角箭头所示),穿刺针进入三角区,三角箭头所示为滑囊。FDS,指浅屈肌;FDP,指深屈肌;VP,掌板;M,远端掌骨;NV,神经血管束(位于滑囊两侧)。

关节由远端桡尺关节、桡掌关节、中间掌关节和腕掌关节组成。远端桡尺关节可使桡骨以尺骨为支点进行旋前、旋后动作。双凹形的桡腕关节允许腕部屈伸和桡尺骨的移动。近端腕骨与远端腕骨形成半环形,为腕关节的活动提供基础[19]。远端腕骨为腕掌骨和腕部韧带提供附着点和支持作用,这些腕部韧带为腕部骨提供连接和稳定作用。

腕部容易受急性和慢性损伤, 如背侧和掌侧的脱臼、慢性关节不稳、类风湿关节炎、炎症性关节炎、骨性关节炎等。骨性关节炎分原发性和继发性两种。原发性骨性关节炎常发生于拇指的腕掌关节。继发性骨性关节炎常发生于腕部骨折或舟月韧带和月三角韧带损伤之后[21]。大约 95%的继发性骨性关节炎累及舟骨[22]。

超声引导下腕部注射的文献回顾

Koski 等对 50 例活动期类风湿关节炎患者行超声引导下腕部注射治疗[23]。研究分为 2 组，每组 25 名患者：第一组将 20mg 曲安奈德注入桡腕关节；第二组将半量注射于桡腕关节，另一半注射于腕骨间关节。3 个月后随访，两组患者 VAS 评分都明显改善，第一组中的 19 名患者及第二组中的 22 名患者均取得良好的治疗效果。

Boesen 等对 17 例类风湿关节炎患者行超声引导下桡腕关节注射 1mL 40mg 甲强龙、0.15mL 钆（造影剂）及 0.5mL 0.5% 利多卡因的混合液，并观察药物在腕部的扩散情况[24]。探头短轴位扫描远端桡骨和尺骨。评价标准：1 分为一个肌间隙完全扩散；0.5 分为一个肌间隙部分扩散，0 分为无扩散。结果显示平均评分为 2.4 分，四个肌间隙完全分布仅见于 2 名患者。

Lohman 等在超声引导腕部注射，MR 关节造影评价超声引导下注射效果的回顾性研究显示，108 名患者中 101 名（93.5%）是注射到关节内[25]。他们采用的注射方法是将腕部轻度掌侧屈曲，触及 Lister 结节，超声短轴位扫描定位桡腕关节第三和第四肌间隙，然后将探头旋转 90°，行长轴位注射。

Umphrey 等在 17 例尸体上利用超声引导行短轴位大多角掌关节（TMC）和拇指腕掌关节注射[26]。X 线片确认注射位置，发现其中 16 例（94%）一次注射成功率。Mandl 等采用盲穿，超声结果显示也取得了相似的成功率（91%）[27]。

在最近的一项对 18 例患者进行的报道中，Salini 等利用超声引导行拇指腕掌关节注射 1% 透明质酸盐，1 个月后随访，静息时疼痛评分从 1.8 降到 0.5，活动时从 8 降到 4；9 人停用 NSAID 药物，7 人减少使用（每周由 2.5 片减为 1 片）。

在一项 56 例患者拇指腕掌关节盲穿的对照研究中，Fuchs 等对比了一次注射 10mg 曲安奈德和隔周共注射三次 1mL 1% 透明质酸盐。在注射后 3 周及 26 周随访发现，曲安奈德组疼痛 VAS 评分从 61 到 20 到 48，而透明质酸盐组疼痛 VAS 评分从 64 到 30 到 28[29]。

超声引导下腕部注射技术

在进行注射之间，进行一次超声定位是非常重要的。例如，疼痛部位在腕部桡侧，桡舟关节需要显示于图像中央，并仔细触压该关节，以明确该关节是否是疼痛部位。为了精确地定位，我们推荐采用小探头或者用小指触压病变关节。如果这个关节是疼痛病变部位，则相对于相邻部位会有明显的压痛。我们认为这种方法对于定位小的难以穿刺的关节特别有效，如豌豆-三角关节和舟骨-大多角-小多角关节。

下面讲述两种最常用到的腕部注射技术：长轴（位）注射法和短轴（位）注射法。

行长轴位桡腕关节注射时，患者坐于医生对面，超声仪放置于患者一侧，患侧腕部放于薄枕上，手掌向下，轻度掌侧屈曲。短轴位首先识别 Lister 结节，结节尺侧方向紧邻的依次为拇长伸肌和指总伸肌。将拇长伸肌和指总伸肌之间的肌间隙显示于屏幕中央，然后向远端移动探头直到桡骨骨皮质消失。90°旋转探头，可以显示长轴位的桡舟关节（图 23.5）。采用 27 号、32mm 穿刺针沿长轴位由远端向近端穿刺桡舟关节直至骨面。

对于小的表浅关节（如拇指腕掌关节）注射，可使用短轴位注射。手腕保持中立位，背侧入路时手掌轻

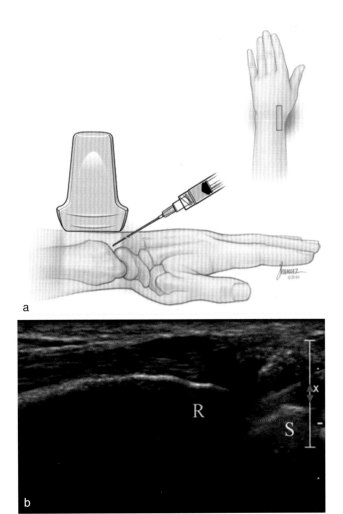

图 23.5　腕关节（桡舟关节）长轴位注射。(a)图片由 Joseph Kanasz，BFA 绘制。(b)长轴位显示关节、桡骨（R）、舟骨（S）和右侧的穿刺针。注射药物包绕针尖。

度旋后,轻度尺侧偏移;掌侧入路时拇指内收,手掌轻度尺侧偏移。将关节显示于屏幕中央,并估计皮肤至关节的距离。采用 30 号、12.5mm 或 25mm 穿刺针短轴位直接行关节注射(图 23.6)。当针到达关节,注射 0.5~1mL 糖皮质激素、利多卡因或关节润滑剂的混合液。背侧入路的优点是可以避开手掌侧的敏感皮肤;Umphrey 等[26] 认为掌侧入路的优点是可以避开拇指肌腱。

超声引导下肌腱功能障碍注射治疗

解剖

伸肌腱在腕部和前臂背侧分成六个肌间隙:E1,

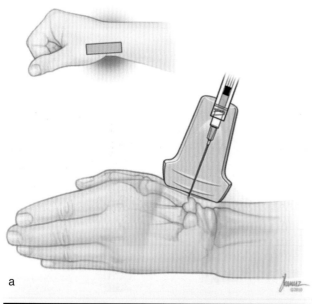

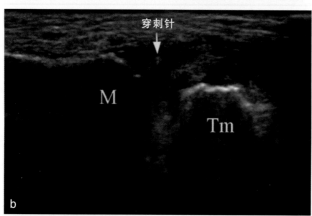

图 23.6　拇指腕掌关节注射 (短轴位背侧入路)。(a) 图示由 Joseph Kanasz,BFA 绘制。(b)短轴位图像显示注射时穿刺针(箭头所示)、近端掌骨(M)和大多角骨(Tm)。药物通过 30 号穿刺针注射,由于注射速度快和气泡,在 M 和 Tm 之间显示高亮液体区。

拇长展肌(APL)和拇短伸肌(EPB)之间;E2,桡侧腕长伸肌(ECRL)和桡侧腕短伸肌(ECRB)之间;E3,拇长伸肌 (EPL);E4, 指总伸肌 (EDC);E5, 小指伸肌 (EDM);E6,尺侧腕伸肌(ECU)。这些肌腱在腕部很容易发生摩擦、过度使用、积液和退变。ECRB、EDC、EDM 和 ECU 共同起源于肱骨外上髁。屈肌腱解剖已在腕管章节讨论。

de Quervain 腱鞘炎

Fritz de Quervain 在 1895 年提出了在第一肌间隙,即拇长展肌和拇短展肌之间发生狭窄性腱鞘炎[30]。表现为拇指和腕部活动时疼痛以及桡骨茎突压痛。发生率大约为每年 0.94/1000 人至 6.3/1000 人[31,32],而且女性、老年人及非洲裔美国人发生率高[32]。超声图像可见肌腱及滑液鞘增厚伴明显的水肿性变化[33]。

Zingas 等在 19 例 de Quervain 腱鞘炎患者行盲穿注射糖皮质激素及造影剂,观察药物扩散范围对疾病恢复的疗效。研究发现:11/16 例患者药物在 E1 间隙扩散可明显缓解症状;4/5 例患者药物在 E1 及拇长展肌、拇短展肌周围扩散可明显缓解症状;3 例药物未进入 E1 间隙,治疗无效。作者认为确保注射疗效的关键是能准确地肌腱腱鞘内注射,如果不能在拇长展肌和拇短展肌之间的鞘膜内注射,疗效较差。

Avci 等对孕妇及未怀孕女性行随机对照试验,观察盲穿注射皮质激素的效果,发现 9 例患者症状完全缓解,并且均没有使用拇指十字夹板固定[35]。

Jeyapalan 和 Choudhary 在超声引导下治疗 17 例 de Quervain 腱鞘炎患者,随访发现 15/16(94%)患者症状明显改善[36]。

交叉综合征

交叉综合征(又称为 oarsman 综合征)发生于前臂远端 E1(拇长展肌和拇短伸肌)和 E2(桡侧腕长伸肌和桡侧腕短伸肌)结合的位置。该部位局部压痛可确定诊断。超声图像可见到局部鞘膜增厚、水肿渗出[37]。超声引导下皮质激素注射及避免受压和剧烈活动可明显缓解症状。在 E2 和 E3 结合的位置可发生罕见的摩擦综合征。

肱骨外上髁炎

肱骨外上髁炎(LE),又称为网球肘,其发生率为 0.4%~0.7%[38,39]。肱骨外上髁炎继发于过度使用、退变、修复障碍(肌腱病变)或者伸肌腱的微小撕裂[3,40]。桡侧腕短伸肌的深部纤维常被累及。超声图像可发现肌腱弥漫增厚、低回声区、线性或复杂肌腱撕裂、肌腱内钙化和相邻骨不规则增生[3]。

最近系统性文献回顾[41,42]发现糖皮质激素注射可提供短期效果，但无长期效果；物理治疗可提供中期及长期疗效。糖皮质激素注射的风险是伸肌肌腱及外侧副韧带撕裂。

Mishra 等报道了 20 例糖皮质激素联合物理治疗失败的网球肘患者行富血小板血浆（PRP）注射的对照试验[43]。8 周后，PRP 组 15 例患者疼痛 VAS 评分有60% 的降低，丁哌卡因组 5 例患者只有 16% 缓解。平均 25.6 个月后随访，PRP 组有 93% 缓解。

最近的系统性研究[44,45]也认为，增生疗法、聚桂醇及自体血、PRP 注射均能有效治疗肱骨外上髁炎。McShane 等报道超声引导下应用经皮肌腱针分离术（needle tenotomy）治疗肱骨外上髁炎，在 22 个月后随访，有 92%的患者症状明显改善。

肌腱撞击

Arora 等观察了 141 例掌骨骨折开放复位内固定的患者，发现 2 例拇长屈肌腱撕裂，9 例屈肌腱腱鞘炎，2 例拇长伸肌腱撕裂，4 例伸肌腱滑囊炎，3 例腕管综合征，5 例复杂性区域疼痛综合征。Casaletto 等报道了 7 例掌骨骨板内固定致拇长屈肌腱撕裂的患者[48]。Adham 等报道了 4 例桡骨远端骨折行掌骨内固定导致屈肌腱损伤的患者，这些损伤均因肌腱与螺丝或固定板远端接触所致[49]。

超声引导下肌腱功能障碍注射技术

超声引导下 de Quervain 腱鞘炎注射方法如下：短轴位识别拇指基部的拇长展肌和拇短伸肌，并找到最大的压痛点，通常在桡骨茎突旁。E1 肌间隙是注射靶点，但是如果有隔膜而使药物不能沿腱鞘扩散时，可分别对每个肌腱鞘注射。在屏幕中央显示两个肌腱间隙，采用 27 号、32mm 穿刺针短轴位注射 1~2mL 利多卡因和糖皮质激素的混合液（图 23.7）。

采用同样的方法行交叉综合征超声引导下注射。E1 肌间隙近端与 E2 间隙相交叉。短轴位识别拇长展肌和拇短伸肌之间的 E1 肌间隙，向近端进针穿刺 E1和 E2 肌间隙交接处，注射药物。

超声图像可以识别肱骨外上髁炎的伸肌腱水肿、退变、部分或全部撕裂、可能影响穿刺针位置的其他

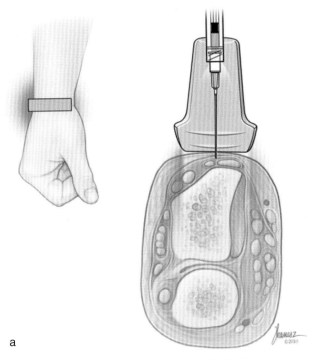

a

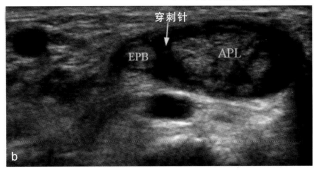

b

图 23.7　de Quervain 腱鞘炎（短轴位注射）。(a)图示由 Joseph Kanasz，BFA 绘制。(b)短轴位显示针尖（箭头所示）位于拇长展肌（APL）和拇短伸肌（EPB）之间。

因素等。可以采用短轴位或长轴位超声引导注射 PRP到肌腱裂隙并同时观察药物扩散情况（图 23.8）。

超声引导下肌腱撞击注射治疗可以用动态图像观察撞击的肌腱及其位置。只可以注射局麻药，因为注射糖皮质激素会增加韧带断裂的风险。当疼痛根源被确定后，可帮助判断是否需取出内固定物。肌腱撞击的注射技术（如拇长屈肌注射）与腕管综合征注射相似。短轴位和长轴位技术均可以采用，但是穿刺针要穿过浅层肌腱到达拇长屈肌和内固定板或螺丝之间的间隙。穿刺到位后，注射 0.5~1mL 利多卡因（4%）或者 0.75% 丁哌卡因，并评估疼痛和功能（图 23.9）。

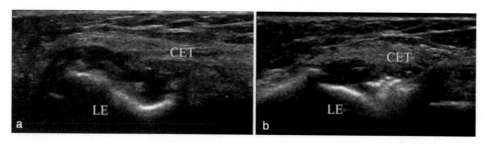

图 23.8　肱骨外上髁炎。(a) 长轴位显示在指总伸肌腱(CET)和肱骨外上髁(LE)之间有低回声液体,提示为裂隙。 (b)长轴位显示注射 PRP 到裂隙。

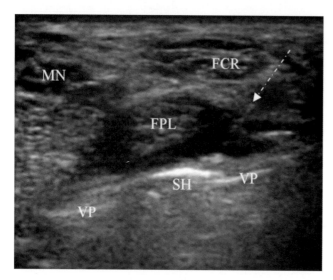

图 23.9　拇长屈肌腱撞击。短轴位显示靠近拇长屈肌(FPL)的远端桡骨掌侧的内固定板(VP)和突出的螺丝头(SH)。该图像是诊断性注射图像。通过长轴位注射法用局麻药将 FPL 推离 SH,穿刺针由于角度陡峭显示为箭头所示的一列点状直线。

超声引导下肘部注射治疗

解剖

肘部是由肱骨、桡骨、尺骨的关节面组成的复合关节。肱尺关节类似铰链关节,而桡尺近侧关节和肱桡关节可做轴向运动。关节囊包裹整个肘部,肘关节伸直时拉紧,屈曲时松弛。肘部有三个脂肪垫,两个在肱骨小头和滑车窝处,另外一个在鹰嘴窝处。肘关节炎症渗出时,脂肪垫位置升高,影像学可见明显的后方和前方升高的脂肪垫。

肘部有多个滑囊,包括肘部和鹰嘴滑囊。肘部滑囊包括桡骨–二头肌滑囊和骨间滑囊[50]。肘部滑囊位于远端肱二头肌肌腱和桡骨粗隆之间,前臂内旋时可减

少摩擦。肘部滑囊很少导致肘窝疼痛和水肿[51]。肘部后方有三个滑囊,包括鹰嘴浅层滑囊,其位于鹰嘴后方皮下。鹰嘴浅层滑囊容易因直接损伤或慢性重复性损伤及其他致炎因素导致滑囊炎。

在肘部行注射治疗时,了解肘部的神经解剖是非常重要的。尺神经位于鹰嘴突和肱骨内上髁之间,桡神经位于肱桡肌下方,并分为桡神经深支和浅支。桡神经深支穿过旋后肌,浅支在肱桡肌下方走行并分布于手背桡侧[52]。正中神经在肱肌的浅表位置,肱动脉的内侧[53]。

超声引导下肘部注射的文献回顾

超声引导下肘部注射可用于诊断和治疗骨性关节炎、类风湿关节炎、晶体沉积性关节炎和感染所致的肘关节疼痛。超声可以清晰显示体格检查及盲穿难以发现的局部水肿渗出,因而有助于治疗肘部疼痛。

Louis 团队和 Bruyn 团队报道了采用相似的方法进行肘部注射。患者屈曲肘关节并将手放于薄枕上,探头和上臂长轴平行,移向手臂外侧直到三角肌肌腱消失。应用长轴技术穿刺注射。该方法可避免正中神经、桡神经和尺神经损伤,解剖标志物包括肱骨鹰嘴窝、后方的脂肪垫及鹰嘴。

超声引导下肘部注射技术

患者坐于医生对侧,膝盖上放折叠枕头,肘部弯曲,手放于枕头上方。长轴位图像可见鹰嘴和三角肌韧带(图 23.10a)。使探头的下端固定于鹰嘴上,右肘部注射顺时针旋转探头30°,左肘部注射逆时针旋转探头30°。肱骨远端的外侧滑车凸面(表面是低回声软骨层)可显示在显示器上,同时鹰嘴和滑车之间的小凹陷即是关节间隙 (图 23.10c)。一定要谨慎旋转探头,避免旋转角度太大。如果旋转角度过大,低回声的软骨层可能会消失,鹰嘴上方显示的骨表面可能为肱

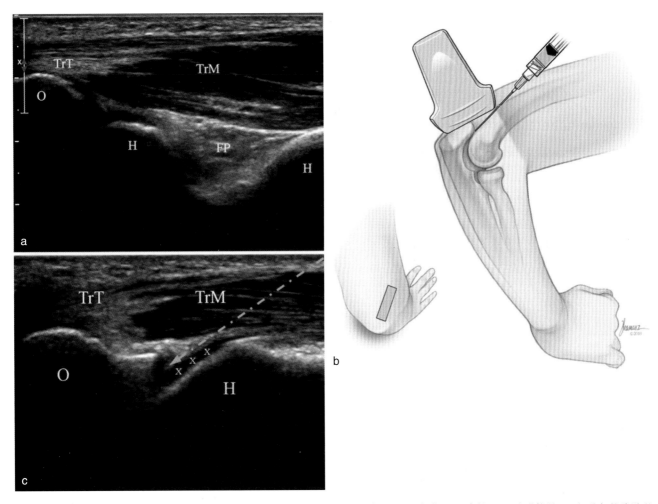

图 23.10 肘部(长轴位注射)。(a)长轴位图像可见三角肌肌腱(TrT)、肌肉(TrM)、鹰嘴(O)、肱骨(H)、透明软骨(x)和后方的脂肪垫(FP)。(b)图示旋转探头 30°,由 Joseph Kanasz,BFA 绘制。(c)超声图像显示 b 图上三角肌肌腱(TrT)、肌肉(TrM)和穿刺针轨迹(箭头所示),穿刺针穿过肌肉并避开肌腱。

骨后外上髁。将探头小心向下移动,缩短进针点与关节腔之间的距离。通常是采用细针沿长轴方向由上至下穿刺注射(图 23.10b)。如果需要肘关节抽吸(图 23.11),先抽回细针并麻醉穿刺路径,然后再更换较粗的抽吸针。

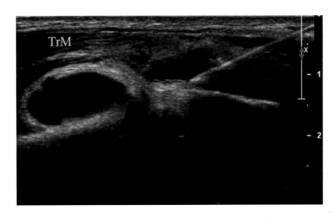

图 23.11 肘关节抽吸。长轴位图像显示用 18 号针穿刺对一名痛风患者抽吸 15mL 低回声液体。渗出液位于关节的表层,图中所见的骨性结构是肱骨远端。

参考文献

1. Bodor M. Shoulder pathokinesiology and rehabilitation. In: *Painful Shoulder, 2004 AAEM Course Symposia, American Association of Neuromuscular and Electrodiagnostic Medicine.*

2. Gorski JM, Schwartz LH. Shoulder impingement presenting as neck pain. *J Bone Joint Surg Am.* 2003;85-A(4):635–638.

3. Bodor M, Fullerton B. Ultrasonography of the hand, wrist and elbow. *Phys Med Clin N Am.* 2010 Aug;21(3):509–31.

4. Lee D, van Holsbeeck MT, Janevski PK, Ganos DL, Ditmars DM, Darian VB. Diagnosis of carpal tunnel syndrome. Ultrasound versus electromyography. *Radiol Clin North Am.* 1999;37(4):859–872.

5. Hobson-Webb LD, Massey JM, Juel VC, Sanders DB. The ultrasonographic wrist-to-forearm median nerve area ratio in carpal tunnel syndrome. *Clin Neurophysiol.* 2008;119(6):1353–1357.

6. Beekman R, Visser LH. Sonography in the diagnosis of carpal tunnel syndrome: a critical review of the literature. *Muscle Nerve.* 2003;27(1):26–33. Review.

7. Grassi W, Farina A, Filippucci E, Cervini C. Intralesional therapy in carpal tunnel syndrome: a sonographic-guided approach. *Clin Exp Rheumatol.* 2002;20(1):73–76.

8. Smith J, Wisniewski SJ, Finnoff JT, Payne JM. Sonographically guided carpal tunnel injections: the ulnar approach. *J Ultrasound Med.* 2008;27(10):1485–1490.

9. Bland JD. Treatment of carpal tunnel syndrome. *Muscle Nerve.* 2007;36(2):167–171. Review.

10. Armstrong T, Devor W, Borschel L, Contreras R. Intracarpal steroid injection is safe and effective for short-term management of carpal tunnel syndrome. *Muscle Nerve.* 2004;29(1):82–88.

11. Bodor M, Flossman T. Ultrasound-guided first annular pulley injection for trigger finger. *J Ultrasound Med.* 2009;28(6):737–743.

12. Wilhelmi BJ, Snyder N IV, Verbesey JE, Ganchi PA, Lee WP. Trigger finger release with hand surface landmark ratios: an anatomic and clinical study. *Plast Reconstr Surg.* 2001;108:908–915.

13. Serafini G, Derchi LE, Quadri P, et al. High resolution sonography of the flexor tendons in trigger fingers. *J Ultrasound Med.* 1996;15:213–219.

14. Guerini H, Pessis E, Theumann N, et al. Sonographic appearance of trigger fingers. *J Ultrasound Med.* 2008;27(10):1407–1413.

15. Quinnell RC. Conservative management of trigger finger. *Practitioner.* 1980;24:187–190.

16. Godey SK, Bhatti WA, Watson JS, Bayat A. A technique for accurate and safe injection of steroid in trigger digits using ultrasound guidance. *Acta Orthop Belg.* 2006;72:633–634.

17. Fleisch SB, Spindler KP, Lee DH. Corticosteroid injections in the treatment of trigger finger: a level I and II systematic review. *J Am Acad Orthop Surg.* 2007;15:166–171.

18. Peters-Veluthamaningal C, Winters JC, Groenier KH, Jong BM. Corticosteroid injections effective for trigger finger in adults in general practice: a double-blinded randomised placebo controlled trial. *Ann Rheum Dis.* 2008;67(9):1262–1266.

19. Lichtman DM, Schneider JR, Swafford AR, Mack GR. Ulnar midcarpal instability-clinical and laboratory analysis. *J Hand Surg Am.* 1981;6(5):515–523.

20. Boutry N, Lapegue F, Masi L, Claret A, Demondion X, Cotten A. Ultrasonographic evaluation of normal extrinsic and intrinsic carpal ligaments: preliminary experience. *Skeletal Radiol.* 2005;34(9):513–521.

21. Taljanovic MS, Sheppard JE, Jones MD, Switlick DN, Hunter TB, Rogers LF. Sonography and sonoarthrography of the scapholunate and lunotriquetral ligaments and triangular fibrocartilage disk: initial experience and correlation with arthrography and magnetic resonance arthrography. *J Ultrasound Med.* 2008;27(2):179–191.

22. Watson HK, Ryu J. Evolution of arthritis of the wrist. *Clin Orthop Relat Res.* 1986;(202):57–67.

23. Koski JM, Hermunen H. Intra-articular glucocorticoid treatment of the rheumatoid wrist. An ultrasonographic study. *Scand J Rheumatol.* 2001;30(5):268–270.

24. Boesen M, Jensen KE, Torp-Pedersen S, Cimmino MA, Danneskiold-Samsøe B, Bliddal H. Intra-articular distribution pattern after ultrasound-guided injections in wrist joints of patients with rheumatoid arthritis. *Eur J Radiol.* 2009;69(2):331–338.

25. Lohman M, Vasenius J, Nieminen O. Ultrasound guidance for puncture and injection in the radiocarpal joint. *Acta Radiol.* 2007;48(7):744–747.

26. Umphrey GL, Brault JS, Hurdle MF, Smith J. Ultrasound-guided intra-articular injection of the trapeziometacarpal joint: description of technique. *Arch Phys Med Rehabil.* 2008;89(1):153–156.

27. Mandl LA, Hotchkiss RN, Adler RS, Ariola LA, Katz JN. Can the carpometacarpal joint be injected accurately in the office setting? Implications for therapy. *J Rheumatol.* 2006;33(6):1137–1139.

28. Salini V, De Amicis D, Abate M, Natale MA, Di Iorio A. Ultrasound-guided hyaluronic acid

injection in carpometacarpal osteoarthritis: short-term results. *Int J Immunopathol Pharmacol.* 2009;22(2):455–460.

29. Fuchs S, Mönikes R, Wohlmeiner A, Heyse T. Intra-articular hyaluronic acid compared with corticoid injections for the treatment of rhizarthrosis. *Osteoarthritis Cartilage.* 2006;14(1):82–88.

30. de Quervain F. Uber eine form von chronischer tendovaginitis, Corresp.-Bl. f. Schweizer Arzte 1895;25:389–394.

31. Roquelaure Y, Ha C, Leclerc A, et al. Epidemiologic surveillance of upper-extremity musculoskeletal disorders in the working population. *Arthritis Rheum.* 2006;55:765–778.

32. Wolf JM, Sturdivant RX, Owens BD. Incidence of de Quervain's tenosynovitis in a young, active population. *J Hand Surg Am.* 2009;34:112–115.

33. Diop AN, Ba-Diop S, Sane JC, et al. Role of US in the management of de Quervain's tenosynovitis: review of 22 cases. *J Radiol.* 2008;89(9 pt 1):1081–1084. French.

34. Zingas C, Failla JM, Van Holsbeeck M. Injection accuracy and relief of De Quervain's tendinitis. *J Hand Surg Am.* 1998;23(1):89–96.

35. Avci S, Yilmaz C, Sayli U. Comparison of nonsurgical treatment measures for de Quervain's disease of pregnancy and lactation. *J Hand Surg Am.* 2002;27:322–324.

36. Jeyapalan K, Choudhary S. Ultrasound-guided injection of triamcinolone and bupivacaine in the management of De Quervain's disease. *Skeletal Radiol.* 2009;38(11):1099–1103.

37. De Maeseneer M, Marcelis S, Jager T, Girard C, Gest T, Jamadar D. Spectrum of normal and pathologic findings in the region of the first extensor compartment of the wrist: sonographic findings and correlations with dissections. *J Ultrasound Med.* 2009;28(6):779–786.

38. Plancher KD, Halbrecht J, Lourie GM. Medial and lateral epicondylitis in the athlete. *Clin Sports Med.* 1996;15:283–305.

39. Hamilton P. The prevalence of humeral epicondylitis: a survey in general practice. *J R Coll Gen Pract.* 1986;36:464–465.

40. Rineer CA, Ruch DS. Elbow tendinopathy and tendon ruptures: epicondylitis, biceps and triceps ruptures. *J Hand Surg Am.* 2009;34(3):566–576. Review.

41. Smidt N, Assendelft WJ, van der Windt DA, Hay EM, Buchbinder R, Bouter LM. Corticosteroid injections for lateral epicondylitis: a systematic review. *Pain.* 2002;96(1–2):23–40. Review.

42. Barr S, Cerisola FL, Blanchard V. Effectiveness of corticosteroid injections compared with physiotherapeutic interventions for lateral epicondylitis: a systematic review. *Physiotherapy.* 2009; 95(4):251–265.

43. Mishra A, Pavelko T. Treatment of chronic elbow tendinosis with buffered platelet-rich plasma. *Am J Sports Med.* 2006;34(11):1774–1778.

44. Rabago D, Best TM, Zgierska AE, Zeisig E, Ryan M, Crane D. A systematic review of four injection therapies for lateral epicondylosis: prolotherapy, polidocanol, whole blood and platelet-rich plasma. *Br J Sports Med.* 2009;43(7):471–481.

45. Fullerton BD, Reeves KD. Ultrasonography in regenerative injection (prolotherapy) using dextrose, platelet-rich plasma and other injectants. *Phys Med Clin N Am.* 2010 Aug;21(3):585–605.

46. McShane JM, Shah VN, Nazarian LN. Sonographically guided percutaneous needle tenotomy for treatment of common extensor tendinosis in the elbow: is a corticosteroid necessary? *J Ultrasound Med.* 2008;27:1137.

47. Arora R, Lutz M, Hennerbichler A, Krappinger D, Espen D, Gabl M. Complications following internal fixation of unstable distal radius fracture with a palmar locking-plate. *J Orthop Trauma.* 2007;21(5):316–322.

48. Casaletto JA, Machin D, Leung R, Brown DJ. Flexor pollicis longus tendon ruptures after palmar plate fixation of fractures of the distal radius. *J Hand Surg Eur Vol.* 2009;34(4):471–474.

49. Adham MN, Porembski M, Adham C. Flexor tendon problems after volar plate fixation of distal radius fractures. *Hand (N Y).* 2009;4(4):406–409.

50. Skaf AY, Boutin RD, Dantas RW, et al. Bicipitoradial bursitis: MR imaging findings in eight patients and anatomic data from contrast material opacification of bursae followed by routine radiography and MR imaging in cadavers. *Radiology.* 1999;212:111–116.

51. Sofka CM, Adler RS. Sonography of cubital bursitis. *AJR Am J Roentgenol.* 2004;183(1):51–55.

52. Nakamichi K, Tachibana S. Ultrasonographic findings in isolated neuritis of the posterior interosseous nerve: comparison with normal findings. *J Ultrasound Med.* 2007;26(5):683–687.

53. Finlay K, Ferri M, Friedman L. Ultrasound of the elbow. *Skeletal Radiol.* 2004;33(2):63–79.

54. Louis LJ. Musculoskeletal ultrasound intervention: principles and advances. *Radiol Clin North Am.* 2008;46(3):515–533, vi.

55. Bruyn GA, Schmidt WA. How to perform ultrasound-guided injections. *Best Pract Res Clin Rheumatol.* 2009;23(2):269–279.

第 24 章

超声引导下髋关节注射

Hariharan Shankar, Swetha Simhan

概述 ································ 222
髋关节解剖 ························ 222
髋关节内注射 ······················ 222
盲穿技术的局限性 ··················· 222
超声引导下髋关节注射的文献回顾 ············ 223
超声引导下髋关节注射技术 ··············· 223
小结 ························· 225
参考文献 ························ 225

概　述

许多原因均可导致髋关节疼痛,包括骨性关节炎(osteoarthritis, OA)、类风湿关节炎以及创伤。在美国,髋关节 OA 发病率随年龄和肥胖的增加而增多。据报道,美国 60 岁以上人群中近 6 周内有 14.3% 的人有严重的髋关节疼痛[1]。髋关节疼痛的治疗包括局麻药、类固醇、关节内类固醇以及透明质酸的注射,以及髋关节置换[2]。髋关节内注射可以在 X 线、CT 以及超声引导下根据解剖定位进行[2-8]。本章讨论各种影像学方法的优点及缺点,最后介绍超声引导下髋关节内注射技术。

髋关节解剖

髋关节为滑膜关节,由股骨头和髋臼组成,可以向所有方向运动。因为边缘有纤维软骨唇,髋臼腔的深度得到加强。股骨头韧带位于关节内,将股骨头中心与髋臼连接,并由髂股韧带、耻股韧带、坐股韧带加强关节囊。

股神经血管束通过髂腰肌与髋关节隔离,其位于股三角内,股三角外侧为缝匠肌、内侧为长收肌、上方为腹股沟韧带。股动脉发出股深动脉,分内旋支和外旋支,供应股骨头和股骨颈。闭孔动脉的后支发出一分支穿过圆韧带,供给股骨头。

股神经、闭孔神经以及坐骨神经的关节支共同支配髋关节。

髋关节内注射

缓解髋关节疼痛的常规方法为关节内注射局麻药、类固醇以及透明质酸。关节内注射局麻药可鉴别疼痛的来源[9,10]。精确注射为诊断提供重要的价值。关节内注射类固醇可以减轻疼痛和炎症[11]。Robinson 等在 X 线引导下对 120 名患者进行了髋关节内注射,发现关节内注射激素的剂量与活动范围改善和疼痛缓解呈正比[12]。在髋关节内注射透明质酸起到了润滑的作用,使疼痛减轻,并延缓了关节置换[13]。尽管膝关节内注射透明质酸有广泛研究,但目前对于髋关节内注射的研究还少有报道。两个随机对照试验表明,没发现髋关节 OA 注射透明质酸有任何益处[14,15]。

盲穿技术的局限性

髋关节位置较深,根据体表标记的盲穿常常缺乏精确性,而且可能会造成邻近神经血管的损伤。关节前方为股神经,前入路穿刺可能会刺到神经。据报道,盲穿的成功率为 50%~80%。Leopold 等在尸体上根据体表定位进行髋关节内盲穿,前入路时穿刺针距离股神经 4.5mm,外侧入路时为 58.9mm[3]。

以上说明采用影像引导下的髋关节穿刺术是必要的。但是在 X 线或 CT 引导下进行操作必须考虑经济问题以及放射线辐射问题[6,7]。另外,在 X 线引导下进行关节内注射也不能观察到神经血管束。

超声引导下髋关节注射的文献回顾

使用超声引导可以清晰地辨认肌肉骨骼的影像,因此可用于穿刺的引导。超声仪器具有便携性、价格低廉、对人体无辐射以及可辨认软组织和骨骼结构等优点。超声扫描对诊断也有重大意义,包括关节炎、软组织肿物、渗出以及盂唇撕裂等,也可以辅助关节渗液的抽吸[16,17]。

Sofka 等回顾了 358 例成人患者在超声引导下进行髋关节抽吸或注射,没有发现误入血管或股神经穿刺的病例[18]。Berman 等报道了 800 例超声引导下髋关节注射的患者,同样没有重大并发症的发生[19]。也有一些小型研究证实了超声引导下髋关节内注射的有效性[20]。在一个队列研究中,CaglarYagci 等报道了用超声引导下外侧入路法在关节内注射透明质酸,缓解时间大约为 90 天[21]。其他研究也展现类似疗效[22,23]。另外,Pourbagher 等在超声引导下髋关节内注射透明质酸,同时也在 CT 下得到了验证[23]。

超声引导下髋关节注射技术

作者更倾向于采用长轴位前入路。患者取仰卧,髋关节自然伸展,膝下垫枕使关节舒适并放松。

用线性超声探头辨别浅表的神经血管结构,以避免在注射时损伤。当患者体重较大时,使用低频曲线超声探头可获得好的视野。调整频率来改变穿透深度,使股骨头及股骨颈可视。一般频率为 3~5MHz 及 7~12MHz。

注射的靶点在前滑液窝,其位于股骨头及股骨颈的连接处。有时在局部可见低回声区渗出液在局部表现为低回声区。探头平行于股骨颈放置在股骨头上,可见股骨为高回声结构,沿着股骨颈向股骨头移动,可见一个类似椭圆形的高回声结构(图 24.1)。向头侧到达股骨头,可见盂唇为三角形结构。

经彩色多普勒辨认神经血管束以及股骨头和股骨颈的位置(图 24.2),避开穿刺路径上的血管(图 24.3)。由外向内移动探头,直到股骨头表现为一个强回声球状结构(图 24.4),随后在股骨头及股骨颈连线内调整方向(图 24.5)。

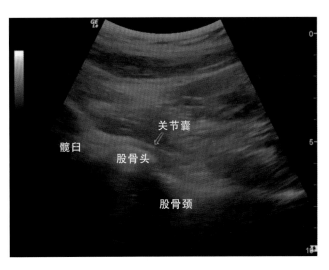

图 24.1 髋关节前面沿纵轴超声图像显示股骨头、股骨颈、髋臼以及关节囊。

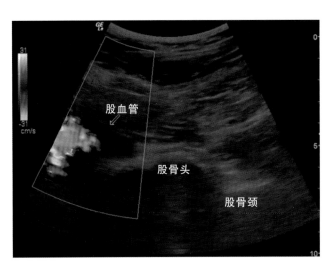

图 24.2 正常髋关节内旋位时超声图像,彩色多普勒显示股血管。探头放置更靠内侧,以便同时获得血管和关节图像。

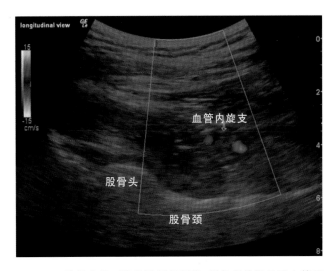

图 24.3 髋关节前面沿纵轴超声图像,彩色多普勒显示血管回旋支。

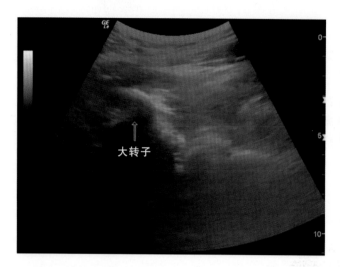

图 24.4　探头置于髋关节侧面及矢状位显示大转子的超声图像。

用氯已定或碘附常规皮肤消毒，局部贴膜。然后定位、确定方向，并确定股骨头和股骨颈的深度。探头放置在有充足水溶胶体的无菌贴膜上。用 3.5 英寸（88.9mm）脊穿刺针进行穿刺，可根据个人习惯选择平面内或平面外技术操作。由于关节较深，穿刺针可能不会全程可视（图 24.6）。水声定位可以辨认针尖位置，在穿过髂股韧带时有突破感。股骨头超声图像可见关节炎性改变（图 24.7）。注射时阻力不大，否则应怀疑穿刺针贴近骨膜或者在髂股韧带上。在注射局麻药和类固醇混合液时可出现高回声区，并呈不规则扩散（图 24.8）。

另一种外侧入路法为患者取侧位（患侧在上，探头向前），采用平面内技术进入髋关节腔。

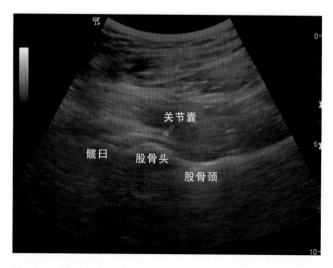

图 24.5　髋关节骨关节炎超声图像，可见狭窄的关节间隙及轻度不规则的股骨头表面。

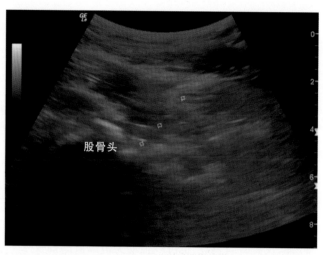

图 24.6　严重的髋关节骨关节炎的超声图像，可见股骨头为不规则的高回声影。箭头所示为 25 号脊穿刺针。

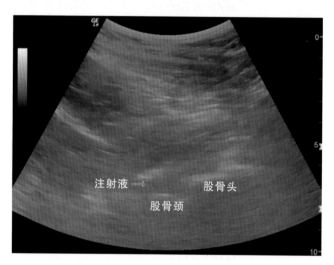

图 24.7　严重的髋关节骨关节炎超声图像，典型的股骨头损坏征象表现为不均匀的、间断的高回声线。注射液表现为在股骨颈上的低回声影。

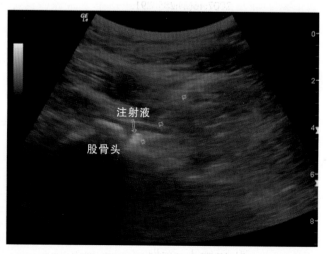

图 24.8　髋关节注射类固醇后的超声图像，注射液为高回声影，三角箭头所示为 25 号脊穿刺针。

小 结

靠点位置及周围结构的可视化保证了患者的安全,并可提升临床医生操作能力。利用体表标志及影像引导进行关节内注射,尽管可以提供可视图像,但也存在着其他一些风险。超声图像可以安全、有效地提供实时的针尖位置,进行髋关节注射,同时也可以避免神经血管的损伤和放射线的辐射。

参考文献

1. Christmas C, Crespo CJ, Franckowiak SC, Bathon JM, Bartlett SJ, Andersen RE. How common is hip pain among older adults? Results from the Third National Health and Nutrition Examination Survey. *J Fam Pract*. 2002;51(4):345–348.

2. Zhang W, Moskowitz RW, Nuki G, et al. OARSI recommendations for the management of hip and knee osteoarthritis, Part II: OARSI evidence-based, expert consensus guidelines. *Osteoarthritis Cartilage*. 2008;16(2):137–162.

3. Leopold SS, Battista V, Oliverio JA. Safety and efficacy of intraarticular hip injection using anatomic landmarks. *Clin Orthop Relat Res*. 2001;391:192–197.

4. Kullenberg B, Runesson R, Tuvhag R, Olsson C, Resch S. Intraarticular corticosteroid injection: pain relief in osteoarthritis of the hip? *J Rheumatol*. 2004;31(11):2265–2268.

5. Brocq O, Tran G, Breuil V, Grisot C, Flory P, Euller-Ziegler L. Hip osteoarthritis: short-term efficacy and safety of viscosupplementation by hylan G-F 20. An open-label study in 22 patients. *Joint Bone Spine*. 2002;69(4):388–391.

6. Santos-Ocampo AS, Santos-Ocampo RS. Non-contrast computed tomography-guided intra-articular corticosteroid injections of severe bilateral hip arthritis in a patient with ankylosing spondylitis. *Clin Exp Rheumatol*. 2003;21(2):239–240.

7. Margules KR. Fluoroscopically directed steroid instillation in the treatment of hip osteoarthritis: safety and efficacy in 510 cases. *Arthritis Rheum*. 2001;44(10):2449–2450. author reply 2455–6.

8. Karim Z, Brown AK, Quinn M, et al. Ultrasound-guided steroid injections in the treatment of hip osteoarthritis: comment on the letter by Margules. *Arthritis Rheum*. 2004;50(1):338–339. author reply 339–40.

9. Crawford RW, Gie GA, Ling RS, Murray DW. Diagnostic value of intra-articular anaesthetic in primary osteoarthritis of the hip. *J Bone Joint Surg Br*. 1998;80(2):279–281.

10. Kleiner JB, Thorne RP, Curd JG. The value of bupivicaine hip injection in the differentiation of coxarthrosis from lower extremity neuropathy. *J Rheumatol*. 1991;18(3):422–427.

11. Neidel J, Boehnke M, Kuster RM. The efficacy and safety of intraarticular corticosteroid therapy for coxitis in juvenile rheumatoid arthritis. *Arthritis Rheum*. 2002;46(6):1620–1628.

12. Robinson P, Keenan AM, Conaghan PG. Clinical effectiveness and dose response of image-guided intra-articular corticosteroid injection for hip osteoarthritis. *Rheumatology (Oxford)*. 2007;46(2):285–291.

13. Fernandez Lopez JC, Ruano-Ravina A. Efficacy and safety of intraarticular hyaluronic acid in the treatment of hip osteoarthritis: a systematic review. *Osteoarthritis Cartilage*. 2001;14(12):1306–1311.

14. Qvistgaard E, Kristoffersen H, Terslev L, Danneskiold-Samsoe B, Torp-Pedersen S, Bliddal H. Guidance by ultrasound of intra-articular injections in the knee and hip joints. *Osteoarthritis Cartilage*. 2001;9(6):512–517.

15. Richette P, Ravaud P, Conrozier T, et al. Effect of hyaluronic acid in symptomatic hip osteoarthritis: a multicenter, randomized, placebo-controlled trial. *Arthritis Rheum*. 2009;60(3):824–830.

16. Sofka CM, Adler RS, Danon MA. Sonography of the acetabular labrum: visualization of labral injuries during intra-articular injections. *J Ultrasound Med*. 2006;25(10):1321–1326.

17. Cavalier R, Herman MJ, Pizzutillo PD, Geller E. Ultrasound-guided aspiration of the hip in children: a new technique. *Clin Orthop Relat Res*. 2003;415:244–247.

18. Sofka CM, Saboeiro G, Adler RS. Ultrasound-guided adult hip injections. *J Vasc Interv Radiol*. 2005;16(8):1121–1123.

19. Berman L, Fink AM, Wilson D, McNally E. Technical note: identifying and aspirating hip effusions. *Br J Radiol*. 1995;68(807):306–310.

20. Smith J, Hurdle MF, Weingarten TN. Accuracy of sonographically guided intra-articular injections in the native adult hip. *J Ultrasound Med*. 2009;28(3):329–335.

21. Caglar-Yagci H, Unsal S, Yagci I, Dulgeroglu D, Ozel S. Safety and efficacy of ultrasound-guided intra-articular hylan G-F 20 injection in osteoarthritis of the hip: a pilot study. *Rheumatol Int.* 2005;25(5):341–344.

22. Migliore A, Tormenta S, Massafra U, et al. 18-month observational study on efficacy of intraarticular hyaluronic acid (Hylan G-F 20) injections under ultrasound guidance in hip osteoarthritis. *Reumatismo.* 2006;58(1):39–49.

23. Pourbagher MA, Ozalay M, Pourbagher A. Accuracy and outcome of sonographically guided intra-articular sodium hyaluronate injections in patients with osteoarthritis of the hip. *J Ultrasound Med.* 2005;24(10):1391–1395.

第 25 章

超声引导下膝关节腔注射技术

Mark-Friedrich B. Hurdle

概述 ························· 227
根据体表标志进行注射的局限性 ·········· 227
超声引导下膝关节腔注射技术 ·········· 227

小结 ························· 229
参考文献 ······················ 230

概　述

膝关节腔注射技术及其他关节腔注射技术已经被成功地应用于临床几十年[1]。膝关节腔注射技术既可用于诊断,也可用于治疗。1997 年,美国食品和药物管理局已批准外源性高分子量透明质酸钠注射液用于治疗膝骨关节炎。

根据表面标志进行注射的局限性

透明质酸钠注射位置不正确可能导致疼痛加剧和疗效下降[2]。与皮质类固醇不同,如果将透明质酸钠注射到关节周围组织则疗效甚微[3]。Jones 等人在注射多个关节腔后使用射线拍片进行注射前后对比以确定注射的精确度,他们发现仅 66%注射进入了膝关节腔内,另外约 1/3 注射到膝关节腔外[4]。在一项研究膝关节腔注射准确率调研中,Jackson 等人证实从髌骨中侧入路进行盲穿注射技术,精确度最高可达到 93%;而从前内侧和前外侧入路进行注射,其精确度分别为 75%和 71%[5]。迄今为止,只有一篇评估超声引导下膝关节腔注射精确度的文章,Im 等报道超声引导下和盲穿注射技术精确度分别可达 96%和 77%[6]。

超声引导下膝关节腔注射技术

患者取仰卧位,将枕头或其他支持物垫在膝关节下方,膝关节屈曲约 30°。利用高频线性探针扫描髌骨上方和侧方的积液(图 25.1 至图 25.7)。如果探测到一个积液,它就成为抽吸和穿刺目标。通常情况下,在邻近髌骨的四头肌肌腱下方可见无症状性积液。将一个线性探针横向放置在髌骨位置,向近端滑动探头,直到看到四头肌肌腱,渗出液即位于该处(图 25.1)。通过避免过度超声触诊(压迫),可以看到稀薄的渗出液而不必抽掉囊内液体。调整探针 90°,在股四头肌脂肪垫和股骨脂肪垫之间的股四头肌肌腱深部,在短轴平面内可见收缩的关节囊或关节渗出液(图 25.2)。探针保持在横向平面,与侧面皮肤接触(图 25.6)。探针外侧的皮肤触诊时,超声可实时监测,穿刺针的路径可预先确定,以免穿过股四头肌肌腱。标记这个区域,做无菌处理并贴膜。为减少疼痛,使用 25~27 号穿刺针皮下注射利多卡因。接着使用 22 号或 25 号穿刺针注射入关节囊或渗出液。

先用 1~2mL 的局麻药确定滑膜内针尖放置。也可通过 X 线侧位片来确定针尖位置(图 25.7)。当注入 2~6mL 的透明质酸钠注射液或皮质类固醇注射液时,

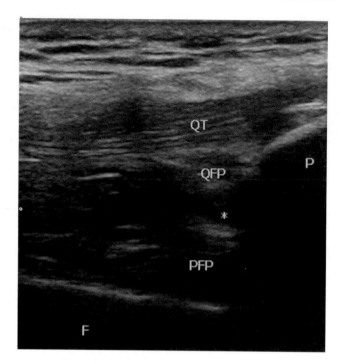

图 25.1　长轴平面内显示膝关节前面近端少许积液（星号所示）。QT，股四头肌肌腱；P，髌骨；QFP，股四头肌脂肪垫；PFP，股骨前脂肪垫；F，股骨。

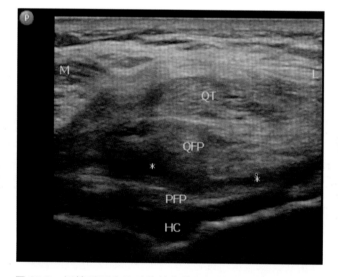

图 25.2　短轴平面内显示膝关节前面近端位于髌骨上囊的少许积液（星号所示）。QT，股四头肌肌腱；P，髌骨；QFP，股四头肌脂肪垫；PFP，股骨前脂肪垫；HC，透明软骨。

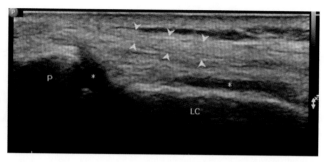

图 25.3　髌骨外侧面的横面观。三角箭头，髌骨外侧支持带；P，髌骨；LC，股骨外侧髁；星号，皱缩的关节间隙。

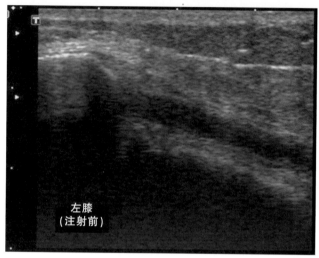

图 25.4　侧方明确有积液的横面观。

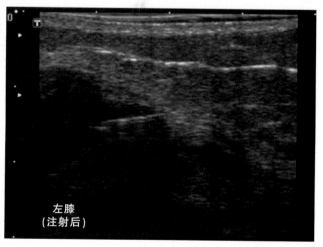

图 25.5　髌骨外侧的横面观和针进入膝关节腔内的横面观。

阻力应该很小。当膝关节完全伸直时，也可行髌骨内侧入路法（图 25.8 和图 25.9）。

小　结

　　总之，膝关节盲穿对于技术熟练的操作人员相对准确。然而，当需要明确诊断，需要抽吸积液或更有效地使用透明质酸钠注射液，应该考虑使用超声引导下膝关节腔注射术。

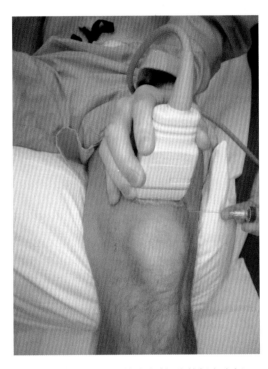

图 25.6　髌上囊的短轴位穿刺（从外侧向内侧）。

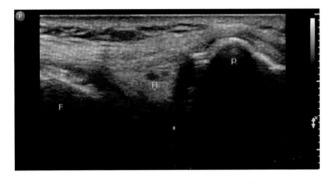

图 25.8　髌骨中段的横面观。Im 描述的髌骨内侧入路法。F，股骨；H，Hoffa 脂肪垫；P，膝关节；星号，关节腔。

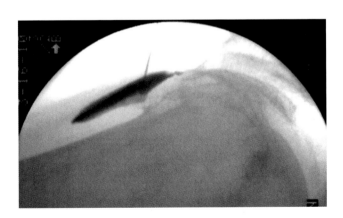

图 25.7　超声引导下髌上囊入路，通过 X 线确认。

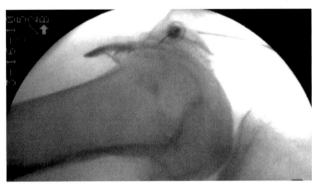

图 25.9　X 线检查下显示通过髌股关节入路注射的造影剂可在股骨和髌骨之间的腔隙流动。

参考文献

1. Hollander JL, Brown EM Jr, Jessar RA, Brown CY. Hydrocortisone and cortisone injected into arthritic joints: comparative effects of and use of hydrocortisone as a local antiarthritic agent. *J Am Med Assoc.* 1951;147(17):1629–1635.
2. Lussier A, Cividino AA, McFarlane CA, Olszynski WP, Potashner WJ, De Medicis R. Viscosupplementation with hylan for the treatment of osteoarthritis: findings from clinical practice in Canada. *J Rheumatol.* 1996;23(9):1579–1585.
3. Bliddal H. Placement of intra-articular injections verified by mini air-arthrography. *Ann Rheum Dis.* 1999;58(10):641–643.
4. Jones A, Regan M, Ledingham J, Pattrick M, Manhire A, Doherty M. Importance of placement of intra-articular steroid injections. *BMJ.* 1993;307(6915):1329–1330.
5. Jackson DW, Evans NA, Thomas BM. Accuracy of needle placement into the intra-articular space of the knee. *J Bone Joint Surg Am.* 2002;84-A(9):1522–1527.
6. Im SH, Lee SC, Park YB, Cho SR, Kim JC. Feasibility of sonography for intra-articular injections in the knee through a medial patellar portal. *J Ultrasound Med.* 2009;28(11):1465–1470.

第 6 部分

超声在疼痛治疗中的进展和新应用

第 *26* 章

超声引导下外周神经刺激

Marc A. Huntoon

概述 ················· 233
临床证据 ················· 233
神经松解术的意义及患者选择 ········· 233
解剖 ················· 234
桡神经刺激 ················· 234
尺神经刺激 ················· 234

正中神经刺激 ················· 235
腘窝处坐骨神经刺激 ·········· 235
胫后神经刺激 ················· 236
小结 ················· 236
参考文献 ················· 237

概　述

随着新的影像技术,如超声引导等在疼痛治疗中的应用,外周神经刺激逐渐成为目前临床治疗研究的热点。最近 2 篇尸体研究报道超声引导下在外周神经放置刺激电极不会导致明显的神经损伤与神经置管类似[1,2]。最近一系列病例报道外周神经放置永久性电极可起到满意的治疗效果。超声引导下放置电极,经皮穿刺即可避免切开手术,多数患者的有效镇痛大于 1 年。超声引导下经皮放置脊髓电刺激,术中可测试多种刺激参数。超声引导可以在直视下将电极放置于神经的前面或后面,甚至将两根电极与神经平行放置[3]。

外周神经刺激的理论基础是疼痛的闸门控制学说[4]。Wall 和 Sweet 首先考虑应用外周神经刺激模仿闸门机制[5]。在早期应用神经刺激治疗时,放置技术及患者选择是最大的困难[6-9]。由于兴趣降低,近 20 年来外周神经刺激技术及电极的改进已经远远落后于脊髓电刺激的发展。近年来,商业化电极(四触点扁平电极)已经完全取代了早期的袖口电极和纽扣电极。神经外科手术仍然是放置电极的主要方法。超声引导下放置电极技术是否仅作为一种测试方法,是否可在某些解剖部位放置永久性电极,是否可帮助发展外周神

经电刺激技术,仍是需要解决的问题。

临床证据

Bittar 和 Teddy 认为目前尚没有前瞻性的外周神经刺激临床应用研究报道[10]。Davis 在神经调控领域也同意他们的观点[11]。外周神经刺激电极放置后的神经松解作用、安慰作用、物理治疗作用、镇痛药物及患者的心理作用都有可能改善患者的疼痛。目前最大的两个临床报道来自于 Eisenberg 团队[12]和美国克利夫兰医学中心[9]的研究。Eisenberg 等研究报道了 46 例行外周神经刺激的神经病理性疼痛患者,其中 78% 取得了良好的镇痛效果,22% 效果较差。VAS 评分从 69±12 分降到 24±28 分。疼痛的主要原因包括:髋关节或膝关节手术神经损伤、神经卡压、神经移植后疼痛、注射性神经损伤[12]。在克利夫兰医学中心的研究中,需多次手术是外周神经电刺激最主要的问题。患者平均手术次数为 1.6 次[9]。神经瘤可能是部分患者导致神经病理性疼痛的原因(图 26.1)。

神经松解术的意义及患者选择

对于外周神经治疗,选择合适患者是非常重要

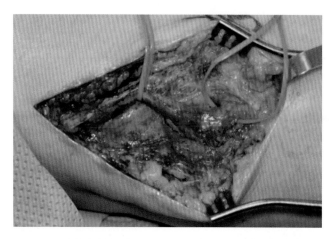

图 26.1 腓神经神经瘤。(Photo courtesy of Spinner, Robert J., M.D. Mayo Clinic.)

的。术前必须要明确诊断,很多患者由于诊断水平较差而被误诊为复杂性区域疼痛综合征或神经病理性疼痛。交感神经性持续疼痛,特别是能明确单根神经支配的疼痛,是非常好的外周神经刺激适应证[8,9]。先前手术治疗如神经移位或神经瘤手术失败的患者,如果功能不受影响,疼痛持续存在时也可以行外周神经刺激。已行外部或内部神经松解术但疼痛仍然存在的患者也存在适应证。患者已经过标准药物治疗但治疗不佳。外部神经松解术是指在神经周围行瘢痕切除等,如有神经卡压,去除卡压原因。外部神经松解不太可能会造成束支损伤。神经动作电位比肌电图或神经传导检查能更好地评估神经功能。内部神经松解术特别适用于远端神经功能部分缺失伴疼痛的患者。束支损伤或切断在内部神经松解术发生率较高[13]。

解剖

外周神经刺激电极放置的一个难点是,当四肢移动时,神经会伴随肌肉和血管移动。电极外表面会直接产生神经压迫或产生局部瘢痕,神经会被瘢痕组织卡压。外周神经的束支分布复杂。神经干由感觉、运动及混合性神经纤维组成。这种复杂的组成致使刺激电极要紧贴感觉神经纤维。例如,上髁部尺神经刺激要将电极放置于上髁的内侧,如果电极稍微向后移动几毫米,当电极刺激高于感觉刺激阈值时,会产生肌肉痉挛和(或)疼痛。最近有研究报道了神经周围的束膜厚度、神经干直径以及电极在神经干不同位置的刺激阈值。一个人体股神经袖口电极刺激模型最近被报道,研究提示神经刺激的靶点位置取决于被刺激神经

的横断面解剖。神经束膜的平均厚度约占神经束支的 $3\%\pm1\%$。束膜厚度增加或神经束支直径增大会使电刺激阈值增加。如果相邻神经束支直径较大,也会使刺激阈值增加 $80\%\pm11\%$。

桡神经刺激

桡神经在肱骨外上髁近端 10~14cm 的肱骨表面呈弧形横过肱骨,因此很适合在超声引导下进行穿刺。超声探头一般呈横断位从肘部开始向近侧沿肱骨移动,直至显示桡神经。穿刺针可采用平面内技术进行桡神经穿刺。肱三头肌外侧头覆盖桡神经,穿刺针需穿过肱三头肌到达桡神经,没有其他更佳的穿刺路径可以避免三头肌穿刺。肱深动脉和桡动脉返支可以在超声下识别,应避免损伤这些结构[14]。电极可以固定于肱三头肌浅筋膜。刺激发生器应尽可能靠近电极,以避免电极牵拉或移位。桡神经束支的排列方式不利于远端镇痛,远端的痛觉传导束支存在于肘部上方。De Quervain 等报道了第一例桡神经刺激患者[3],因腱鞘切除术而导致桡神经远端损伤的患者行桡神经电刺激,因感觉刺激和运动刺激的阈值很接近从而难以治疗。最终患者[3]需要在桡神经远端浅支行切开放置电极而改善镇痛。术中发现神经周围瘢痕及神经瘤形成。桡骨茎突狭窄性腱鞘炎松解术可能损伤了桡神经浅支。因此,更好的治疗是在肱桡肌深部直接刺激桡神经浅支。因为该位置靠近桡动脉,可以用多普勒超声更清楚地显示血管位置。

尺神经刺激

尺神经位置表浅,位于肱三头肌内侧头表面。最近的解剖研究[1,2]表明尺神经位于肱骨内上髁近端 9~13cm,该位置容易定位且靠近肱骨近端。超声探头一般呈横断位从肘部开始向近侧沿肱骨移动,直至显示尺神经。穿刺针选择在臂内侧由后方向前方穿刺,定位于肱骨和尺神经之间,在肱三头肌内侧头浅面走行。通常肘管综合征手术治疗失败而导致持续尺神经疼痛是尺神经刺激的适应证。该种病例,尺神经通常已经被外科医生移位,因此很容易识别。超声可识别大的神经瘤。尺神经进入内上髁后方的尺神经沟后穿过肘管。肘管被尺侧腕屈肌的肌腱膜弓围成,顶部有肌腱附着于内上髁和鹰嘴,底部为肘内侧韧带和指深屈肌[14]。该解剖结构容易形成神经卡压。

正中神经刺激

正中神经穿过肱二头肌及肌腱进入肘窝,位于肱动脉旁。肱动脉是扫描神经血管束、识别正中神经和继续向远端扫描的标志。正中神经在前臂肘窝折痕远端4~6cm穿出肘窝,后穿过旋前圆肌,走行于指浅屈肌下方(图26.2)。在前臂,正中神经和尺神经有多处交通支。最重要的一个是 Martin-Gruber 吻合。在 Martin-Gruber 吻合部,正中神经发出很多分支到尺神经,但是从尺神经返回正中神经的却较少。因此,最初报道的病例[5],由于这些神经之间的联系,正中神经和尺神经刺激都采用尺神经放置电极刺激的方式。

正中神经刺激可以在肘部的近端,也可以在远端。在肘部远端刺激可考虑与尺神经的吻合处,或刺激旋前肌两头之间的神经,此处易发生压迫。

腘窝处坐骨神经刺激

坐骨神经发出腓总神经分支,通常在大腿距离腘窝皮肤褶皱处近端6~12cm。超声探头可以从腘窝皮肤褶皱处开始,从横截面向近端扫描,识别坐骨神经。横截位及纵位扫描都可以应用,横截位扫描易于识别神经,但是电极放置通常采用矢状位放置。超声定位腘动脉,并避免穿刺损伤血管。穿刺可采用从后外侧向前内侧小角度进针,尽量避免损伤股二头肌(图26.3)。

该部位位于坐骨神经分叉的远端,胫神经在超声下易于识别。电极可固定于股二头肌筋膜。从解剖学上,腓骨头附近也是超声引导下放置电极的合理位置,但是解剖空间较小,目前所应用电极不容易放置。足踝部腓神经位置表浅,但尚没有文献报道在此位置放置电极。

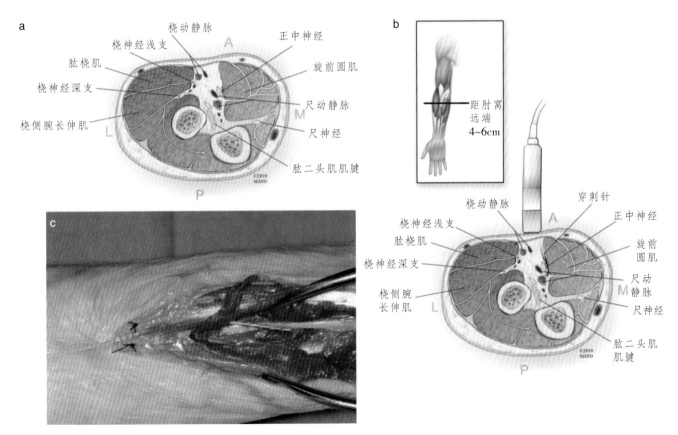

图 26.2 (a)冠状位解剖示正中神经在前臂肘窝折痕远端4~6cm。(b)超声引导长轴位图像示正中神经,穿刺针和电极靠近肌肉,避免尺动脉损伤。(c)尸体解剖查看超声引导下电极放置位置。解剖位置在肘窝远端4~6cm(锚标缝合于浅筋膜),电极矢状位放置于正中神经前方。

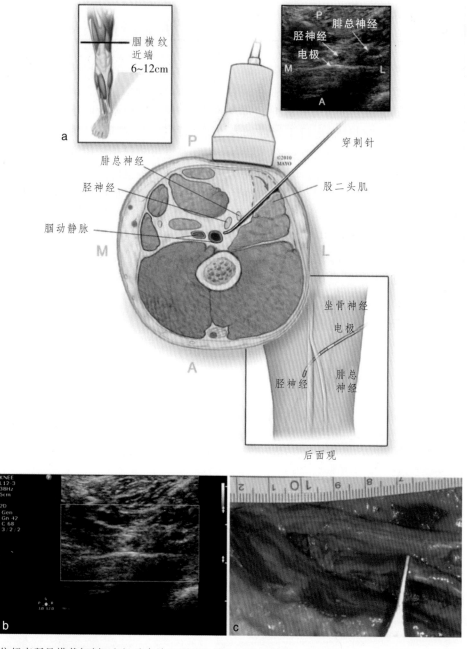

图 26.3 (a)短轴位超声所见横截解剖。电极垂直放置覆盖胫神经和腓总神经。(b)a 图放大。(c)局部解剖图像示电极放置于坐骨神经分叉处,在胫神经和腓总神经之间走行,与 a、b 图相似。在胫神经和腓总神经分支下方可见两触点电极。镊子位于腓总神经远端。

胫后神经刺激

胫后神经在下肢的远端,足踝内则近端 8~14cm,紧靠胫骨后肌、趾深肌、踇长屈肌及血管。超声探头可以从足踝内侧开始,呈横截面向腿部扫描,直到识别胫后神经。注意胫后动脉位置,避免穿刺过程中损伤。穿刺可沿足踝内侧由前方向后方穿刺,定位于胫后神经的表面或深面。应注意尽量避免损伤周围组织和肌肉。刺激发生器可固定于腓肠肌内侧头筋膜表面。

小 结

外周神经电刺激可以用微创方法完成。放置永久性电极的技术已经成熟,且治疗效果佳。进一步的前瞻性双盲研究及新电极的改进有助于超声引导下放置电极微创技术的进步。

参考文献

1. Huntoon MA, Hoelzer BC, Burgher AH, Hurdle MFB, Huntoon EA. Feasibility of ultrasound guided percutaneous placement of peripheral nerve stimulation electrodes and anchoring during simulated movement: part two, upper extremity. *Reg Anesth Pain Med*. 2008;33:558–565.

2. Huntoon MA, Huntoon EA, Obray JB, Lamer TJ. Feasibility of ultrasound guided percutaneous placement of peripheral nerve stimulation electrodes in a cadaver model: part one, lower extremity. *Reg Anesth Pain Med*. 2008;33:551–557.

3. Huntoon MA, Burgher AH. Ultrasound-guided permanent implantation of peripheral nerve stimulation (pns) system for neuropathic pain of the extremities: original cases and outcomes. *Pain Med*. 2009;10:1369–1377.

4. Melzack R, Wall PD. Pain mechanisms: a new theory. *Science*. 1965;150:971–979.

5. Wall PD, Sweet WH. Temporary abolition of pain in man. *Science*. 1967;155:108–109.

6. Nashold BS, Goldner JL, Mullen JB, Bright DS. Long-term pain control by direct peripheral nerve stimulation. *J Bone Joint Surg Am*. 1982;64:1–10.

7. Strege DW, Cooney WP, Wood MB, Johnson SJ, Metcalf BJ. Chronic peripheral nerve pain treated with direct electrical nerve stimulation. *J Hand Surg (Am)*. 1994;19:931.

8. Hassenbusch SJ, Stanton-Hicks M, Schoppa D, Walsh JG, Covington EC. Long-term results of peripheral nerve stimulation for reflex sympathetic dystrophy. *J Neurosurg*. 1996;84:415–423.

9. Stanton-Hicks M, Rauck RL, Hendrickson M, Racz G. Miscellaneous and experimental therapies. In: Wilson PR, Stanton-Hicks M, Harden RN, eds. *CRPS: Current Diagnosis and Therapy, Progress in Pain Research and Management*, vol. 32. Seattle: IASP Press; 2005.

10. Bittar RG, Teddy PJ. Peripheral neuromodulation for pain. *J Clin Neurosci*. 2009;16(10): 1259–1261.

11. Davis GA. Commentary: peripheral neuromodulation for pain. *J Clin Neurosci*. 2009;16:1262.

12. Eisenberg E, Waisbrod H, Gerbershagen HU. Long-term peripheral nerve stimulation for painful nerve injuries. *Clin J Pain*. 2004;20:143–146.

13. Spinner RJ, Kline DG. Surgery for peripheral nerve and brachial plexus injuries or other nerve lesions. *Muscle Nerve*. 2000;23:680–695.

14. Grinberg Y, Schiefer MA, Tyler DJ, Gustafson KJ. Fascicular perineurium thickness, size, and position affect model predictions of neural excitation. *IEEE Trans Neural Syst Rehabil Eng*. 2008;16:572–581.

第 27 章

超声引导下枕神经刺激

Samer N. Narouze

概述 ……………………………………… 238
目前枕神经刺激术的局限性 …………………… 238
枕大神经解剖 …………………………………… 238

枕部刺激与外周神经刺激 ……………………… 238
超声引导下枕神经刺激电极放置技术 ………… 239
参考文献 ………………………………………… 240

概　述

枕神经刺激或枕大神经刺激是治疗难治性头痛的一种创伤小、风险低、可逆的方法。常常用来治疗枕神经痛、偏头痛、丛集性头痛等[1-3]。

目前枕神经刺激术的局限性

枕神经刺激主要的技术问题是刺激引起的颈部肌肉痉挛，导致患者不舒适以及疼痛[4]。出现这一情况主要是因为电极植入的深度在 X 线下不可控。相反，作者发现在超声下可以有效地辨认皮下组织、各层肌肉等结构，并可以在 C1-C2 水平清晰地看到下斜肌和头半棘肌之间的枕大神经[5]（图 27-1）。

枕大神经解剖

枕大神经来自 C2 后支，绕过下斜肌的前缘，并在其前缘向上走行，穿过头半棘肌和夹肌，穿过斜方肌或筋膜在项线附近到达皮下[6-8]。

传统的枕神经刺激操作技术为电极定位在 C1 水平的皮下组织[1]。一般在 X 线下定位电极，如果电极太表浅会导致支配区域的皮肤的不舒适感觉，如果电极过深则会穿透枕部肌肉，在刺激时经常导致肌肉痉挛性疼痛（图 27.2）。

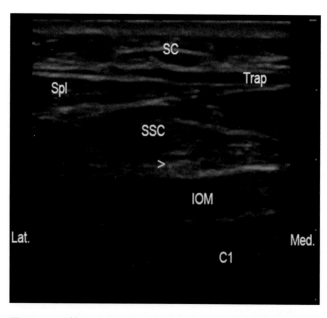

图 27.1　短轴位超声图像，在 C1 水平显示枕大神经（三角箭头所示）。IOM，下斜肌；SSC，头半棘肌；Spl，夹肌；Trap，斜方肌；SC，皮下组织；Med，内侧；Lat，外侧。在这一水平，枕大神经在皮下深约 1cm（在头半棘肌之间）。

枕部刺激与外周神经刺激

超声技术有助于把电极放置在项线附近的皮下组织内，这一区域的枕大神经较浅表，无支配肌肉。如

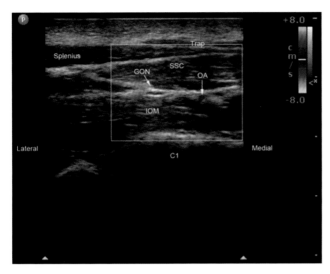

图 27.2 短轴位超声图像，在 C1 水平显示枕大神经（箭头所示）以及枕动脉分支（OA）。IOM，下斜肌；SSC，头半棘肌。在 C1 水平，枕大神经从皮下组织由头半棘肌分离。

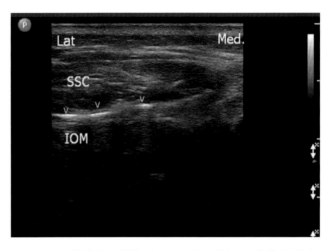

图 27.3 短轴位超声图像，在 C1 水平示电极（三角箭头所示）放置在头半棘肌（SSC）和下斜肌（IOM）之间。Med，内侧；Lat，外侧。（Reprinted with permission, Cleveland Clinic Center for Medical Art & Photography ⓒ 2009–2010. All rights reserved.）

在项线水平，枕大神经不能被清晰可视，而把电极放置在皮下，该方法称为"枕部刺激"。而枕大神经刺激为在 C1-C2 水平可以发现枕大神经，将电极放置在前斜角肌和头半棘肌之间（枕神经行经此处）。后者枕大神经可以用最小强度刺激，并可以延长电池的寿命；但是，当增大刺激时，会导致肌肉刺激症状以及痉挛。我们称后一种方法为"枕部 PNS"（图 27.3）。

超声引导下枕神经刺激电极放置技术

患者取俯卧位（植入双侧电极）或侧卧位（植入单侧电极），用高频超声探头（可根据患者体重选择低频探头）。将探头放置在枕后部的中线上，横形轴位向尾侧扫描辨认 C1-C2，获得短轴图像。C1 棘突缺如，第一个分叉的棘突为 C2。

然后向外侧移动探头，辨认枕骨下的各层肌肉，在头半棘肌和下斜肌之间可以很容易地看到枕大神经（图 27.1 和图 27.2）。然后在头半棘肌和下斜肌之间，平面内技术进针（图 27.2）。需要时可用 X 线证实（图 27.4）。给予最低强度（PNS 刺激）的刺激时，患者会出现枕大神经支配区域的感觉异常，而电极放置在皮下（区域刺激）经常要用更高强度的刺激，电池往往很快耗尽。

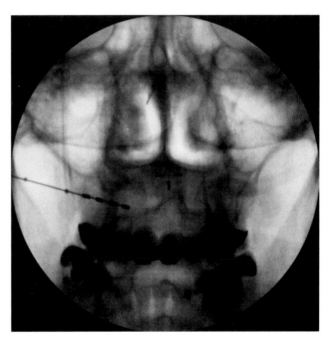

图 27.4 X 线验证枕大神经刺激的电极放置。（Reprinted with permission, Ohio Pain and Headache Institute.）

参考文献

1. Weiner RL, Reed KL. Peripheral neurostimulation for control of intractable occipital neuralgia. *Neuromodulation*. 1999;2:217–221.

2. Kapural L, Mekhail N, Hayek SM, Stanton-Hicks M, Malak O. Occipital nerve electrical stimulation via the midline approach and subcutaneous surgical leads for treatment of severe occipital neuralgia: a pilot study. *Anesth Analg*. 2005;101:171–174.

3. Schwedt TJ, Dodick DW, Hentz J, Trentman TL, Zimmerman RS. Occipital nerve stimulation for chronic headache: long-term safety and efficacy. *Cephalalgia*. 2007;27:153–157.

4. Hayek SM, Jasper J, Deer TR, Narouze S. Occipital neurostimulation-induced muscle spasms: implications for lead placement. *Pain Physician*. 2009;12(5):867–876.

5. Narouze S. Ultrasonography in pain medicine: future directions. *Tech Reg Anesth Pain Manag*. 2009;13(3):198–202.

6. Mosser SW, Guyuron B, Janis JE, Rohrich RJ. The anatomy of the greater occipital nerve: implications for the etiology of migraine headaches. *Plast Reconstr Surg*. 2004;113:693–697.

7. Becser N, Bovim G, Sjaastad O. Extracranial nerves in the posterior part of the head. Anatomic variations and their possible clinical significance. *Spine*. 1998;23:1435–1441.

8. Bovim G, Bonamico L, Fredriksen TA, Lindboe CF, Stolt-Nielsen A, Sjaastad O. Topographic variations in the peripheral course of the greater occipital nerve. Autopsy study with clinical correlations. *Spine*. 1991;16:475–478.

第 28 章

超声引导下腹股沟区域电刺激技术

Samer N. Narouze

概述 ……………………………………… 241
目前技术的局限性 ……………………… 241
髂腹股沟神经和髂腹下神经解剖 ……… 241
腹股沟区域电刺激与外周神经电刺激的比较 … 241

超声引导下髂腹股沟神经和髂腹下神经刺激
　电极放置技术 …………………………… 241
参考文献 ………………………………… 243

概　述

　　腹股沟区域的神经电刺激或者髂腹股沟神经、髂腹下神经以及生殖股神经的电刺激，以其微创、低风险、可逆作为难治性腹股沟区域或盆腔区域神经病理性疼痛的治疗方法[1]。近来，作者已经应用腹股沟区域的神经电刺激成功地治疗了疝修补术后的神经病理性疼痛。

目前技术的局限性

　　之前的操作常常是根据体表标志或在 X 线引导下进行，这两种方法在确定电极定位的深度方面均不可靠。如果表浅，患者会感到皮肤的烧灼感；如果深达肌肉，患者可能会感到肌肉收缩的疼痛，影响刺激疗效。

髂腹股沟神经和髂腹下神经解剖

　　请参照第 16 章 "超声引导神经阻滞治疗盆腔疼痛"。

腹股沟区域电刺激与外周神经电刺激的比较

　　超声引导技术可以将电极定位在皮下腹部肌肉的表面，称其为 "腹股沟区域电刺激"。有些患者常常仅有腹股沟区域的感觉异常，可用于疝修补术后形成神经瘤的患者。

　　另外，腹内斜肌(IOM)和腹横肌(TAM)之间的间隙(IL 和 IH 神经在此内)可以用超声辨别，将电极放置在两肌肉间的潜在间隙内，称为 "髂腹股沟/髂腹下外周神经电刺激(PNS)"。采用后者刺激时，患者常有沿神经支配区分布并直到睾丸处的感觉异常。我们用此方法治疗了髂腹股沟神经源性的睾丸疼痛。

超声引导下髂腹股沟神经和髂腹下神经刺激电极放置技术

　　患者取仰卧位，使用高频线性探头(低频曲线探头可能需要依赖患者自身条件)。在髂前上棘内侧的腹股沟区域用探头获得短轴位图像。

　　然后向内移动探头，辨认腹壁各层肌肉（图 28.1）。有时在 IOM 和 TAM 之间可辨认出髂腹股沟神经和髂腹下神经（见第 21 章）。通过平面内技术进行穿刺，将电极植入 IOM 和 TAM 之间（图 28.2）。可通过 X 线确定位置（图 28.3）。与皮下放置的"区域神经电刺激电极"相比，"周围神经电刺激电极"用小电流刺激时患者即有 IL/IH 支配区域的感觉异常（图 28.2）。

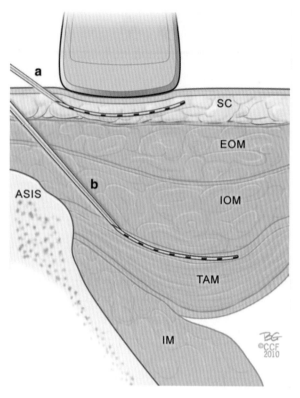

图 28.2　(a)腹股沟区域放置皮下电极。(b)在腹内斜肌(IOM)和腹横肌(TAM)之间放置"PNS"电极。ASIS,髂前上棘;SC,皮下组织;EOM, 腹外斜肌;IM, 髂肌。(Reprinted with permission, Cleveland Clinic Center for Medical Art & Photography© 2010. All rights reserved.)

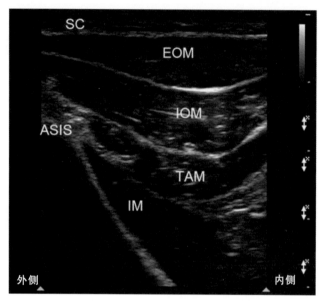

图 28.1　右侧髂前上棘(ASIS)水平的腹股沟短轴位超声图像。SC,皮下组织;EOM,腹外斜肌;IOM,腹内斜肌;TAM,腹横肌;IM, 髂肌。(Reproduced with permission from Ohio Pain and Headache Institute. Reprinted with permission, Ohio Pain and Headache Institute.)

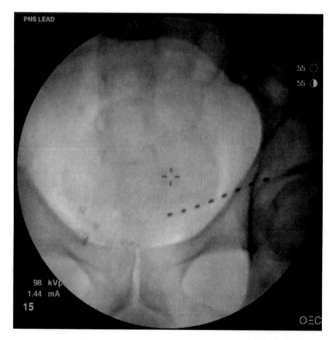

图 28.3　X 线确认髂腹股沟神经和髂腹下神经电刺激的电极位置。(Reprinted with permission, Ohio Pain and Headache Institute.)

参考文献

1. Rauchwerger JJ, Giordano J, Rozen D, Kent JL, Greenspan J, Closson CW. On the therapeutic viability of peripheral nerve stimulation for ilioinguinal neuralgia: putative mechanisms and possible utility. *Pain Pract*. 2008;8(2):138–143.

第 29 章

超声引导下寰枢关节和寰枕关节注射技术

Samer N. Narouze

概述 ······························· 244

寰枢关节和寰枕关节解剖 ·············· 244

超声引导下寰枢关节和寰枕关节注射技术 ······ 244

参考文献 ··························· 246

概　述

16%的枕神经源性头痛源于寰枢关节。用造影剂扩张志愿者的一侧寰枢关节，可产生枕神经源性头痛，然后在关节内注射局麻药物，疼痛缓解[1,2]。

寰枢关节疼痛的临床表现没有特异性，不能依靠其来进行诊断。这就意味着需要进行诊断性阻滞，即在关节内注射局麻药，以确定诊断[1]。

在寰枢关节内注射类固醇可以短期有效地缓解源自寰枢关节外侧的疼痛[3]。

寰枢关节和寰枕关节解剖

寰枢关节和寰枕关节关节内注射可能发生严重并发症，因此必须熟悉关节周围的相关血管和神经结构。椎动脉从寰枢关节的外侧穿过 C2 和 C1 颈横突孔。然后向内弯曲经寰枕关节后内侧方穿过枕骨大孔。

C2 背根神经节和神经根及根袖从关节中部后方经过。因此，当寰枢关节内注射时；针尖的方向应该朝向关节的后外侧。这样就可以避免损伤内侧的 C2 神经根或者外侧的椎动脉。另外，寰枕关节注射应该更向后外侧上方，以免损伤内侧的椎动脉。由于解剖的变异，穿刺时应谨慎，避免血管内注射。在寰枢关节注

射时，如果穿刺针定位稍向内侧数毫米，即可穿到 C2 硬膜根袖导致脑脊液外溢或者全脊麻[4]。

超声可以将软组织、神经和血管（异常解剖结构）可视化，因此在超声引导下进行寰枢关节及寰枕关节注射可以提高安全性，降低事故的发生，或者避免损伤邻近的组织结构[5]。

超声引导下寰枢关节和寰枕关节注射技术

患者取俯卧位，用高频超声探头（低频探头可能需要依赖患者自身条件）。在枕后部中线获得横向短轴位图像，然后向尾侧移动，确定 C1-C2 水平。C1 的棘突缺如，因此第一个分叉的棘突为 C2。

然后将探头向外侧移动，直到观察到 C2 神经根和背根神经节（dorsal root ganglion，DRG），再向外侧即可在内侧的 C2 DRG 和外侧的椎动脉之间观察到 C1-C2 关节（AA 关节）（图 29.1 至图 29.3）。移动探头，将 AA 关节定位于图像中央，然后用 22 号钝针注射，通常在超声实时监测下由平面外技术穿刺，靶点为椎动脉内侧的 AA 关节（图 29.4）。然后移动探头，在 C1-C2 关节处获得长轴位图像，在可视条件下轻微调整针尖进入关节腔内[6]。

另外，还可以用探头垂直在后枕部中线处获得长轴位图像，用上述方法确定棘突和 C1-C2 水平。然后

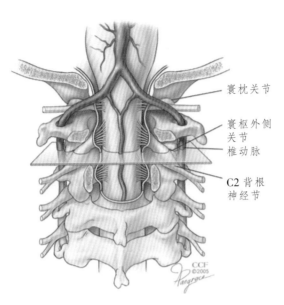

图 29.1　探头在寰枢关节横断面获得短轴位图像示意图。（Reprinted with permission from Cleveland Clinic.）

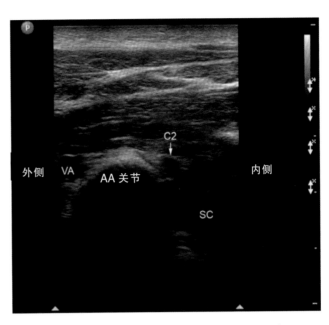

图 29.2　AA 关节水平的短轴位超声图像。VA，椎动脉；C2，C2 神经根和背根神经节；AA 关节，寰枢关节；SC，脊髓。（Reprinted with permission from Ohio Pain and Headache Institute.）

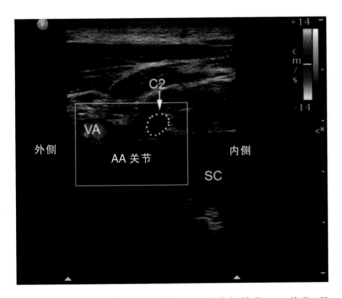

图 29.3　多普勒短轴位超声图像显示在寰枢关节（AA 关节）稍外侧的椎动脉（VA）。C2，C2 神经根和背根神经节；SC，脊髓。（Reprinted with permission from Ohio Pain and Headache Institute.）

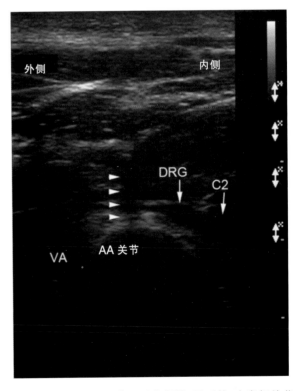

图 29.4　短轴位超声图像显示穿刺针（平面外）在寰枢关节内（三角箭头所示）。VA，椎动脉；C2，C2 神经根；DRG，C2 背根神经节；AA 关节，寰枢关节。（Reprinted with permission from Cleveland Clinic.）

向外移动探头,直到观察到 C1-C2 关节(AA 关节),稍外侧可见椎动脉。实时的超声引导下,平面内技术从尾侧向探头方向进针,靶点是椎动脉内侧的 AA 关节(与颈椎小关节内注射的方法相同,详见第 7 章)。

作者更倾向用短轴位图像(尽管为平面外操作),因为在实时的超声引导下可以观察到穿刺针在内侧的 C2 DRG 和外侧的椎动脉之间进针。

在寰枕关节的短轴位图像上,可见椎动脉向内弯曲进入枕骨大孔。动脉位于寰枕关节的后内侧,所以在此关节内注射时,应在关节外侧进针(图 29.5)。但是有些患者的椎动脉从外侧到内侧覆盖了这个寰枕关节的后方,使得关节内注射非常困难并且极为危险。如果遇到这种病例,常常要放弃操作(图 29.6 和图 29.7)。

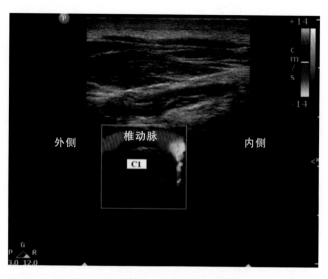

图 29.6 短轴位超声图像显示椎动脉向后内侧到达 C1 侧块,并且进入枕骨大孔。可见动脉弯曲时血流方向改变。(Reprinted with permission from Ohio Pain and Headache Institute.)

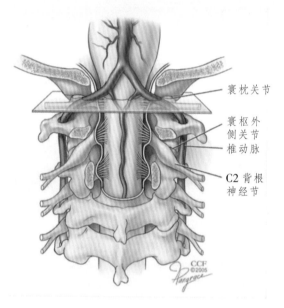

图 29.5 探头在寰枕关节横断面获得短轴位图像示意图。(Reprinted with permission from Cleveland Clinic.)

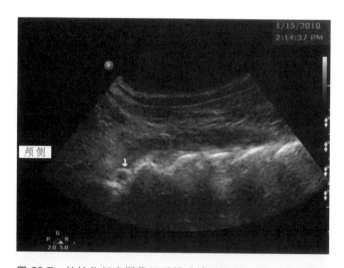

图 29.7 长轴位超声图像显示椎动脉(箭头所示)向后内侧到达 C1 侧块/寰枕关节 (AO) 水平。(Reprinted with permission from Ohio Pain and Headache Institute.)

参考文献

1. Aprill C, Axinn MJ, Bogduk N. Occipital headaches stemming from the lateral atlanto-axial (C1-2) joint. *Cephalalgia.* 2002;22(1):15–22.
2. Busch E, Wilson PR. Atlanto-occipital and atlanto-axial injections in the treatment of headache and neck pain. *Reg Anesth.* 1989;14(Suppl 2):45.
3. Narouze SN, Casanova J, Mekhail N. The longitudinal effectiveness of lateral atlanto-axial intra-articular steroid injection in the management of cervicogenic headache. *Pain Med.* 2007;8:184–188.
4. Narouze S. Complications of head and neck procedures. *Tech Reg Anesth Pain Manag.* 2007;11:171–177.
5. Narouze S. Ultrasonography in pain medicine: future directions. *Tech Reg Anesth Pain Manag.* 2009;13:198–202.
6. Narouze S. Ultrasound-guided lateral atlanto-axial joint injection for the treatment of cervicogenic headache (abstract). *Pain Med.* 2009;10:222.

第 **30** 章

超声辅助下颈椎间盘造影和椎间盘内治疗技术

Samer N. Narouze

概述 ………………………………… 247

X线引导下颈椎间盘造影的局限性 …………… 247

超声辅助下颈椎间盘穿刺造影技术 …………… 247

参考文献 ………………………………… 249

概　述

虽然诊断性颈椎间盘造影用于评估颈痛和椎间盘退变尚存在争议[1]，但是椎间盘造影诱发疼痛试验能帮助鉴别颈椎疼痛的起源及选择治疗方法。由于超声可以直视下看到颈椎间盘周围软组织并避免穿刺时损伤，超声引导技术的应用对于颈椎间盘造影和椎间盘内治疗起到重要的作用[2]。

X 线引导下颈椎间盘造影的局限性

颈椎间盘造影传统上采用 X 线引导，但是有发生致残和致死的潜在风险性。椎间盘炎、脊髓损伤、血管损伤、椎旁脓肿、硬膜下血肿等多种并发症已经在诊断性颈椎间盘造影术中报道[1,3,4]。回顾性分析 1357 例患者行 4400 例颈椎间盘造影，0.6% 的患者有明显并发症，其中 0.16% 是椎间盘穿刺过程中发生的[1]。

穿刺过程中误穿刺至食管内可能是造成椎间盘炎的主要原因[3]。细菌培养可以发现口腔或口咽部菌群，提示椎间盘穿刺针穿刺入食管而导致感染。硬膜外、硬膜下、口咽部脓肿及穿刺入食管可引起急性椎间盘感染[4]。

椎间盘造影通常在 X 线引导下进行穿刺不能显示食管、颈部血管，因此不能避免椎间盘感染及血管损伤的发生。医生已经意识到这种危险性，并逐步放弃这种技术。有的医生采用 X 线钡餐吞服，或采用更昂贵、有放射性风险的 CT 引导。

超声辅助下颈椎间盘穿刺造影技术

超声能识别食管、颈部血管（颈动脉、椎体、甲状腺下动脉、颈升动脉、颈深部血管等）、神经和其他颈部软组织。因此在行颈椎间盘造影时可以识别不同结构而规划安全穿刺路线（图 30.1 和图 30.2）。

患者取仰卧位，头轻度转向对侧。高频探头显示

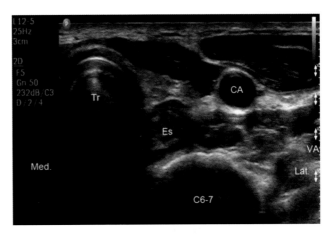

图 30.1　C6–C7 颈椎间盘水平短轴位超声显示相邻解剖结构。Es，食管；CA，颈内动脉；VA，椎动脉；Tr，气管；Med，内侧；Lat，外侧。

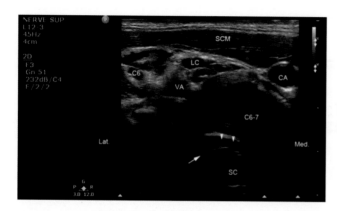

图 30.2 C6–C7 颈椎间盘水平短轴位超声显示相邻解剖结构。CA,颈内动脉;VA,椎动脉;C6,C6 神经根;C6–C7,C6–C7 椎间盘;SC,脊髓;三角箭头,椎间盘后方硬膜前间隙;实心箭头,C7 神经根起始。

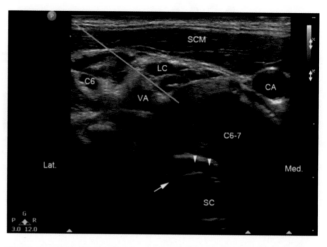

图 30.3 短轴位超声显示 C6–C7 颈椎间盘穿刺路径。CA,颈内动脉;VA,椎动脉;C6,C6 神经根;C6–C7,C6–C7 椎间盘;SC,脊髓;三角箭头,椎间盘后方硬膜前间隙;实心箭头,C7 神经根起始。(Reprinted with permission from Ohio Pain and Headache Institute.)

右颈部短轴位图像。因食管稍位于左侧(图 30.1),故除非有穿刺禁忌,通常采用右侧入路。

椎间盘水平的确认需要根据本书第 8 章所述 C6、C7 的横突及椎动脉形态。通过扫描确定穿刺路径,并确认避开神经根、食管、颈动脉、椎动脉和其他颈部血管。在穿刺过程中,可以让患者头部转向对侧,以使前方的颈动脉和后方的椎动脉之间的间隙增大,从而利于穿刺(图 30.2)。采用平面内超声技术沿着规划好的穿刺路径从后向前向椎间盘穿刺(图 30.3)。穿刺入椎间盘后,超声很难在此深度清楚观察造影剂扩散,可以用 X 线观察造影剂的扩散情况(图 30.4)。这就是为什么说是超声辅助而不是超声引导。

当然,也可以根据个人习惯,在 X 线下进行穿刺,然后用超声确认穿刺路径的安全性,确定已避开食管、神经根、颈动脉、椎动脉和其他颈部血管。

总之,超声是 X 线下行颈椎间盘造影非常重要的辅助工具。超声可以避免周围软组织的损伤而确保安全性。超声对于应用较粗的消融针行椎间盘消融(双极射频)或其他可能用到较粗的穿刺针行椎间盘穿刺的方法有重要的作用。

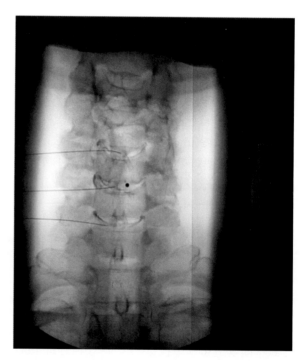

图 30.4 X 线下观察椎间盘内造影剂扩散情况。(Reprinted with permission from Ohio Pain and Headache Institute.)

参考文献

1. Zeidman SM, Thompson K, Ducker TB. Complications of cervical discography: analysis of 4400 diagnostic disc injections. *Neurosurgery*. 1995;37(3):414–417.
2. Narouze S. Ultrasonography in pain medicine: future directions. *Tech Reg Anesth Pain Manag*. 2009;13(3):198–202.
3. Cloward R. Cervical discography: technique, indications, and use in diagnosis of ruptured cervical discs. *AJR Am J Roentgenol*. 1958;79:563–574.
4. Lownie SP, Ferguson GG. Spinal subdural empyema complicating cervical discography. *Spine*. 1989;14:1415–1417.

索 引

A

按照声波来转向和可变频率进行空间和频率的
 复合图像重建　35

B

扳机点与肌肉注射　5
闭孔神经阻滞　171
臂丛解剖　155
标准的外周神经置管设备　178
表面标志　227
波长和频率　11

C

彩色多普勒　20
超声　5
超声成像和穿刺针可见度　37
超声描记模式　35
超声与 CT/X 线透视　7
尺神经刺激　234
穿刺技术　132

D

单次注射技术　165
弹响指注射　214
骶骨　58,112
骶管穿刺技术　123
骶管注射　122
骶管注射　123
骶髂关节穿刺技术　126
骶髂关节阻滞　125
骶椎和骶髂关节　70
第三枕神经和颈神经后内侧支阻滞技术　75
冻结按钮　22

F

腓深神经阻滞　174
复合成像　22
腹腔神经丛　134

G

高保真度　25
高级穿刺针　41
肱二头肌腱鞘(肱二头肌长头)　203
肱骨外上髁炎　216

股神经　164
股外侧皮神经　171,190
关节内注射　5
关节突关节　7
光学导针　40
腘窝内坐骨神经　168
腘窝坐骨神经　235

H

后侧入路　82
后胫神经　174
踝　173
寰枢关节和寰枕关节　244
寰枢关节及寰枕关节注射技术　244
患者选择和神经松解术　233
回声发生穿刺针　30
回声发生性　30
回旋肌间隙入路　206
混合溶液　45

J

肌间沟阻滞　156
肌腱功能障碍注射技术　217
肌腱功能障碍注射治疗　216
肌腱撞击　217
基本超声效应　43
肩峰下囊及三角肌下囊　202
肩胛上神经阻滞　191
肩胛下肌腱及肩胛下囊　207
肩锁关节　204
交叉综合征　216
交感神经阻滞　7
焦点　19
解剖结构　73
经腹横肌平面连续外周神经阻滞　181
经皮腹腔神经丛穿刺技术　137
经皮前入路　136
经前路超声引导　136
颈神经根的解剖　84
颈神经根阻滞　84
颈神经后内侧支阻滞　73
颈椎　53
颈椎超声解剖　58
颈椎关节　81
颈椎间盘穿刺造影技术　247

颈椎小关节　81
颈椎小关节关节腔内注射技术　81
胫后神经刺激　236

K

髋关节解剖　222
髋关节内注射　222
髋关节注射技术　223

L

肋间神经阻滞术　194
梨状肌注射　145
梨状肌注射　145
梨状肌综合征　144
临床证据　233

M

脉冲的产生　11
"盲穿"技术　123
盲穿技术　202,206,222

P

培训　25
频率　16

Q

奇神经节阻滞　124
奇神经节阻滞　124
髂腹股沟、髂腹下和生殖股神经　140,141,142
髂腹股沟神经和髂腹下神经刺激电极放置技术　241
髂腹下神经　142
浅表结构　58,65,66
浅表组织　70
强力多普勒　22

R

桡神经刺激　234
人体工程学　42

S

上腹部　136
上肢远端　159
深部结构　60,65,68
深部组织　70
深度　18
神经长轴位　177
神经短轴位　176
神经短轴位　177
生殖股神经生殖支　143
声波功率　35

时间增益补偿　18
适应证　122,125
双平面针成像　40
水媒　112
水声定位　44
锁骨　157,158,178

T

探头的对位　38
体模　25
体模模拟装置　28
臀下坐骨神经　180

W

外侧入路　81
外周神经置管　176,178
腕部　215
腕部注射治疗　214
腕管综合征注射　211,212
伪影和穿刺针可见度　34
无菌技术　178

X

膝关节腔注射技术　227
膝后方坐骨神经　180
斜面针入路　40
谐波成像　35
胸段硬膜外　117
胸锁关节　208
胸椎　55
胸椎　65
胸椎椎旁区域　91,93,95
胸椎椎旁阻滞　96
胸椎椎旁阻滞（TPVB）　92
选择性颈神经根阻滞　85

Y

腰丛阻滞　169
腰椎　114
腰椎　57
腋路阻滞　159
阴部神经　147
隐神经　172
硬膜外　7
硬膜外注射　116
优化按钮　22
盂肱关节　206
预先设置　20

Z

增益　18

枕部　238
枕大神经　238
枕神经刺激电极放置技术　239
枕神经刺激术　238
正中神经　235
置管技术　166
中枢神经阻滞　116
轴向　111
肘部　218
肘部注射　218
蛛网膜下腔　118
注射方法　187

注射技术　104
阻滞技术　191,193,195
组织谐波　22
坐骨神经　166

其他

3D 和 4D 超声波　35
B 型超声　11
C 臂平板探测计算机断层扫描（FDCT）　4
de Quervain 腱鞘炎　216
X 线引导下颈椎间盘造影的局限性　247